全国中医药行业高等教育"十四五"规划教材

全国高等中医药院校规划教材（第十一版）

医学心理学

（新世纪第三版）

（供中医学、中西医临床医学、针灸推拿学、康复治疗学等专业用）

主　编　李光英　张　斌

中国中医药出版社

·北　京·

图书在版编目（CIP）数据

医学心理学 / 李光英，张斌主编 . — 3 版 . — 北京：
中国中医药出版社，2023.8（2023.11重印）
全国中医药行业高等教育"十四五"规划教材
ISBN 978-7-5132-8259-8

Ⅰ . ①医… Ⅱ . ①李… ②张… Ⅲ . ①医学心理学—
中医学院—教材 Ⅳ . ① R395.1

中国国家版本馆 CIP 数据核字（2023）第 113381 号

融合出版数字化资源服务说明

全国中医药行业高等教育"十四五"规划教材为融合教材，各教材相关数字化资源（电子教材、PPT 课件、视频、复习思考题等）在全国中医药行业教育云平台"医开讲"发布。

资源访问说明

扫描右方二维码下载"医开讲 APP"或到"医开讲网站"（网址：www.e-lesson.cn）注册登录，输入封底"序列号"进行账号绑定后即可访问相关数字化资源（注意：序列号只可绑定一个账号，为避免不必要的损失，请您刮开序列号立即进行账号绑定激活）。

资源下载说明

本书有配套 PPT 课件，供教师下载使用，请到"医开讲网站"（网址：www.e-lesson.cn）认证教师身份后，搜索书名进入具体图书页面实现下载。

中国中医药出版社出版

北京经济技术开发区科创十三街 31 号院二区 8 号楼
邮政编码　100176
传真　010-64405721
三河市同力彩印有限公司印刷
各地新华书店经销

开本 889×1194　1/16　印张 14.5　字数 385 千字
2023 年 8 月第 3 版　2023 年 11 月第 2 次印刷
书号　ISBN 978-7-5132-8259-8

定价　56.00 元

网址　www.cptcm.com

服 务 热 线　010-64405510　　微信服务号　zgzyycbs
购 书 热 线　010-89535836　　微商城网址　https://kdt.im/LIdUGr
维 权 打 假　010-64405753　　天猫旗舰店网址　https://zgzyycbs.tmall.com

如有印装质量问题请与本社出版部联系（010-64405510）

全国中医药行业高等教育"十四五"规划教材
全国高等中医药院校规划教材（第十一版）

《医学心理学》
编委会

主　编
李光英（长春中医药大学）　　　　　　张　斌（湖南中医药大学）

副主编
李宝芬（承德医学院）　　　　　　　　马　娟（陕西中医药大学）

安春平（黑龙江中医药大学）　　　　　陶　明（浙江中医药大学）

席　斌（河南中医药大学）　　　　　　吴寒斌（江西中医药大学）

王儒芳（成都中医药大学）

编　委（以姓氏笔画为序）
尹红新（山西中医药大学）　　　　　　阴山燕（天津中医药大学）

张　颖（辽宁中医药大学）　　　　　　张钘铭（福建中医药大学）

陈雪莲（湖北中医药大学）　　　　　　图　雅（广州中医药大学）

郑　铮（南京中医药大学）　　　　　　袁　明（湖南中医药大学）

徐　娜（滨州医学院）　　　　　　　　唐清华（广西中医药大学）

韩珊珊（长春中医药大学）　　　　　　程　琳（南阳理工学院张仲景国医国药学院）

傅松年（新疆医科大学）　　　　　　　潘光花（山东中医药大学）

学术秘书（兼）
韩珊珊（长春中医药大学）　　　　　　袁　明（湖南中医药大学）

《医学心理学》
融合出版数字化资源编创委员会

全国中医药行业高等教育"十四五"规划教材
全国高等中医药院校规划教材（第十一版）

主　编

李光英（长春中医药大学）　　　　　张　斌（湖南中医药大学）

副主编

李宝芬（承德医学院）　　　　　　　马　娟（陕西中医药大学）

安春平（黑龙江中医药大学）　　　　陶　明（浙江中医药大学）

席　斌（河南中医药大学）　　　　　吴寒斌（江西中医药大学）

王儒芳（成都中医药大学）

编　委（以姓氏笔画为序）

尹红新（山西中医药大学）　　　　　阴山燕（天津中医药大学）

张　颖（辽宁中医药大学）　　　　　张钘铭（福建中医药大学）

陈雪莲（湖北中医药大学）　　　　　图　雅（广州中医药大学）

郑　铮（南京中医药大学）　　　　　袁　明（湖南中医药大学）

徐　娜（滨州医学院）　　　　　　　唐清华（广西中医药大学）

韩珊珊（长春中医药大学）　　　　　程　琳（南阳理工学院张仲景国医国药学院）

傅松年（新疆医科大学）　　　　　　潘光花（山东中医药大学）

学术秘书（兼）

韩珊珊（长春中医药大学）　　　　　袁　明（湖南中医药大学）

李灿东（福建中医药大学校长）

杨　柱（贵州中医药大学党委书记）

余曙光（成都中医药大学校长）

谷晓红（教育部高等学校中医学类专业教学指导委员会主任委员、北京中医药大学教授）

冷向阳（长春中医药大学校长）

宋春生（中国中医药出版社有限公司董事长）

陈　忠（浙江中医药大学校长）

季　光（上海中医药大学校长）

赵继荣（甘肃中医药大学校长）

郝慧琴（山西中医药大学党委书记）

胡　刚（南京中医药大学校长）

姚　春（广西中医药大学校长）

徐安龙（教育部高等学校中西医结合类专业教学指导委员会主任委员、北京中医药大学校长）

高秀梅（天津中医药大学校长）

高维娟（河北中医药大学校长）

郭宏伟（黑龙江中医药大学校长）

彭代银（安徽中医药大学校长）

戴爱国（湖南中医药大学党委书记）

秘书长（兼）

陆建伟（国家中医药管理局人事教育司司长）

宋春生（中国中医药出版社有限公司董事长）

办公室主任

周景玉（国家中医药管理局人事教育司副司长）

张峘宇（中国中医药出版社有限公司副总经理）

办公室成员

陈令轩（国家中医药管理局人事教育司综合协调处副处长）

李秀明（中国中医药出版社有限公司总编辑）

李占永（中国中医药出版社有限公司副总编辑）

芮立新（中国中医药出版社有限公司副总编辑）

沈承玲（中国中医药出版社有限公司教材中心主任）

前　言

为全面贯彻《中共中央 国务院关于促进中医药传承创新发展的意见》和全国中医药大会精神，落实《国务院办公厅关于加快医学教育创新发展的指导意见》《教育部 国家卫生健康委 国家中医药管理局关于深化医教协同进一步推动中医药教育改革与高质量发展的实施意见》，紧密对接新医科建设对中医药教育改革的新要求和中医药传承创新发展对人才培养的新需求，国家中医药管理局教材办公室（以下简称"教材办"）、中国中医药出版社在国家中医药管理局领导下，在教育部高等学校中医学类、中药学类、中西医结合类专业教学指导委员会及全国中医药行业高等教育规划教材专家指导委员会指导下，对全国中医药行业高等教育"十三五"规划教材进行综合评价，研究制定《全国中医药行业高等教育"十四五"规划教材建设方案》，并全面组织实施。鉴于全国中医药行业主管部门主持编写的全国高等中医药院校规划教材目前已出版十版，为体现其系统性和传承性，本套教材称为第十一版。

本套教材建设，坚持问题导向、目标导向、需求导向，结合"十三五"规划教材综合评价中发现的问题和收集的意见建议，对教材建设知识体系、结构安排等进行系统整体优化，进一步加强顶层设计和组织管理，坚持立德树人根本任务，力求构建适应中医药教育教学改革需求的教材体系，更好地服务院校人才培养和学科专业建设，促进中医药教育创新发展。

本套教材建设过程中，教材办聘请中医学、中药学、针灸推拿学三个专业的权威专家组成编审专家组，参与主编确定，提出指导意见，审查编写质量。特别是对核心示范教材建设加强了组织管理，成立了专门评价专家组，全程指导教材建设，确保教材质量。

本套教材具有以下特点：

1.坚持立德树人，融入课程思政内容

将党的二十大精神进教材，把立德树人贯穿教材建设全过程、各方面，体现课程思政建设新要求，发挥中医药文化育人优势，促进中医药人文教育与专业教育有机融合，指导学生树立正确世界观、人生观、价值观，帮助学生立大志、明大德、成大才、担大任，坚定信念信心，努力成为堪当民族复兴重任的时代新人。

2.优化知识结构，强化中医思维培养

在"十三五"规划教材知识架构基础上，进一步整合优化学科知识结构体系，减少不同学科教材间相同知识内容交叉重复，增强教材知识结构的系统性、完整性。强化中医思维培养，突出中医思维在教材编写中的主导作用，注重中医经典内容编写，在《内经》《伤寒论》等经典课程中更加突出重点，同时更加强化经典与临床的融合，增强中医经典的临床运用，帮助学生筑牢中医经典基础，逐步形成中医思维。

3.突出"三基五性"，注重内容严谨准确

坚持"以本为本"，更加突出教材的"三基五性"，即基本知识、基本理论、基本技能，思想性、科学性、先进性、启发性、适用性。注重名词术语统一，概念准确，表述科学严谨，知识点结合完备，内容精炼完整。教材编写综合考虑学科的分化、交叉，既充分体现不同学科自身特点，又注意各学科之间的有机衔接；注重理论与临床实践结合，与医师规范化培训、医师资格考试接轨。

4.强化精品意识，建设行业示范教材

遴选行业权威专家，吸纳一线优秀教师，组建经验丰富、专业精湛、治学严谨、作风扎实的高水平编写团队，将精品意识和质量意识贯穿教材建设始终，严格编审把关，确保教材编写质量。特别是对32门核心示范教材建设，更加强调知识体系架构建设，紧密结合国家精品课程、一流学科、一流专业建设，提高编写标准和要求，着力推出一批高质量的核心示范教材。

5.加强数字化建设，丰富拓展教材内容

为适应新型出版业态，充分借助现代信息技术，在纸质教材基础上，强化数字化教材开发建设，对全国中医药行业教育云平台"医开讲"进行了升级改造，融入了更多更实用的数字化教学素材，如精品视频、复习思考题、AR/VR等，对纸质教材内容进行拓展和延伸，更好地服务教师线上教学和学生线下自主学习，满足中医药教育教学需要。

本套教材的建设，凝聚了全国中医药行业高等教育工作者的集体智慧，体现了中医药行业齐心协力、求真务实、精益求精的工作作风，谨此向有关单位和个人致以衷心的感谢！

尽管所有组织者与编写者竭尽心智，精益求精，本套教材仍有进一步提升空间，敬请广大师生提出宝贵意见和建议，以便不断修订完善。

国家中医药管理局教材办公室

中国中医药出版社有限公司

2023 年 6 月

编写说明

　　《医学心理学》是全国中医药行业高等教育"十四五"规划教材之一。为适应新形势下我国中医药行业高等教育教学改革和中医药人才培养的需要，贯彻党的二十大精神，切实落实《全国中医药行业"十四五"规划教材建设方案》，推进中医药教材改革，提升中医药教材质量，满足中医药教学需求，根据国家中医药管理局教材办公室、中国中医药出版社组织的全国中医药行业高等教育"十四五"规划教材主编会议精神，在总结"十五"以来行业规划教材建设工作经验与意见反馈的基础上，我们编写了本版《医学心理学》，目的是为中医药院校各专业学生传授健康与疾病相关的心理学基础知识，拓展医学生临床思维能力，培养其良好的医疗职业行为和临床服务所必需的心理学技能。

　　本教材继承和吸收了以往各个版本《医学心理学》的核心内容和基本框架，强调基本理论和基本能力的培养，力求突出医学心理学学科交叉和临床应用的优势，具有注重"三基"与"五性"相结合、"三基"与临床应用相结合、知识性与可读性相结合的特色。

　　全书共分为十一章，包含绪论、心理学基础、医学心理学基本理论、心理发展与心理健康、临床心理评估、心理应激、心身疾病、异常心理与不良行为所致障碍、患者心理与医患关系、心理干预、中医心理学理论与实践等内容。本教材的编写出版，既能够满足教学要求，适用于全国高等中医药院校中医学、中西医临床医学、针灸推拿学、康复治疗学等专业本科学生学习使用，也可作为相关专业教师及临床医务人员教学与学习的参考用书。

　　为了保证教材质量，本教材的编写团队成员均来自全国高等医药院校及综合院校教学和临床一线的专家、教师。他们在教学、临床和科研方面积累了丰富的理论知识和实践经验，为本教材的编写付出了辛勤的努力。

　　本教材编写分工如下：第一章由李光英、韩珊珊编写；第二章由张斌、安春平编写；第三章由王儒芳、潘光花编写；第四章由陈雪莲、李宝芬、程琳编写；第五章由阴山燕、尹红新编写；第六章由唐清华、郑铮编写；第七章由席斌、吴寒斌编写；第八章由傅松年、袁明编写；第九章由徐娜、马娟编写；第十章由图雅、陶明编写；第十一章由张钘铭、张颖编写。

　　在本版《医学心理学》纸质教材编写完成的同时，我们启动了教材数字化建设，按章节设置制作包括PPT、音频、视频等多种形式的数字化教学工具，将数字教材、知识点、复习思考题、执业医师考试大纲相关考点等内容通过全国中医药行业教育云平台"医开讲"进行展示，促进教育教学手段的更新，并藉此提高学生的辨识和操作能力，从而提升中医药行业高等教育的总体水平。

　　本教材的编写得到了各参编作者所在院校领导和相关教师的积极支持与帮助。谨此，向有关单位和个人一并致以衷心的感谢!

　　本教材在编写过程中，虽然各位编者尽心尽力，但不足之处在所难免，希望各院校在教学使用中及时提出宝贵的意见或建议，以便再版时修订提高，以更好地满足教育教学的需要，促进医学心理学的发展。

《医学心理学》编委会

2023 年 6 月

目　录

扫一扫，查阅本
书数字资源

第一章　绪论 …………………………… 1
　第一节　医学心理学概述 1
　　一、医学心理学相关概念 1
　　二、医学心理学的相关学科 3
　第二节　医学模式与医学心理学 4
　　一、生物医学模式 4
　　二、生物－心理－社会医学模式 5
　　三、医学模式转变与医学心理学的发展 8
　第三节　医学心理学研究方法与发展展望 8
　　一、医学心理学研究方法概述 8
　　二、实验研究设计与调查研究设计 10
　　三、医学心理学发展展望 11

第二章　心理学基础 …………………… 13
　第一节　心理现象概述 13
　　一、心理现象 13
　　二、心理的本质 15
　第二节　心理过程 17
　　一、认知过程 17
　　二、情绪和情感过程 25
　　三、意志过程 29
　第三节　人　格 31
　　一、人格的倾向性 31
　　二、人格心理特征 33
　　三、人格的影响因素 37

第三章　医学心理学基本理论 ………… 40
　第一节　精神分析理论 40
　　一、意识层次理论 40
　　二、人格结构理论 41
　　三、性心理发展阶段理论 42
　　四、心理防御机制 44

　　五、客体关系理论 45
　　六、自体心理学理论 46
　第二节　行为学习理论 47
　　一、经典条件反射理论 47
　　二、操作性条件反射理论 48
　　三、社会学习理论 49
　第三节　人本主义理论 49
　　一、需要与自我实现理论 50
　　二、人格自我心理学 51
　第四节　认知理论 52
　　一、认知理论概述 52
　　二、情绪认知理论 53
　　三、认知行为理论 54
　第五节　其他理论观点 56
　　一、心理生物学理论 56
　　二、森田疗法 59

第四章　心理发展与心理健康 ………… 61
　第一节　概　述 61
　　一、心理发展与生命周期 61
　　二、健康与心理健康 63
　第二节　儿童期心理发展与健康 65
　　一、胎儿期及婴儿期 65
　　二、幼儿期 66
　　三、儿童期 66
　第三节　青少年期与青年期心理发展与健康 67
　　一、青少年期 67
　　二、青年期 68
　第四节　中老年期心理发展与健康 70
　　一、中年期 70
　　二、老年期 71

第五章 临床心理评估 ················· 73

第一节 心理评估 73
一、心理评估的概念 73
二、临床心理评估的功能 73
三、临床心理评估的方法 74
四、临床心理评估的基本程序 75
五、对心理评估者的要求 75

第二节 智力测验 76
一、智力与智力测验 76
二、常用的智力测验 77
三、智力测验的临床应用 79

第三节 人格测验 80
一、明尼苏达多项人格调查表 80
二、卡特尔16项人格因素问卷 82
三、艾森克人格问卷 83

第四节 神经心理测验 84
一、神经心理筛选测验 84
二、成套神经心理测验 85

第五节 临床心理评定量表 86
一、症状自评量表SCL－90 86
二、A型行为类型评定量表 88
三、抑郁自评量表 88
四、焦虑自评量表 88
五、社会生活事件量表 89

第六章 心理应激 ··················· 90

第一节 心理应激概述 90
一、应激的概念 90
二、应激的理论模式 91

第二节 应激过程 92
一、应激源 93
二、应激中介机制 94
三、应激反应 98
四、应激对健康的影响 100

第三节 应激的评估与管理 101
一、应激因素的临床评估 101
二、应激的管理 102

第七章 心身疾病 ··················· 104

第一节 心身疾病概述 104
一、心身疾病的概念、特点及分类 104

二、心身疾病的发病机制 107
三、心身疾病的诊断与防治原则 108

第二节 常见的心身疾病 109
一、原发性高血压 109
二、冠状动脉粥样硬化性心脏病 110
三、糖尿病 111
四、支气管哮喘 112
五、消化性溃疡和功能性胃肠病 114
六、肿瘤 115

第八章 异常心理与不良行为所致障碍 ················· 117

第一节 异常心理概述 117
一、心理问题概述 117
二、不良行为概述 120

第二节 异常心理 122
一、异常心理的概念 122
二、正常心理与异常心理的区别 122
三、异常心理的表现 124

第三节 临床常见异常心理 128
一、精神分裂症 128
二、抑郁障碍 129
三、焦虑障碍 130
四、躯体形式障碍 130
五、强迫症 131
六、人格障碍 131
七、睡眠障碍 133

第四节 临床常见不良行为及其所致障碍 134
一、不良进食行为与进食障碍 134
二、过量饮酒与酒精依赖 135
三、过度游戏与游戏障碍 137

第九章 患者心理与医患关系 ········· 139

第一节 患者心理概述 139
一、患者概念与患者角色 139
二、患者求医与遵医行为 141
三、患者的心理需要 142

第二节 患者的心理特征 143
一、患者的一般心理特征 143
二、各类患者的心理特征 144

第三节 医患关系 146

一、医患关系概述 146
二、医患关系的特点 147
三、医患关系的类型 148
四、医患关系的影响因素 148
五、医患关系的建立与沟通技巧 150

第十章 心理干预 ·················· 153
第一节 心理干预概述 153
一、心理干预的概念 153
二、心理干预的基本技能 153
三、心理干预的一般流程 154
第二节 心理咨询与心理治疗 154
一、心理咨询 154
二、心理治疗 158
三、心理咨询与心理治疗的关系 160
第三节 心理治疗的常用方法 161
一、精神分析疗法 161
二、行为疗法 163
三、认知疗法 165
四、催眠与暗示疗法 170
五、森田疗法 172
六、家庭治疗 173
七、团体治疗 176
八、其他心理治疗 178

第十一章 中医心理学理论与实践 ··· 183
第一节 中医心理学发展简史 183
一、萌芽时期 183

二、形成时期 184
三、发展时期 186
四、完善时期 188
第二节 中医心理学理论 188
一、形神合一论 189
二、心主神明论 189
三、五脏藏神论 189
四、人格体质论 189
五、阴阳睡梦论 190
第三节 中医情志病证 190
一、中医情志病病因病机 191
二、中医情志病的防治 193
三、中医情志病养生 194
四、常见的中医情志病 195
第四节 中医心理学研究进展 196
一、学术研究的发展 196
二、学术交流的发展 197
三、人才培养的发展 197
四、临床应用的发展 198

附录 ····················· 199
附表一 症状自评量表 199
附表二 A型行为类型问卷 201
附表三 抑郁自评量表 203
附表四 焦虑自评量表 204
附表五 生活事件量表 204

主要参考书目 ··············· 207

扫一扫，查阅本
章数字资源，含
PPT、音视频、
图片等

从古至今，人类从未停止过对生与死、健康与疾病的探索。人们对健康与疾病的认知，经历了从经验医学发展到实验医学，进而再发展到整体（系统）医学的过程。随着这种认知的转变，人们对健康和疾病的认识也更加系统和完整，生物－心理－社会医学模式成为现代医学模式的主流。现代医学模式催生了医学心理学学科，而医学心理学的发展又促进了医学的发展，提升了人们解决健康和疾病问题的能力。那么，医学心理学是一门什么样的学科？它是怎样产生的？它的学科定位及发展展望有哪些？这些问题将在本章中逐一进行讨论。

第一节　医学心理学概述

一、医学心理学相关概念

（一）定义

医学心理学一词由德国哲学家洛采（R. H. Lotze）于 1852 年首先提出，后因众多学者纷纷提出了不同观点，故在很长一段时期内未形成一致的定义。目前，比较一致的观点认为，医学心理学（medical psychology）是医学与心理学相结合的一门交叉学科，它研究心理现象与健康或疾病之间的相互关系，心理社会因素在疾病的发生、发展和转归过程中的作用机制和规律，以及医学领域中有关健康和疾病的心理或行为问题。医学心理学是一门新兴学科，主要涉及医学和心理学两大学科。其中，医学（medicine）是研究人类健康和疾病及其相互转化规律的科学，心理学（psychology）是研究人类的心理活动及其行为规律的科学。

医学心理学作为一门学科，其历史并不长，它的兴起源于人们对健康和疾病的认识过程及思想转变。自洛采首先提出医学心理学一词后的一百多年里，与医学心理学有关的大事件不断出现，其中，各种心理评估和心理治疗方法的诞生，奠定了医学心理学的基础。1989 年世界卫生组织（WHO）把健康定义为"健康不仅是没有疾病，而且包括躯体健康、心理健康、社会适应良好和道德健康"，说明人们已经认识到心理上的健康与社会适应、道德健康的密切关系。早在 20 世纪 70 年代，美国医学家恩格尔（G. L. Engel）提出的"生物－心理－社会医学模式"观点被广泛接受。此后，国外少数医学院校成立了医学心理学系（研究室）或医学心理学科。但欧美国家的心理学科或医学学科内均未设立独立的医学心理学学科，而只有相关的分支学科，如临床心理学、健康心理学、心身医学等。20 世纪 70 年代末，我国学者为使医学教育适应这种医学模式的转变，综合了国内外与健康和疾病有关的心理和行为科学理论、方法和技术，开创了独具我国医学教育特色的一门新兴学科——医学心理学。医学心理学为医学生们运用相关的理论知识解决医学理论研究和临床实践中的各类问题提供了理论基础和技术支持。

（二）研究范围

医学心理学的研究范围比较广泛，它既研究医学中的心理或行为问题（包括各种患者的心理或行为特点、各种疾病或疾病不同阶段的心理或行为变化），又研究如何应用心理学知识和技术解决各种医学问题。具体来讲，医学心理学的研究范围包括以下几个方面。

1. 研究心理行为的生物学和社会学基础及其在健康和疾病中的意义　人类的心理行为是人脑对客观物质世界的主观能动反映，并具有明显的生物学和社会学基础。遗传、神经内分泌、中枢神经递质、神经电生理、脑功能定位等生物学因素是产生心理行为的生物学基础，而人类社会的传统文化习俗、生活环境和各种生活事件等社会因素是心理行为发生、发展的重要影响因素。因此，研究心理行为的生物学和社会学基础及其在健康和疾病中的意义，对于健康促进和疾病防治十分重要。

2. 研究心身相互关系及其作用机制　现有研究已经表明，心理与生理之间存在交互作用，两者相互影响、互为因果。现代医学更强调疾病的多元性和身心交互作用，心理因素可直接引起躯体的生理、病理变化，而躯体疾病也会引起患者的心理变化，并随之出现相应的心理症状。因此，研究心身相互关系及其作用机制是医学心理学探索疾病发病机制的另一重要研究内容。

3. 研究心理社会因素在疾病过程中的作用规律　社会环境因素会影响人类的心理活动过程，进而影响健康和疾病的发生发展。社会环境因素的差异，可引起个体产生不同性质、不同严重程度的躯体疾病。生活事件的强度与频度、个体所处的社会文化背景、个体对生活事件的认知评价及社会支持系统等心理社会因素在疾病过程中都有一定的作用规律。因此，探讨心理社会因素对各种疾病发生、发展及变化的作用规律，也是医学心理学的研究范围和内容。

4. 研究各种疾病过程中的心理行为特征及其变化规律　当人的健康状况发生变化时，人的心理活动也必然随之发生变化。医学心理学就是要研究人在患病时的心理变化特点、性质、强度、频度及持续时间等，从而探索可采取的应对措施，增强疾病治疗的效果。

5. 研究如何将心理学知识和技术应用于人类的健康促进及疾病防治　医学的目标除了预防和治疗疾病之外，还包括促进和维护健康。因此，医学心理学不仅要研究如何诊断、治疗、康复及预防疾病，还要研究如何将心理学知识和技术应用于促进人类健康，研究心理健康保健措施和心理健康促进策略，用以指导人们如何保持最优的心理和身体状态，如何以健康的方式生活。

（三）学科性质

医学心理学的学科性质与其他学科不同，它几乎包含了学科性质的所有方面。从学术分类的角度来看，医学心理学既有自然科学的属性，又有社会科学的属性；从功能定位的角度来看，它既是一门基础学科，又是一门临床应用学科。

1. 交叉学科　医学心理学是一门交叉学科。首先，医学心理学涉及医学、心理学、社会学、人类学等多门类的学科知识，它是自然科学和社会科学相结合的交叉学科。同时，医学心理学又是医学和心理或行为科学的交叉学科。从医学的角度来讲，医学心理学涉及基础医学、临床医学、预防医学和康复医学等学科知识；从心理学或行为科学的角度来讲，医学心理学涉及了心理学科之下的几乎所有分支学科及人类学、社会学等众多学科领域的相关知识。

2. 基础学科 医学心理学也是一门基础学科。从医学心理学的研究范围来看，它需要研究心理行为的生物学和社会学基础、心身相互关系与作用机制，以及心理行为因素对健康和疾病的发生、发展、转归与预防的作用规律。从整个医学体系而言，医学心理学属于医学的基础理论学科，是医学生的一门基础理论课程。

3. 应用学科 医学心理学还是一门应用学科，用于解决健康和疾病中的心理学相关问题。首先，医学心理学的理论和技术可指导医学实践，研究疾病过程中心理变化及其干预的方法。实际上，医学心理学知识与技术已经在医院、养老院、康复中心、卫生防疫机构、健康服务中心等领域中得到了广泛应用，为临床各科提供现代医疗模式的诊疗思路和有效的辅助治疗方法，如生物反馈疗法被广泛应用于紧张性头痛、支气管哮喘、高血压等病的治疗当中。其次，医学心理学的知识与技术可以独立应用于社会人群，以帮助人们解决与健康有关的心理问题与痛苦，增强身心健康，防止疾病的发生。

二、医学心理学的相关学科

医学心理学是医学与心理学相结合的学科，是心理学在医学领域的应用，其涉及的研究领域相当广阔。可以说，在医学领域中与人有关的所有问题中大多数涉及心理学问题。

1. 临床心理学 临床心理学是根据心理学原理、知识和技术，解决人们心理问题的应用心理学科。该学科主要借助心理测验对患者的心理和行为进行评估，并通过心理咨询和心理治疗等途径调整和解决个体的心理问题。目前，临床心理学已经成为美国最大的心理学分支，从事这项工作的人很多，他们被称为临床心理学家或心理治疗师。临床心理学服务的人群也很广泛，工作范围遍布教育、医疗、政府、军事、商业和法律等领域。

2. 咨询心理学 咨询心理学是研究心理咨询的理论观点、咨询过程及技术方法的学科，它与医学心理学有很大的交叉和重叠。我国的心理咨询虽然起步晚，但发展迅速，心理咨询的从业人员主要由心理学专业工作者和社会工作者组成，通常被称为心理咨询师。咨询心理学的研究对象主要是正常人，它为解决人们在学习、工作、生活、保健和防治疾病方面出现的心理问题（心理危机、心理负荷等）提供有关的理论指导和实践依据，使人们的认知、情感、态度与行为有所改变，以达到更好地适应社会、增进身心健康的目的。

3. 神经心理学 神经心理学是从神经科学的角度来研究心理学问题的学科。脑的神经过程与心理活动的关系是神经心理学的基本问题。当前的神经心理学吸收了神经科学与认知心理学的最新研究成果，采用功能性磁共振成像和事件相关电位等方法，探讨人类脑结构及功能与心理功能及外在行为的关系，为研究各种正常或异常行为的脑机制提供直接的实验依据。神经心理学的研究结果从神经生物学角度为医学心理学提供了基础。

4. 异常心理学 异常心理学研究的是人的异常心理活动与病态行为，即用心理学原理和方法研究病态心理与行为发生、发展、变化的原因与规律，并探讨其机制。研究成果也应用于临床精神疾病的诊断、心理评估及其治疗，其研究成果是医学心理学某些理论和依据的重要来源。

5. 健康心理学 健康心理学是应用心理学知识与技术来维护和促进心身健康和预防各种疾病（如精神病、神经症、病态人格、心身疾病和适应不良等）的学科。健康心理学主要探讨心理因素在人们维持健康、发生疾病及病后反应中的影响，强调健康的促进和维持；尤其重视高应激职业人群如何有效地处理应激，从而使应激不会对健康产生负面影响。由于健康心理学涉及良好心理状态的保持和心理疾病的预防等问题，因而它是医学心理学在预防医学方向上的分支，是公共卫生学的重要组成部分。

6. 护理心理学　护理心理学是将心理学原理和方法运用于现代护理领域而形成的应用学科。它侧重研究护理工作中的心理学问题，是从护理情境与个体（护理人员和患者）相互作用的观点出发，研究特定护理情境中个体心理活动的发生和发展规律，以取得最佳心理护理效果的学科。

7. 康复心理学　康复心理学是康复医学的重要组成部分。它主要研究解决伤残、慢性病患者和老年患者的心理行为问题，促进其适应社会、适应生活、适应工作，最大限度地挖掘其潜能、促进其重新回归社会。

8. 生理心理学　生理心理学是研究心理活动与各种行为相关的生理变化机制的一门学科。生理心理学着重探讨生理活动尤其是脑神经活动所导致的心理功能的变化，其研究成果为医学心理学的心身中介机制提供了基本理论依据。

9. 心身医学　心身医学从狭义上讲，是研究心身疾病的病因、病理、诊断、治疗和预防的学科。从广义上讲，它是研究在人类健康和疾病中的生物学、心理学和社会学等因素的相互关系，其内容几乎涉及目前医学心理学所包含的各个领域。

10. 行为医学　行为医学是将行为科学的成果与生物医学的知识与技术整合而应用于医学领域的学科。它主要研究行为治疗方法在医学临床及常见的不良行为（如成瘾、贪食等）中的应用，也研究行为因素与疾病发生、诊断、治疗和预防之间的关系。

第二节　医学模式与医学心理学

医学模式（medical model）是指医学的主导思想，它是人们考虑和研究医学问题时所遵循的总原则和总出发点，也是某一时代的各种医学思想的集中反映，包括疾病观、健康观、诊断观、治疗观等。医学模式影响着医学工作的思维及行为方式，亦影响着医学工作的结果。

医学模式的形成与转变是一个漫长而曲折的过程。历史上曾经历过神灵主义医学模式、自然哲学医学模式、机械论医学模式、生物医学模式及生物 - 心理 - 社会医学模式几种医学模式及其转变。神灵主义医学模式起源于远古时代，认为人的健康与生命是上天神灵所赐，疾病与灾祸是天谴神罚，因此可通过占卜、求神、祈祷神灵来治疗疾病、恢复健康。自然哲学医学模式出现于公元前 3000 年左右，是以朴素的唯物论和辩证法来解释疾病和防治疾病的医学思想。东方以中医为代表，如《黄帝内经》中提出"天人相应"的观点，西方以希波克拉底的体液学说为代表。机械论医学模式主要见于工业革命和实验科学兴起的 16、17 世纪，认为"生命活动是机械运动"，它把健康的机体比作协调运转、加足了油的机械，而疾病则是机器出现故障和失灵。机械论的医学思想对医学的发展的积极意义体现在促使解剖学、生物学取得进展，推动了医学科学的发展。在此之后，尤其是在 18 世纪工业革命以后的近现代西方，自然科学的快速发展促使医学模式继续发生转变。近现代的两种医学模式即生物医学模式和生物 - 心理 - 社会医学模式，对现代医学的发展和人类健康事业产生了非常深远的影响。下面重点介绍这两种医学模式。

一、生物医学模式

（一）生物医学模式的形成及概念

生物医学模式的产生是欧洲文艺复兴以来一系列重大科学进步的必然结果。15 世纪之后，自然科学取得重大进步并向医学领域渗透，实验工具和实验方法大量地被引入到医学领域的研究。生物医学为人们认识人体的结构与功能、疾病的病因与发病机理提供了许多重要依据，极大地推动了医学科学的发展，也为人类健康水平的提高做出了历史性贡献。这一系列的科学成就，进一步促进了生物医学模式的形成和发展。

所谓生物医学模式，就是指建立在生物科学发展的基础之上，尤其是细菌论基础上的医学模式。该模式认为，每一种疾病都能够在器官、细胞或生物大分子上找到形态或化学的变化，都可以确定生物的或理化的特定原因，并据此找到相应的治疗措施。

（二）生物医学模式的贡献及不足

1. 生物医学模式的贡献　生物医学模式的形成与自中世纪尤其是 14 世纪以来数百年间欧洲频繁爆发的各种严重传染病有密切关系。生物学因素作为这一时期的主要致病因素成为共识，这种认识一直持续到 20 世纪早期。有研究表明，20 世纪初世界上大多数国家的死亡原因主要是传染病，且死亡率高达 580/10 万。在这样的背景之下，形成了生物医学模式。

生物医学模式的贡献在于：①揭示了生物学因素的致病机理。生物医学模式将自然科学的认识论和方法论广泛应用于医学领域，帮助人们深入认识疾病的致病机理。②建立了有效的、特异性强的诊断治疗方法，有力地控制了许多生物因素所造成的人类疾病，特别是针对急、慢性传染病的疫苗接种，给西医学和人类健康事业的发展带来了许多历史性的变化。③在医学史上发挥了巨大作用，为人类的健康事业作出了伟大贡献。生物医学模式的发展大大降低了感染性疾病和传染性疾病的死亡率，在很大程度上提高了人类健康水平，对人类健康事业的建设功不可没。

2. 生物医学模式的不足　生物医学模式认为，健康是宿主、环境和病因三者之间的平衡；而疾病是该平衡的破坏，病因多为生物或理化因素以单因单果表现形式作用于机体，而机体组织结构的改变和生理生化功能的异常则会导致疾病发生。这种认识存在明显的不足，主要表现在以下几个方面：①片面强调人的生物学属性，忽视了人的社会属性。它把生命比拟为纯生物学过程，将躯体与精神割裂开来，忽视了人的社会性，忽视心理因素、社会因素对健康的重要作用。②过分强调疾病的单因单果致病模式，忽视健康与疾病过程的复杂性。

二、生物－心理－社会医学模式

（一）生物－心理－社会医学模式的提出

由于生物医学模式显而易见的不足，到了 20 世纪 70～80 年代，医学界对生物医学模式进行了深刻反思，并经过广泛讨论，凝聚了新的共识，提出了"生物－心理－社会医学模式"。该医学模式的提出，主要基于以下几个方面的考虑。

1. 人类疾病谱和死因谱的顺位发生变化　20 世纪中期以后，随着社会生产力的快速发展，人们的生活水平不断提高，生活方式发生了显著变化，人类的疾病谱也随之发生了显著变化。同时，死亡谱结构也已发生显著改变，心脏病、恶性肿瘤、脑血管病、意外死亡等已取代传染病，成为当时人类死亡的主要原因。

2. 心理社会因素对健康和疾病的作用增强　20 世纪中期以前，大量的研究报告显示，虽然心脏病、恶性肿瘤、脑血管病等各类疾病直接或间接地与吸烟、酗酒、滥用药物、过量饮食与肥胖、运动不足等不良生活方式有关，但是长期面临高风险、高压力、环境恶劣及社会关系复杂多变的工作环境，或者人际矛盾和家庭矛盾冲突长期得不到缓解，且社会支持系统明显不足的个体，其身体健康水平往往更低，故在同等生物学致病因素的条件下，罹患各种疾病的风险也更高。

3. 社会转型变化导致对人的内部适应能力要求提高　进入现代社会以后，随着人们的生活节奏不断加快，社会竞争加剧，人类的适应能力受到了严峻的挑战。个体遭受的心理社会压力越来越大，保持健康心理和稳定情绪的难度增加，均导致了对个体内部适应能力的要求提高。

4. 心理行为干预技术的发展和应用对维持健康显现出良好的效果　经过数十年的行为科学研究，人们逐渐认识清楚了心理应激造成躯体疾病的致病机制，开发了有针对性的心理行为干预技术。如生物反馈方法、认知行为疗法等心理干预技术，通过心身之间的相互关联，起到调节心身健康的作用。

5. 人们对健康水平的要求提高　随着社会经济的发展和文化水平的提高，人们对健康的认识和要求也发生了变化。在追求物质生活质量的同时，更加渴求心理上的舒适和健全。就疾病而言，人们迫切需要医生在解决其身体疾病造成直接痛苦的同时，也帮助他们减轻精神上的痛苦，满足其对更高健康水平的要求。

上述种种原因使人们逐步认识到，以往的生物医学模式已不足以阐明人类健康和疾病的全部本质，疾病的治疗也不能单凭药物或手术，人们对健康的要求也不再停留在身体上的无病水平，而是更加追求心身的舒适和协调。因此，医学模式的转变具有必然性。1977 年，被誉为"医学模式革命的先驱"的美国纽约州罗切斯特大学精神病学和内科学教授恩格尔（G. L. Engel）在《科学》杂志上发表了《需要一种新的医学模式——对生物医学的挑战》一文，首次提出了生物 – 心理 – 社会医学模式。他认为，人不仅是一架生物机器，更是具有不同社会背景和心理活动的特殊存在。综合来说，生物 – 心理 – 社会医学模式是一种系统论和整体观的医学模式，它要求把人看成是一个多层次、完整的连续体，也就是在健康和疾病的问题上，要同时考虑生物、心理、行为及社会的各种因素的综合作用。

（二）生物心理社会医学模式对健康与疾病的认识

生物 – 心理 – 社会医学模式对健康和疾病的认识包含以下几个方面（图 1 – 1）。

1. 人是一个完整的系统，通过神经系统保持全身各系统、器官、组织、细胞活动的统一　由于人是一个完整的系统，故对健康和疾病的认识不能将人的各个系统、器官、组织分割开来，忽视它们之间的整体联系，而应把人作为一个整体来看待，不能只看"病"，而不看"病人"。

2. 人同时具有生理活动和心理活动，身与心之间相互联系、相互作用　人的心理行为活动通过心身中介机制影响生理功能的完整，生理活动同样也影响个体的心理功能。因此，在研究健康和疾病问题时，应同时关注心、身两方面因素的影响。

3. 人与环境存在密切联系　人不仅具有自然属性，还具有社会属性。所以，气候、空气质量、噪音、生活空间等自然环境因素与个体成长的文化背景、家庭、职业、人际关系等社会环境因素对人的身心健康都会产生重要影响。

4. 心理活动在人类调节和适应的功能活动中有一定的能动作用　个体经常要面对自然环境、社会环境的变化，以及随之引起的个体内环境的变化。但人作为一个整体就要对这种变化随时做出适应性调整，以保持身体的健康水平。在这种适应性调整的过程中，人可以是被动地去适应，也可以主动地做出一些适应性调整。人们通过增强保健意识主动地防治疾病，主动调节个体的内环境平衡从而达到保健和祛除疾病的作用。

图 1 – 1　人与自然相互作用整体观示意图

（修自姜乾金 2005《医学心理学》第四版）

（三）医学模式转变带来的影响

生物医学模式向生物 – 心理 – 社会医学模式的转变，改变了人们的健康观、疾病观，引起了人们对医学目的和卫生服务的重新思考。

1. 对医学目的的影响　医学模式的转变引发了人们对医学目的的重新审视。医学目的是随着医学的发展逐步拓宽的。在历史上，人类对医学目的性的追求大致上可以概括为以下几个方面：①除去病痛和治疗疾病。②对疾病的早期诊断和治疗。③群体公共卫生和预防疾病。④谋求身心健康。⑤提高生命质量。新的医学目的不仅是预防疾病和损伤、促进和维护健康、解除疾病带来的痛苦，还包括了促进心理健康和提高生命质量，提供人文关怀。

2. 对卫生服务的影响　主要表现为四个扩大：一是从治疗服务扩大到预防服务，强调三级预防；二是从技术服务扩大到社会服务；三是从院内服务（医院治疗）扩大到院外（社区）医疗保健服务；四是从身体健康服务扩大到心理健康服务。

3. 对医学教育的影响　目前，国内医学类专业及医学相关专业的人才培养方案中均要求纳入医学人文社科的知识结构。各专业在修订人才培养方案时，在原有课程体系里普遍增设了心理学、文化学、艺术学等课程，以适应生物 – 心理 – 社会医学模式的需要。

4. 对预防医学的影响　预防医学是以人群为研究对象，应用宏观与微观的技术手段，研究健康影响因素及其作用规律，阐明外界环境因素与人群健康的相互关系，制定公共卫生策略与措施，以预防疾病、增进健康、延长寿命和提高生命质量为目标的一门医学科学。生物 – 心理 – 社会医学模式下的预防医学，强调的是自然环境因素与社会环境因素共同对人群身心健康的影响。因此，政府卫生主管部门、医院和社区医疗保健机构共同参与到群体健康与慢性病防治的管理中，从而促进了卫生事业的发展。

5. 对健康理念的影响　生物医学模式下的人们认为"健康就是没有疾病"，而在生物 – 心理 – 社会医学模式下，健康的内涵更为丰富。世界卫生组织在 1948 年提出了"健康是指身体、心理和社会适应的完美状态，而不仅是没有疾病和虚弱的现象"的健康定义，到了 1989 年又进一步阐述了健康的内涵包含躯体健康、心理健康、社会适应良好和道德健康四个维度。

三、医学模式转变与医学心理学的发展

自古以来，我国传统医学——中医学，对中国人的健康维护起到至关重要的作用，中医以整体观为主，强调"阴阳平衡""形神合一""辨证论治"的主导思维，符合现代所提倡的"生物–心理–社会"医学模式。但从19世纪末开始，西医作为一门现代科学传入我国，并逐渐成为主流。自此，生物医学模式在我国医学界占据主导地位，且延续至今。20世纪前半期，我国排在疾病谱前位的基本上是传染病、营养不良、寄生虫病等疾病。随着社会经济的发展，尤其是改革开放以来社会经济的高速发展，我国的疾病谱发生了根本性变化。慢性非传染性疾病如心脏病、脑血管病、肿瘤、糖尿病等上升为疾病谱的前列，成为当代人类健康的主要威胁；而传染病退居疾病谱的第四位，结核、麻疹、瘟疫等已得到有效控制，不再是威胁人类生命的主要因素。同时，社会处于急剧变化的转型时期，各种社会矛盾凸显，导致人们生活和工作的压力明显增大，使得机体频繁而持久地处于应激状态，从而影响到人们的健康，导致疾病的发生。因此，为适应疾病谱变化的需要，我国的医学模式也有必要转移到"生物–心理–社会"医学模式上来。

从20世纪80年代初开始，出于促进我国医学模式转变的需要，国内医学院校陆续将医学心理学课程纳入医学生的培养方案中。医学生和医学工作者通过系统地学习医学心理学知识，将有助于推动我国医学模式的转变。不仅如此，《中华人民共和国精神卫生法》于2013年5月1日起颁布实施，其中第六十五条规定："综合性医疗机构应当按照国务院卫生行政部门的规定开设精神科门诊或者心理治疗门诊，提高精神障碍预防、诊断、治疗能力"，第六十六条规定："医疗机构应当组织医务人员学习精神卫生知识和相关法律、法规、政策"，综合性医院开设"精神科""心理卫生科"或者"心身医学科"，都已成为"三级甲等"医院评审的必备条件。由此，越来越多的临床医生在诊治疾病过程中会考虑心理、社会因素的影响，提高了许多疾病的治疗康复效果。医学模式的转变也促使更多的临床医生寻求精神医学联合会诊，同时也推动临床医学管理模式发生转变。

第三节　医学心理学研究方法与发展展望

一、医学心理学研究方法概述

医学心理学研究的范围较为广泛，研究的内容较为丰富，涉及心理评估、心理咨询、心理治疗等相关工作。在临床工作中，为了科学客观地认识心理活动，医务工作者需要根据不同的研究对象，采用适当的研究方法去研究其心理行为的发生与规律。在这个过程中必须要了解和掌握医学心理学的研究方法，自觉地运用医学心理学的研究方法解决临床工作中遇到的问题。

（一）医学心理学研究内容的主要特点

医学心理学作为心理学的分支学科，同时具有自然科学属性与社会科学属性，属于多学科交叉学科，是一门理论与实践相结合的学科。在日常工作中，它涉及医学、心理、社会、生物等多学科有关因素和变量，在研究的过程中，需要掌握和运用相关学科领域的研究方法和手段。

（二）医学心理学研究对象的特殊性

医学心理学研究的对象是人的心理活动。心理活动具有内隐性，并受个人因素与社会因素制

约。作为研究者要通过外显的行为去了解内隐的心理活动，因此需要运用科学的研究方法，解决临床工作中遇到的问题。

（三）医学心理学研究过程

医学心理学研究过程一般包括提出问题或者建立假设、收集资料、评估资料、检验假设、解决问题或建构理论这几个环节。具体到医学心理学临床研究，研究过程可分为以下几个步骤：提出假设，选择关键变量、确定检验方法，制定临床研究范式、筛选研究样本、检验假设、获得结果或解释、最终发布。

（四）医学心理学研究方法分类

在实际应用上，研究方法的分类有很多种。例如根据研究目的分为基础研究和应用研究，根据研究的性质分为描述性研究和控制性研究。在临床上，医务工作者常按照研究所涉及的时间特点分为横断研究和纵向研究。

医学心理学研究方法还可以根据研究手段分类，可分为观察法、调查法、心理测量法、实验法、个案法。在实际工作过程中，根据研究目标，可综合使用多种研究方法。

1. 观察法 观察法是通过对研究对象观察和分析，来了解心理活动的一种方法。观察法常配合其他研究方法广泛应用于心理评估、心理咨询和心理治疗。

观察法的优点是能直接获取信息，客观真实地获得材料，有利于排除人际交往中产生的问题。观察法的缺点一方面是观察样本材料的收集受被观察者活动限制，在观察情景中体现目标观察活动不受控制，另一方面是受观察者本身临床经验和观察能力限制。

2. 调查法 调查法是通过与被试者的会谈与问卷等方式取得材料并加以分析的方法。调查法分为会谈法和问卷法。

会谈法又称为晤谈法，是指研究者通过与被试者谈话交流的方式，以获取被试者行为反应及材料的方法。会谈法被广泛应用于临床，会谈法的优点是能直接客观地获得目标材料。缺点是会谈法的实施效果取决于目标材料的性质和研究者本身的能力水平和会谈技巧。

问卷法是指研究者将目标材料设计成调查问卷或调查表，被试者通过面对面、邮寄，或者多媒体网络等方式填写，然后收集问卷和调查表并对填写内容进行整理与分析的方法。问卷法的优点是能在短期内，同时获得大样本的数据资料，不受空间和时间限制，方便易行。缺点是问卷调查的质量一方面依靠研究者对问卷的设计水平，例如对于问卷问题设置的技巧性，另一方面依靠被试者的合作程度，是否如实回答问卷问题。

3. 心理测量法 心理测量法是指以心理测量或评定量表作为心理或行为变量的主要定量手段，采用经过信度、效度检验的测验工具或量表，以达到医学心理学临床和科研工作要求的方法。心理测量作为有效的定量手段，广泛应用于临床诊断及治疗过程中的疗效评价。但心理测量法设计的测验工具和量表种类繁多，必须严格按照操作规范，并对测量结果结合临床症状进行综合分析、判定，所以对操作者具备的专业能力有要求。

4. 实验法 实验法是在可控的实验条件下对被试者的行为进行观察、测量和记录的方法。实验法按照实验条件的不同，可分为实验室实验、现场实验。

实验室实验是在严格控制的实验室条件下，借助仪器设备对所观察的被试者进行精确的信息采集、记录及结果分析。

现场实验是指在日常的生活、工作环境中，实验者通过技术手段改进并控制环境中可能存在的所有额外变量带来的影响，对被试者进行记录、观察的方法。临床试验是现场实验的特殊模式，借助自然科学来发展临床试验对于医学心理学研究尤为重要。

5. 个案法　个案法是对于单一案例的研究。个案法在医学心理学应用较为广泛，常以回顾性调查为主，需要深入而详尽的观察与研究，追溯个案的成长经历，以便发现影响某种行为和心理现象的原因。

个案法的优点在于研究对象少，有利于进行全面、系统的深入研究，通过个案的研究结果推断出有关现象的普遍意义，有时可作为大规模抽样研究的准备阶段。个案法的缺点在于个案的研究缺乏代表性，带有主观偏见，所以推出结论就需要特别的慎重。个案研究的结论也容易被错误应用于有联系但不是因果关系的事情。

二、实验研究设计与调查研究设计

医学科学研究的核心是探索医学未知领域，提高医疗技术水平，促进人类健康发展。它的基本步骤包括：建立科学假说，查阅文献、资料，拟定研究设计方案和技术路线，实施研究计划，收集、整理、分析研究所得信息和资料，对研究结果进行判定、解释，对提出的假说进行验证与评价。研究设计是医学科学研究的重要的工作步骤。

根据对研究对象是否施加干预措施，可将医学科学研究分为实验研究和观察性研究。根据研究对象区分，实验研究分为以动物或其他实验材料为对象的实验研究和以人为研究对象的实验研究，临床试验研究是以患者为对象的实验研究。

实验设计（experimental design）是对实验研究所做的周密性的实施计划，包括实验研究的全过程。实验研究和观察性研究对应的设计分别为实验设计和调查研究设计。

1. 实验研究设计　实验研究设计的目的是控制并降低系统误差对实验结果的影响，减少实验随机误差，以利于进行统计计算与推断，更精准地证实研究者事先提出的假设。

实验研究设计要把握处理因素、实验对象和实验效应三个要素之间的关系。在实验研究设计中，研究者根据研究目的确定处理因素，并始终保持统一处理因素标准不变，排除其他非处理因素影响，找出非处理因素（混杂因素）加以控制；选择受试对象要充分考虑受试对象的同质性和依从性；选择能够定量或定性地反映出受试对象变化的观察指标，尽可能选择具有客观、准确的灵敏性和特异性的观察指标。

实验设计遵循随机化原则、对照原则、重复原则、盲法原则。

随机原则（random principle）是指统计学上机会均等的原则，包括随机抽样和随机分配。随机抽样是指从总体中抽取个体或样本时，每个个体或样本都有同等被抽取的机会进入样本。随机分配是指使用一个随机过程来分配实验对象到实验组。常用的随机化方法有抽签法、随机数字表、随机排列表和随机函数法。

对照原则（the principle of experiment – control）指受试对象的处理因素和非处理因素的实验效应的差异有一个科学的对比原则。在实验设计中，设立对照组的目的是衬托处理因素的效应，所设立的对照组要与实验组达到均衡可比性。研究中根据目标要求设置空白对照、安慰剂对照、实验对照、标准对照、历史对照等。

重复原则（reproducibility）是指在相同试验条件下，对于同一研究对象进行多次试验或观察的过程，结果应是相同的，包含重现性和观察单位数量两方面的含义。科学的实验研究，实验结果应能在相同的条件下多次重现，并要有足够量的观察单位数。

盲法原则（blind method）是在研究过程中，为了有效地控制试验过程和解释结果时受试对象和处理实施者或结果分析者产生的主观偏倚，在观测指标、收集数据和判断结论时，应当在不知道研究对象分组的前提下进行。实验中常用的有单盲法（指仅是受试者一方不知道处理因素的情况称为单盲法）、双盲法（受试者与处理实施者双方均不知道处理因素的方法称为双盲法）、第三方盲法（受试者、处理实施者、资料分析者三方均不知道处理因素的方法）。

常用的实验设计方案包括单因素设计和多因素设计。

（1）单因素设计 一个观察因素的不同强度水平作用效应间差异的研究。通常采用完全随机设计（不考虑个体差异的影响，仅涉及一个处理因素，但可有两个或多个水平，两个水平时也称为成组设计）、序贯设计（进行试验时，样本容量不是预先固定的，而是每步试验由上一步结果来决定是否需要进行下一次试验。因此，试验是逐个或逐对地序贯进行，一旦能得出统计结论即可停止试验）。

（2）多因素设计 观察两个以上因素不同强度水平下作用效应差异的研究。通常采用交叉设计、随机区组设计、拉丁方设计、析因设计、裂区设计、正交设计。

2. 调查研究设计 观察性研究的特点是研究或分析因素是客观存在的，研究过程中没有人为施加干预措施，而是客观地观察记录某些现象的现状及其相关特征，不能采用随机分配的方法来平衡或消除非研究因素对研究结果的影响。

调查研究设计目的是了解样本信息来推断总体特征和探索变量间的相互关系。常用的实验设计方案包括普查、典型调查和抽样调查等。

（1）普查 对总体中所有的观察单位进行调查，一般用于了解总体在某一特定"时点"上的情况，如人口普查、患病率普查。

（2）典型调查 也称作案例调查，指在对事物进行全面了解的基础上，有目的地选择典型的个体、群体、机构进行调查。

（3）抽样调查 是医学研究中最常用的方法，是通过随机抽样方法从总体中随机抽取一定数量的具有代表性的观察单位组成的样本进行调查，根据样本信息来推断总体具有的特征。抽样调查可根据整体抽样过程，分为单阶段抽样和多阶段抽样。单阶段抽样有单纯随机抽样、系统抽样、整群抽样、分层抽样四种基本抽样方法。

三、医学心理学发展展望

科学技术的飞速发展带来生活方式的变革，生活节奏快速变化、家庭结构向小单元迅速过度，旧的观念在经济高速发展下被要求迅速革新。这一系列迅猛的改变，让人们在物质水平不断提高的同时，更加注重精神文明的建设。医学心理学的发展空间与发展前景，一方面取决于自身的发展动力，另一方面取决于存在的社会环境。

（一）医学心理学包容性强，发展趋势迅猛

医学心理学的发展取决于科技进步在心理学和医学领域的渗透与应用，医学心理学不断完善自身的理论、引进先进技术和研究方法，更多地采用分子生物学、生物工程和神经心理学等自然科学领域内实验成果、研究手段，全面发展自身的理论。

（二）医学心理学受众性强，服务范围广泛

医学心理学属于交叉学科，有系统的理论体系作为支撑，在未来的发展中能充分融合医学、心理学、社会学等多学科协同研究、共同发展，同时也能吸纳相关专业的人才投入到医学心理学

的领域中，扩大服务内容，拓宽受益群体。从服务于精神疾病患者、心理障碍患者，逐渐向健康人群扩展，把心理康养维护、教育产业发展、就业指导、职业选拔等纳入医学心理学服务范围内。

（三）医学心理学完善疾病防控体系

随着生活水平的不断提高，人类平均寿命也在不断提高，慢性非传染性疾病在疾病谱系的转变日益显著、占比增多。社会环境迅速变化，竞争日益激烈，不良的生活方式和不良行为习惯造成心理疾病的发病率越来越高。医学工作者除了具有诊断和治疗的通常作用外，还要给与患者良好社会性支持。尤其是在慢性疾病的诊治和预防中，都离不开行为方式和生活习惯的作用与影响，这就需要临床工作者不仅要掌握心理学的知识和技能，还要会运用心理治疗方法，对患者的不良行为做出修正，对患者心理问题做出相应的干预，共同为健康负责。

【复习思考题】

1. 如何理解医学心理学的概念与学科性质？
2. 简述生物医学模式的贡献及不足。
3. 简述医学心理学研究方法。
4. 简述医学心理学的发展展望。

第二章

心理学基础

扫一扫，查阅本章数字资源，含PPT、音视频、图片等

心理学是研究心理现象的科学。人的心理现象复杂多样，探索和揭示心理现象发生、发展和变化的规律是心理学的基本任务。一般把心理现象分为心理过程和个性心理两个方面，这两个方面既相互区别又紧密联系。通过本章的学习，可以掌握基本的心理学概念和知识，为进一步学习医学心理学的知识和技能打下基础。

第一节　心理现象概述

一、心理现象

心理现象（mental phenomena）是心理活动的总和，包括心理过程和人格两个部分（图2－1）。心理过程是在客观事物的作用下，在一定的时间内大脑反映客观现实的过程，亦是人的心理活动发生、发展的过程。认知过程、情绪情感过程和意志过程共同构成人的心理过程，他们从不同方面反映了心理活动的不同特征，这三者之间相互联系、相互影响。由于个人先天资质和后天生活条件及接受教育程度的不同，每个人的人格都有所不同。人格包括人格倾向性（如兴趣、需要、动机、理想、信念等）和人格心理特征（如能力、气质、性格）。心理过程和人格相互联系又有所不同。心理过程侧重于心理现象的发生、发展和变化的过程，具有共性规律；人格侧重于个体的心理表征，特别是个体有别于他人的心理特征，具有差异性规律。对个体的心理现象和心理过程进行分析研究，有助于掌握个体心理过程及心理特征的总体概况。

心理现象是物质进化到一定阶段的产物。物质的共性在于其发展过程中由于相互作用的影响会留下物质的痕迹，亦称物质的反应。物质的反应可表现为滴水穿石、金属氧化生锈、菊科植物的向阳性、动物对攻击的逃避等。物质发展水平不同，其反应形式亦不同。无生命的无机物质，其反应形式只有机械、物理和化学的形式；植物和单细胞动物等有生命的物质，其反应形式则具有感应性。感应性是生物为了自我保护和繁衍，改变自己的状态或活动形式以应对外界刺激的能力。如单细胞的阿米巴原虫遇到细菌等营养物质，就伸出伪足将其包裹并同化为自己的组成部分，而遇到铁丝等有害物质时则缩回伪足向相反方向运动。感应性是生命体的主动反映形式，与无生命物质的被动反映形式相比，具有质的飞跃。

图2-1　心理现象结构示意图

　　单细胞动物发展到多细胞动物后，动物身体的各个部分为适应生活环境的变化而逐渐分化，有了专门接受某种刺激的特殊细胞。这些细胞逐渐集中，形成了专门的感觉器官和运动器官，同时出现了协调身体各部分功能的神经系统。腔肠动物水螅的网状神经、环节动物蚯蚓和节肢动物昆虫的节状神经具有感觉这一新的反映形式。感觉是把外界刺激的个别属性反映成主观映像的过程，是最原始、最简单的心理反映形式。脊椎动物管状神经的出现为脑的形成创造了条件。大脑皮层的出现是神经系统演化过程的新阶段，它使脑真正成为有机体一切活动的最高调节者和指挥者。随着神经系统特别是脑的发展，各种感觉器官和运动器官也相应完善，有机体开始对直接作用于感觉器官的复合刺激和事物整体做出反应，如鱼同时依靠视、嗅、味等感觉器官来反映复合刺激，较为高级的心理反映形式——知觉便随之出现。高等脊椎动物——哺乳动物的神经系统更加完善，大脑半球出现了沟回，扩大了脑皮层的表面积，为大脑皮层担负更重要的调节和指挥功能准备了物质基础。大脑皮层是神经系统的最高部位，是心理活动最重要的器官。到了这一阶段，动物已经可以很容易地建立条件反射，心理反应的形式越来越复杂，水平也越来越高。动物的具体思维能力逐步发展，在适应环境的过程中，形成了个体特有的行为方式，能够反映一些事物和事物之间的关系，解决一些较为复杂的问题。如马戏团的小狗能解答简单的数学题，黑猩猩能利用木棍等工具从较高处取下上肢拿不到的食物等。

　　人类的心理活动是动物心理发展的继续，但又与动物心理有着本质的区别。动物及其心理的演化是完全受生物学规律支配的；人类及其心理的产生，一方面要受生物学规律的支配，但更主要的是受其他因素特别是劳动和语言的支配。劳动既创造了人本身，也创造了人的意识。劳动使人类祖先的四肢分化，确立了可直立行走的身体结构，可以眼观六路、耳听八方，从外界接受更多的信息。手成为劳动的器官，加强了视觉和触摸觉之间的联系，强化了对刺激物的认识，使人类祖先大脑皮层接受来自各器官的信息与日俱增，联系也日益复杂，从而促使大脑皮质的迅速发展，并产生了动物所没有的言语等新功能区。劳动是人类制造和使用工具，自觉改造自然的过程。在这个过程中，人类不断获得丰富的外部世界知识，其观察力、抽象思维能力、想象能力及操纵物体的运动技能都得到了发展。劳动工具作为社会实践的产物，凝结着丰富的社会经验。个人参加劳动时，必须学会使用他人或前人所创造的工具。人类的社会经验是通过训练和学习来传递的，不像动物依靠本能遗传传递种族经验。这种传递方式为人类祖先继承丰富的社会经验遗产，最大限度地发展人的心理提供了条件。而语言是人类祖先在社会劳动和交往中，为了交流思想、传递信息而产生的交际符号系统。语言促进了人类意识和自我意识的产生，促进了人类抽象思维的产生，使人类的认识更加广阔。借助于语言，人们的认识不仅可以驰骋于无限的现实世界和虚幻境地，而且还可以追忆过去，展望未来，使人类心理出现了自觉性、目的性、计划性、社会性和抽象逻辑思维等新的特点。

二、心理的本质

心理学（psychology）是研究心理现象发生、发展规律的科学，因此理解心理现象的本质和概念是极其必要的。对于心理现象的理解是人类认识史上重大的原则问题。心理的实质是什么？唯物论与唯心论的理解是根本对立的。随着自然科学的发展，大量的事实证明：心理是脑的功能，是人脑对客观现实主观能动的反映。这一论断科学地阐释了心理现象的本质属性。

（一）心理是脑的功能

人脑是一个极其复杂的功能系统。我们的一切心理活动都是脑的功能。我们可以通过讨论脑的三个主要的功能系统来加以理解。

1. 脑的感觉功能系统 人脑通过感受器（如眼的视网膜、内耳的柯蒂器等）接受内外环境的刺激，并发放神经冲动由感觉神经传入中枢神经系统，再分别经特异性传入系统和非特异性传入系统到达大脑皮层。大脑皮层对这些传入信息进行加工，从而产生相应的感觉。感受器发出的神经冲动由两条神经通路传入大脑皮层，一条是特异性传入系统，另一条是非特异性传入系统。这两个系统的作用是不同的。每种感受器都有其特异的传入路径，以传导感受器发放的神经冲动，并传送到大脑皮层的特定投射区（特异性传入系统）。其作用是引起特定的感觉，包括皮肤感觉、本体感觉、视觉、听觉、味觉和嗅觉等。丘脑是这个系统中重要的转换站，除嗅觉外，所有的感觉纤维在到达大脑皮层之前都终止于丘脑，在此更换神经元后，发出纤维将各种感觉冲动分别投射到大脑皮层的特定区域。丘脑对感觉信息进行初步加工，但它不能确定感觉的性质和强度。特异性传入系统的神经束经过脑干时发出侧支，与脑干网状结构内的神经元发生突触联系，然后经丘脑内侧部弥散性地投射到大脑皮层的广泛区域，不产生特定的感觉，因此称为非特异性传入系统。正常情况下的感觉功能是特异性传入系统和非特异性传入系统功能整合的结果。推而广之，人的各种心理活动都必须有网状激活系统的参与，因为人的绝大多数心理活动都是在清醒状态下进行的。而下行网状系统则对效应器官的活动具有激活和抑制作用，是大脑皮层对行为、活动控制必不可少的脑结构。

2. 脑的运动功能系统 人的一切随意活动是由大脑皮层调节的。中央前回是躯体运动的皮层代表区。大脑皮层运动区的功能特征：①对侧支配，即一侧运动区主要支配对侧躯体肌肉活动。②精细的定位，一定的区域支配身体一定部位的肌肉。③身体不同部位在大脑皮层的代表区的大小和运动的精细复杂程度有关。④刺激该区引起的肌肉运动，主要是少数个别肌肉的收缩，甚至只引起某块肌肉的一部分发生收缩，不发生肌肉群的协同收缩。人的一切随意运动都是经锥体系统和锥体外系统的协同活动完成的。大脑皮层相当广泛的区域都与随意运动有关。由于随意运动是为满足个体的需要和保证种系生存而进行的，因此，行为动作必然受到周围环境和体内环境传入信息的控制和影响。有关维持内环境稳定和种系生存的需要，反映在脑干网状系统、下丘脑和边缘系统，其中一部分行为可能是通过额叶皮层和扣带回而实现。根据客观情况的变化，对动作进行更细微的调节则主要通过顶叶、颞叶和枕叶来实现。至于根据预先的意图进行有目的、有计划的行动，前额区起着十分重要的作用。

3. 大脑皮层的联络功能 在大脑皮层，除了特异感觉投射区和运动区之外，还有更广大的区域。这些区域一般称为联络区，主要有感觉联络区、运动联络区和前额联络区。

（1）感觉联络区 各感觉投射区的神经元严格保持着模式特异性，其邻近区域有大量的短轴突联络神经元。它们与各感觉区的特异神经元有着广泛的联系，其功能是组织进入感觉区的神经冲动，以便获得更精确的信息。

（2）运动联络区　运动的组织与意义性是由运动前区赋予的。例如，写字时所需要的手指和手臂肌肉的运动是人对这种运动方式和程序经过多次练习而习得的。这种经验包括手与臂运动的方式与文字意义的关系。学习、保持及运用这种经验等，是与控制手指和手臂运动区有关的运动联络区的功能。如果这一运动联络区受损坏，患者虽仍能握笔做书写状运动，却不能写出他以前所熟悉的文字。

（3）前额联络区　该区为规划、调节和监督复杂活动形式的联合区，位于大脑半球额叶的最前端。前额联络区在人形成意向、运筹规划，以及调节和监督自己的行动使之与目的、计划相适应的活动中起决定性作用。前额区被破坏后，此类能力即丧失。临床病例中曾发现，前额区损伤者虽仍能表现简单的智能活动，但不能从事综合性与推理性的思考活动。

（二）心理是客观现实的反映

从心理的对象和内容来看，心理是人脑对客观现实的反映。脑为心理的产生提供了物质基础和可能性，但它本身并不能自发地产生心理，只有在与客观现实的相互作用中，才能产生心理。辩证唯物论指出，"物存在于我们之外，我们的知觉和表象是物的映像"。世界万事万物作用于人的感官，通过感觉、注意、想象、记忆、思维、意志、情感等过程反映在人脑中，并做出应答性的反应，如语言、动作等活动。人的心理现象是客观现实在头脑中的映像，心理依赖于客观现实而存在，客观现实是心理的源头活水。离开了客观现实，心理便无从产生，因为"没有被反映者，就不能有反映，被反映者是不依赖于反映者而存在的"。客观现实是在意识之外、不依赖主观意识而存在的事物。自然、社会都是人的心理的重要源泉，相对而言，社会对于人的心理更为重要并具有决定性的作用。

一个脱离现实的人不可能有正常的心理活动，甚至人的身体发展都会受到影响。人既具有自然属性，又具有社会属性。正是由于客观现实中的事物作用于人脑，人才能产生各种认知活动、情志活动，形成个性倾向性和稳定的心理特征。所以说，客观现实是人的心理活动的内容和源泉。

（三）心理的主观性与实践性

人具有主观能动性，心理是人对客观现实的能动反映，它不可避免地带有一定的主观性。人与动物在生物属性上的根本区别在于人具有高度发达的大脑和语言。正是人具有思维和意识的属性，具有高等的心理活动，才能认识和正确运用自然规律和社会规律，才能做自然和社会的主人。人的心理活动不是对客观现实消极的、被动的镜像，而是积极的、能动的反映，人的心理活动对实践具有指导意义。

人的心理主观性还表现在，它是在人的活动中产生的，受个体的生活经历、全部的知识经验及个性心理特征等的影响和制约。因此，这就必然使人的心理活动带有个性化色彩，表现出对客观事物反映的主观性。比如，对于某地的同一棵松树，有着不同知识经验的人，就可能有不同的反映。在植物学家眼里，这是一棵油松，属松科长绿乔木；在建筑师看来，这棵松树高大、笔直，是建造房屋的栋梁之材；在画家的眼里，它可能成为绘画的素材等。

心理是在实践中发生发展的。当人掌握了语言，参与社会的实践与交往，不断积累经验接受人类的知识财富，也就产生了反映客观现实的日益丰富和不断概括的主观世界。

第二节 心理过程

【案例】

晓伟，男，13 岁，在读中学生。据父母介绍，晓伟从小品学兼优，乐观自信。自进入初中后，成绩一度下滑，尤其初二以后，不但成绩未有起色，甚至开始出现厌学症状，情绪低落，冷漠；意志行为减退。自诉："我不想和任何人交流，父母也不想，没有人能理解我，我也不想学习，不想做任何事情。"据老师反映，晓伟经常不完成作业，寡言少语，同学关系不融洽。为此，家长不知晓伟问题出在哪儿而很苦恼。

问题：晓伟哪些方面出了问题？是什么性质的问题？

一、认知过程

认知过程（cognitive process）是指个体对客观世界的认识和察觉，包括感觉、知觉、记忆、思维、注意等心理活动。

（一）感觉

感觉（sensation）是人脑对直接作用于感觉器官的客观事物个别属性的反映，也可以说是机体的感觉器官对环境变化（刺激）的反应，是人对刺激基本形式的最初体验。感觉虽然简单，却是一切知识的来源，是维持人们正常心理活动的必要条件。首先，感觉使我们可以获取内外环境的信息，为人的生存提供重要的线索和依据；其次，感觉保证了机体与环境的信息平衡；最后，感觉是一切较高级、较复杂的心理现象的基础。如果丧失了感觉能力，就不能产生认识，更不可能产生情感和意志；如果感觉出现偏差，就会产生歪曲的认识，出现情感的障碍和异常的意志活动；如果感觉被剥夺了，心理活动就会产生异常。

1. 感觉的分类 根据刺激的性质和来源，可以将感觉分为外部感觉和内部感觉两大类。

外部感觉即人的感官对外部刺激物的觉察，反映外部客观事物的个别属性，其感受器位于身体表面或者接近于身体表面。外部感觉可分为远距离感觉和近距离感觉。远距离感觉接受远距离的刺激，包括视觉、听觉和嗅觉；近距离感觉接受近距离的刺激，包括味觉、皮肤觉等。

内部感觉即人的感官对内部信息的觉察，反映机体运动的信息和内部器官所处的状态。其感受器位于身体的内部器官和组织内。内部感觉包括运动觉、平衡觉、内脏感觉等。

2. 感觉的特征

（1）感受性与感觉阈限 感受性是人对外界刺激的感受能力。感觉阈限是指刚刚能引起感觉的刺激量。感受性的高低可以用感觉阈限的大小来衡量。人的每一种感觉，都有两种类型的感受性和感觉阈限。一种是绝对感受性与绝对感觉阈限。绝对感受性是指人对刚刚能引起感觉的最小刺激量的感觉能力，刚刚能引起感觉的最小刺激量就叫绝对感觉阈限。绝对感受性的高低与绝对感觉阈限的大小呈反比关系，即感受性愈高，阈限愈小；感受性愈低，阈限愈大。另一种是差别感受性与差别感觉阈限。在刺激物引起感觉后，如果刺激在数量或程度上发生变化，并不是所有变化都能被我们觉察出来。只有它们的强度达到一定的差异，才能引起差别感觉。这种对最小差别量的感觉能力叫差别感受性，刚刚能引起差别感觉的刺激最小变化量就叫差别感觉阈限。差别感受性与差别感觉阈限在数量上也成反比关系，即差别感受性越高，差别感觉阈限越低；差别感受性越低，差别感觉阈限越高。

（2）感受性的变化 人的感受性不是一成不变的，根据人与环境的相互作用、各种刺激的相互作用及人的感觉器官的相互作用，人的感受性会发生变化。

①感觉的适应：某一感官对某种刺激的敏锐程度并非一成不变的。由于某种刺激的持续作用或一系列刺激的连续作用，导致对刺激的感受性的变化，这种现象叫作感觉的适应。适应的结果可以是感受性的升高（仅见于视觉），但大多是感受性的降低。古语有"入芝兰之室久而不闻其香，入鲍鱼之肆久而不觉其臭"，说的正是嗅觉的适应现象。人们刚刚进入暗室，往往看不清事物，但过一段时间，则能看得相对清楚，这是视觉感受性提高的现象。不同感觉的适应有不同的特点，这与人类的生存需要有密切的关系。比如痛觉就不容易发生适应，因为痛觉具有警报作用，促使人们回避危险。

②感觉的相互作用：是指由于不同感觉的相互影响，造成某一种感觉在程度上发生变化。在一定条件下，各种不同的感觉都可能发生相互作用，从而使某一感觉器官的感受性发生变化。例如，我们吃过糖后再吃苹果，会感觉苹果是酸的；喝热汤比喝冷汤感觉会更鲜美。更为有趣的是，相关实验发现，在绿色光线照明下人的听觉感受性提高，红色光线照明下人的听觉感受性下降。感觉相互作用的一般规律是：微弱刺激能提高其他感觉的感受性，而强烈刺激则会降低其他感觉的感受性。

③感受性的补偿与发展：人的各种感受性都是在生活实践中发展起来的。个体之间由于生活实践和环境的差异，可以导致感受性的明显不同。如音乐指挥家具有高度精确的听觉，能听出上百人的乐队中某个人一个音符的错误；有经验的汽车驾驶员根据发动机的声音能准确判断出故障发生的部位。感受性的补偿是指失去某种感觉能力的人，可以通过实践锻炼明显提高其他感觉器官的感受性，使失去的某种感觉能力相应得到补偿。如长期双目失明的人听觉和触觉会变得非常灵敏。

（二）知觉

知觉（perception）是人脑对当前直接作用于感觉器官的客观事物的整体属性的反映。知觉是在感觉的基础上形成的，是对感觉信息的整合和解释。在现实中几乎没有孤立的感觉，人们总是要把通过感觉所得到的有关事物的各个属性整合起来并加以理解。当人们认识一个苹果时，既观察到它的形状、颜色，也感受到它的味道、口感等特性，把这些方面的感觉信息整合起来，就构成了人们对苹果的基本认识，这个信息整合的过程就是知觉。知觉是在人的实践活动中发展起来的。刚出生的婴儿既不能把握物体的远近、大小，也没有关于时间的概念。这些知觉是在后天的生活实践中，借助知识和经验逐渐发展完善起来的。语言在知觉的发展中也起着重要的作用，词是知觉发展到高级水平的必要工具。

1. 知觉的分类 知觉可以分为空间知觉、时间知觉、运动知觉。空间知觉是个体对物体空间特性的反映，包括距离、形状、大小、方位和深度等；时间知觉是个体对客观事物或事件的延续性和顺序性的反映，即对时间长短和次序先后的知觉；运动知觉是个体对物体运动物性的反映，包括人们乘车、坐船及行走时的体验。

2. 知觉的特征

（1）知觉的选择性 感觉器官收集信息时，并非对环境中所接触到的一切刺激悉数接收，而是根据当前的需要有选择地把其中一部分作为知觉对象，把其余刺激物当作背景，知觉的对象能够得到清晰的反映，而背景只能得到比较模糊的反映，这就是知觉的选择性。知觉对象的选择与很多因素有关。主观因素包括动机、需要、兴趣、情绪状态、经验等，与其有关的客体会被优先选为知觉对象。客观因素主要指刺激物本身的特点，一般地说，强度较大、色彩鲜明、具有活动性、对比强烈的刺激物易成为选择的对象，刺激物的组合规律，如简明性、对称性、规律性等，也会使它们易被选择为图形。

（2）知觉的理解性　人的知觉与记忆、思维等高级认知过程有着密切的联系。人在知觉过程中，不是被动地把知觉对象的特点登记下来，而是以过去的知识经验为依据，对知觉对象做出某种解释，使其具有一定的意义，这就是知觉的理解性。不同知识经验的人在知觉一个对象时，由于理解不同，知觉的结果也不同。言语也是影响知觉理解性的一个因素。由于言语能够指示知觉的内容，当外部的对象标志不明显时，通过言语的指导，可以唤起人的过去经验，补充知觉刺激中所缺失的内容，有助于对知觉对象的理解。另外，知觉者的实践活动任务及兴趣、爱好均对知觉过程的理解性有不同程度的影响。

（3）知觉的整体性　在现实生活中，知觉的对象往往是由许多属性、部分组成的整体，但它作为刺激物作用于我们的感官时，往往是不完备的，只有部分或个别属性起作用，但人对它的知觉却是完整的整体，这便是知觉的整体性。用现代信息论来解释，知觉的整体性则是指我们在感知一个对象时，获得的超越了各部分刺激相加之和的整体知觉体验。知觉整体性不仅与对象本身的特性有关，也与知觉者的主观状态有关，过去经验、知识可对当前知觉活动提供补充信息。

（4）知觉的恒常性　当我们从不同的角度、不同的距离、不同的光线下观察某一熟悉的物体时，虽然我们所感觉到的这个物体的大小、形状、亮度、颜色等物理特征会因环境影响而有所变化，但我们对该物体特征所获得的知觉却倾向于保持相对不变的印象。这种当知觉的客观条件在一定范围内改变以后，知觉映像仍然保持相对不变的心理现象，就是知觉的恒常性。在各种知觉中，视知觉的恒常性最明显，有大小、亮度、形状、颜色等恒常性。知觉的恒常性使人们在不同的情况下，按照事物的本来面貌反映事物，以适应和改造世界。如果没有知觉的恒常性，人就难以适应千变万化的外界环境。

（三）记忆

记忆（memory）是指人脑对过去经历过的事物的反映（包括识记、保持、再认和回忆）。用信息加工理论来说，记忆则是人脑对外界输入的信息进行编码、存储和提取的过程。记忆对人类个体的心理生活有着极其重要的作用。人通过感知从外界获得信息，如果不能将其保留下来，就不会有知识、经验，就不能形成概念，亦不能进行判断和推理，也就无法适应复杂多变的环境。记忆将心理活动的过去、现在和未来联成一个整体，使心理发展、知识积累和个性形成得以实现。记忆是心理过程在时间上的持续，失去记忆，人的心理会出现断层，人的心理也就不能得到充分深入的发展，人将永远面临一个陌生的世界。可以说，记忆是一切智慧的根源，是心理发展的奠基石。

1. 记忆的分类

（1）根据记忆的内容分类

①形象记忆：是以感知过的事物形象为内容的记忆，这些具体形象可以是视觉的、听觉的、嗅觉的、味觉的或触觉的形象。形象记忆保持的是事物的感性特征，具有鲜明的直观性。

②逻辑记忆：是对概念、公式、判断、推理等抽象内容的记忆，这些记忆不是事物的具体形象，而是以语言或符号的形式表现出事物的意义、本质和规律。

③情绪记忆：是以体验过的情绪或情感为内容的记忆。引起情绪、情感的事件虽然已经过

去，但深刻的体验和感受却保留在记忆中。在一定条件下，这种情绪、情感又会被重新体验，这就是情绪记忆。

④运动记忆：是以曾经做过的运动或学习过的操作为内容的记忆，如对个人的生活习惯和熟悉的技能等的记忆。一旦掌握运动动作的技能，并能熟练地操作，运动动作的形象连同这套动作的程序及对骨骼、肌肉、关节活动的精细控制和调节一起储存在头脑中，成为运动记忆。运动记忆与其他类型的记忆相比，易保持和恢复，不易遗忘。

（2）根据记忆信息保持时间的长短分类

①感觉记忆：又称瞬时记忆，是指客观刺激物停止作用后，其印象在人脑中保持很短时间的记忆。在这个阶段，外界信息进入感觉通道并以感觉映像的形式短暂停留。感觉记忆的容量较大，但保持的时间很短，一般在 0.25~4 秒之间。瞬时记忆的材料如果没有受到注意，则很快消失，如果受到注意，就转入第二阶段——短时记忆。

②短时记忆：是指记忆的信息在头脑中储存保持在 5 秒至 1 分钟的记忆。短时记忆与感觉记忆不同，感觉记忆中的信息是不被意识并且也是未被加工的，而短时记忆是操作性的，是正在工作中的、活动着的记忆。短时记忆的容量是 7±2 个组块。组块就是记忆的单位，一个数字、一个汉字、一个英文字母、一句短语或一幅挂图都可以看成是一个组块。短时记忆如果不经复述，会很快消失。若要长期保持，就须进行加工编码，使之变成长时记忆。

③长时记忆：是指信息在记忆中储存超过 1 分钟以上直至保持多年甚至终身的记忆。从信息论的观点看，所谓长时记忆是指进入短时记忆的信息，借助于复习和理解意义，最后被输送到记忆系统的最深一层，并以"意义编码"的形式保持很久。长时记忆的容量巨大。长时记忆将现在的信息保持下来供将来使用，或将过去储存的信息提取出来用于现在。它把人的活动的过去、现在和未来联系起来。

2. 记忆的过程　记忆是一个复杂的心理过程，包括识记、保持、再认和回忆。而按信息论的观点来看，记忆的形成是一个对信息处理和加工的过程，包括对信息的编码、存储、提取。

（1）**识记**　就是识别并且记住事物，即通过反复感知事物在脑中形成印象，并积累知识经验的过程；也就是外界信息输入人脑并进行编码的过程。识记是记忆的第一步，可分为无意识记和有意识记。无意识记是指没有预定的目的，不经过任何意志努力，也不采用任何专门而有效的方法所进行的识记。一般在生活中对个人具有重大意义的事情、符合个人兴趣和需要的事物，以及能激起个人情绪活动的事物是比较容易通过无意识记记住的。无意识记具有偶然性和片面性，仅仅依靠它是不能获取系统知识的。有意识记则是指有预定目的，要运用一定的方法，需要主动注意参与和付出一定的意志努力的识记。有意识记的效果要优于无意识记，在学习、工作中有着更为重要的意义，是掌握系统知识的主要手段。根据识记材料的性质又可将有意识记分为机械识记和意义识记，前者是采取多次重复的方法、依靠材料外在的联系进行的识记，后者是在对材料理解的基础上、依据材料内在的联系进行的识记。通常意义识记比机械识记更全面、迅速、精确和巩固。

（2）**保持**　是过去识记过的材料在头脑中得到巩固的过程。识记的知识经验在人脑中的保持，并不单是机械重复的结果，也不是一成不变的，而是一个积极的、创造性的复杂加工的动态过程。这种动态变化表现在量和质两个方面，一般随着时间的推移，保持量会呈减少的趋势。保持的质量同时受到个人兴趣、情绪和不同任务的影响，有的变得更简要、更概括、细节减少，有的变得更丰富充实，有的却发生曲解、颠倒、混淆，甚至消失。由此可见，保持既有积极的创造性意义，也有消极的作用。保持也是实现再认和回忆的重要保证。

（3）再认与回忆　是记忆的两种表现形式，是信息的提取或输出过程，标志着整个记忆过程的数量和质量。曾经感知过的事物再度呈现时能辨认出来，就叫再认；曾经感知过的事物或场景不在眼前的情况下，在头脑中重新呈现出来，这称为重现或回忆。再认和回忆二者之间并没有本质的差别，只是两种不同水平的再现，一般再认比回忆要容易。

3. 遗忘　遗忘（amnesia）是指识记过的材料不能再认和回忆或错误地再认和回忆。如果识记过的内容，不经复习，保存量随时间的推移日趋下降，用信息加工的观点来说，遗忘就是信息提取不出来或提取出现错误。根据遗忘的程度和性质的不同，可分为部分遗忘和完全遗忘，暂时遗忘和永久遗忘。

艾宾浩斯（H. Ebbinghaus）对遗忘现象做了系统研究，并总结出了遗忘曲线。该曲线形状表明了遗忘的一条规律：在识记后短时间内遗忘较多，随着时间的推移，记忆保持的数量减少了，遗忘的进展也渐渐缓慢了，最后稳定在一定水平上。遗忘除了与时间有关外，还和其他一些因素有关。一般来说，对形象、动作的遗忘比对抽象概念的遗忘慢；对有意义的材料比对无意义的材料遗忘慢；一次识记的数量越大，被遗忘的概率越大；个体对其感兴趣的及有重要意义的材料比感到枯燥无味、毫无意义的材料遗忘慢；识记一材料后，紧接着从事其他活动比识记该材料后紧接着就睡觉休息要遗忘得多。

（四）思维

思维（thinking）是人脑对客观事物本质特征和内在规律性联系的间接的、概括的反映。它是大脑以感知觉提供的大量感性材料为基础，进行复杂的多层次的加工，揭示事物之间的关系，形成并利用概念进行判断、推理，解决各种问题，是认识的高级形式。

1. 思维的特征

（1）间接性　是指思维借助其他事物为媒介来进行和完成。思维过程是借助于语言、表象或动作等媒介来进行的。由于思维的间接性，人们才可能超越感知觉提供的信息，认识那些没有直接作用于人的各种事物的属性，揭示事物的本质规律，预见事物发展变化的进程。从这个意义上讲，思维认识的领域要比感知觉认识的领域更广阔、更深刻。

（2）概括性　是指个体对客观事物本质特征和内在规律的反映。其主要表现在以下两个方面：①思维反映一类事物的共性：思维所反映的既不是事物的个别属性，也不是个别的事物，而是一类事物共同的本质特征；②思维反映事物之间的规律性：思维是对事物之间规律性内在联系的认识。概括有感性的，也有理性的，还与认识者的知识水平有关。概括水平是随着言语的发展、经验的积累、知识的丰富，由低级向高级发展的。一切科学的概念、定理、法则等都是人们以这样的方式概括地认识事物的结果。

2. 思维的过程

（1）分析与综合　分析是指在思想上把事物整体分解为各个部分或各个方面，把整体的个别特征或个别属性分出来。综合是在思想上把事物的各个部分、各个特征、各种属性综合起来，了解它们之间的联系和关系，形成一个整体。分析是从整体各部分、各属性的联系中进行分析的，综合是对各部分、各属性的联合，是通过分析才达到的。分析与综合是思维活动不可分割的两个方面。

（2）比较与分类　比较是对不同事物和现象进行对比，确定其异同，明确其关系的过程；分类则是把事物按不同属性进行区别归类的过程。比较与分类是两种基本的逻辑思维方法，分类是比较的前提，比较是分类的依据。

（3）抽象、概括、系统化和具体化　抽象就是把事物共同的、本质的特征抽取出来，而舍弃其个别的、非本质的特征的过程。概括就是把抽象出来的事物共同的、本质的特征综合起来，并推广到同类事物中去的过程。概括有不同的等级水平。初级概括是在知觉、表象的基础上进行的，它只能抽取事物的外部共同特征，做出形象的概括。高级概括以抽取事物的本质特征为前提，被抽取的特征本身就已经是以概括的形式被思考着。科学概念和规律是高级抽象概括的产物。在高水平概括基础上所做的分类和归类的过程叫作系统化，通过这个过程能得到系统化的知识。应用概念和命题去解释具体事物的过程叫作具体化，以举例和图解去说明原理，就是具体化的表征。

感知和思维构成了认识过程中的两个方面，感知为思维提供了所必要的信息，而思维是感知的进一步发展。整个认识过程可被简单概括为：①通过感觉和知觉从外界获得信息；②将获得的信息进行分析、综合；③将分析和综合所加工的信息进行比较、抽象和概括；④由以上的过程形成概念；⑤利用概念进行判断和推理，形成全新的概念。

3. 思维的分类

（1）根据思维方式分类　可分为动作思维、形象思维和抽象思维。

①动作思维：又称操作思维，是在实际动作中进行的思维。它解决问题的方式是一边动手操作一边思考。婴幼儿的思维基本就属于动作思维，成年人也有动作思维，但是成人的动作思维过程是由词进行调节和控制的。

②形象思维：是指人们利用头脑中的具体形象（表象）进行的思维。形象思维在问题解决中有重要的意义。它是学龄前儿童的主要思维方式，也是许多艺术家、文学家及设计师较多运用的思维方式。

③抽象思维：又叫逻辑思维，是以概念、判断、推理等形式所进行的思维。个体思维发展中，只有到青年后期才能具有较发达的抽象思维。抽象思维解决问题的方式是运用概念进行判断、推理和论证，是人类思维的典型形式。

（2）根据思维探索答案的方向分类　可分为聚合思维和发散思维。

①聚合思维：也称求同思维，是指思维沿着单一的方向，从已知信息中产生逻辑结论的思维。

②发散思维：又称求异思维，是指沿着各种不同的方向去进行积极的思考，根据已有信息找出多种答案、解决方法或结论。其主要特点是求异与创新。

（3）根据思维的独立程度分类　可分为常规思维和创造性思维。

①常规思维：又称习惯性思维，是运用已有的知识经验，按照惯常的解决问题的方式进行思维。这种思维是不经思考就按程序完成的，既规范又节约时间，其创造性水平低。

②创造性思维：是指在思维过程中，在头脑中重新组织已有的知识经验，沿着新的思路寻求产生一些新颖的、有创造想象参加的并具有社会价值的思维。创造性思维是人类思维的高级形式，是多种思维的综合表现。

4. 思维与解决问题　思维活动主要起源于待解决的问题，思维过程体现在解决问题的活动中。

（1）解决问题的思维过程

①发现问题：即认识到问题的存在，并产生解决问题的需要和动机。善于发现问题的人，思维具有较高的积极性，有着强烈的求知欲，他们能从司空见惯的现象中发现问题，提出问题。爱因斯坦曾说过："发现一个问题比解决一个问题更重要，因为后者仅仅是方法和实验的过程，而

发现问题则是要找到问题的关键要害。"

②分析问题：就是弄清问题的要求是什么，哪些是已知条件，已知条件与要求之间有什么联系，从而把握问题的实质，确定问题解决的方向，这是解决问题的起点。分析问题能否抓住关键，既取决于人的知识经验的多寡，又取决于人的分析能力。

③提出假设：即提出解决问题的方案、原则、途径和方法。它也是解决问题的关键，只有提出合理的假设，找出正确的方法或答案，问题才能得以解决。

④检验假设：就是通过一定方法确定所提出的假设是否符合实际，是否与某些原理、原则、公式相符合，是否能够真正地解决问题。检验假设的方法主要有两种：一种是直接检验，就是通过实践进行实际操作；另一种是间接经验，即通过思维活动来检验。凭借已有的知识经验，通过逻辑推理，从理论上检验假设。当然，最终还得由实践来检验。

（2）影响问题解决的心理因素

①情绪状态和动机强度：愉快、自信、乐观等积极的情绪状态能激励人们积极思考，有助于问题的解决；而苦闷、失望、悲观、烦躁等消极的情绪状态往往会妨碍人的智力活动，降低解决问题的效率。动机也会影响个体思维活动的积极性。在一定程度内，动机的强度与解决问题的效率成正比。但是，动机过强或过弱都会降低解决问题的效率。动机过强，使人的情绪过于紧张会抑制主体发现解决问题的线索；动机过低，使人易被无关因素分散注意力。

②思维定势：是心理活动的一种准备状态，这种心理准备使人们以特定的方式进行认识或产生行为，或在解决问题时具有一定的倾向性。通常在相同、相似的情形下，定势有利于问题的解决；在变化的情况下，定势则可能有消极作用。

③迁移：是指对一些问题的解决会影响对另一些问题的解决。迁移有正迁移和负迁移，正迁移起积极作用，负迁移则起消极作用。

④功能固着：是指在解决问题时，因个人在知觉上受情境中条件（或因素）既有功能的影响，致使问题不易解决的情形。

⑤个性：解决问题的效率常受个性的影响，包括智慧、自信心、灵活性、创造精神、毅力等多种因素。

（五）想象

想象（imagination）是一种思维活动，是人脑对已有的表象进行加工改造而产生新形象的过程，是一种高级的、复杂的认识活动。想象是在表象的基础上形成的，表象是过去感知的事物在个体记忆中保留下来的印象。构成新形象的一切材料都来源于人们既有的生活，取自人们过去的经验。

1. 想象的分类

（1）无意想象　是一种没有预定目的，不自觉的想象。它是当人们的意识减弱时，在某种刺激的作用下，不由自主地想象某种事物的过程。

（2）有意想象　是根据一定的目的，自觉进行的想象。人们在实践活动中为完成某种活动任务，或创造某种东西所进行的想象，在头脑中引出相应的表象，组合加工这些表象等都属于有意想象。有意想象又可分为再造想象和创造想象。幻想则是创造的一种特殊形式。

①再造想象：是根据语言（口头或文字）描述或图样示意，而在自己的头脑中形成新形象的过程。

②创造想象：是指不依据现成的描述而在头脑中独立地创造新形象的过程。创造性想象与创

造性思维密切相关，它是人类创造性活动所必不可少的。创造想象的产生，除了丰富的表象储备外，还依赖于三个条件：强烈的创造想象愿望、积极的思维活动、原型启发。

③幻想：是一种与个人愿望相结合并指向于未来的想象。幻想不一定是由语言符号的描述所引起，也不一定完全符合客观规律，亦不一定直接指向物质产品的创造。在人类社会发展史上，科学的幻想是创造发明的必要条件。

2. 想象的形成方式

（1）综合　就是把生活中各个领域和各种现象的不同方面和特征组合在一起。这种形成方式不是按照事物的特征和方面之间固有的相互关系进行组合的，而是按照人们的要求，把分析出来的事物的各种特征重新配置，综合起来，构成人们需要的形象。

（2）夸张　又称为强调，是通过改变客观事物的正常特点，或者突出某些特点，在头脑中形成新的形象。

（3）拟人化　即把人类的特性、特点加在外界事物上，使之人格化的过程。

（4）典型化　是根据一类事物的共同特征创造新形象的过程。它是形成新形象最复杂、最高级的过程。

（六）注意

注意（attention）是心理活动对外界某种事物或自身的指向和集中。注意有两个特点：指向性与集中性。人们不能同时反映周围的一切事物，而是根据主体的活动需要有选择地指向一定的对象，忽略其他无关对象，这就是注意的指向性。心理活动在一定时间内集中到、深入到注意对象上，保持一定的强度和紧张度，并且抑制多余的活动，这就是注意的集中性。注意具有选择、保持和调节与监督的功能。注意的选择功能是指通过注意可以选择有意义的、符合需要的和与当前活动一致的事物，而避开非本质的、附加的、与之相竞争的事物；注意的保持功能是指注意的对象或内容能在意识中保持；注意的调节与监督功能则表现为对各种心理活动过程的调节与监督作用。

1. 注意的分类

（1）无意注意　又叫不随意注意，是指没有预先目的，不需要意志努力参与且不受自主神经调节和支配的注意，即由外界事物所引起的不由自主的注意。从主观方面，个体的情绪、兴趣、需要等与无意注意密切相关；从客观方面，外界刺激的特征，如刺激强度、新颖性、活动性、对比差异性及其变化等与无意注意有关。

（2）有意注意　又叫随意注意，是指有预先目的并需要意志努力参与且受个人自主神经调节和支配的注意。要保持有意注意，需加深对目的、任务的理解，或依靠间接兴趣的支持，并需坚强的意志同干扰做抗争。有意注意是一种比无意注意更高级的注意，它显示了人的心理活动的积极性、主动性，是人类特有的心理活动现象。

在一定条件下，有意注意和无意注意可相互转换。有意注意可通过训练得到强化和发展。

（3）有意后注意　是指有预先目的，但不需要意志努力参与的注意。它是在有意注意的基础上转化而来的无意注意。在从事某些活动时，因为缺乏兴趣或是因为困难较大，最初注意难以集中，往往要做出努力才能保持注意力。但经过一段时间后，对活动或事物本身产生了浓厚的兴趣，或经过学习、训练使操作变得熟练就无须意志努力也能够维持注意力。有意后注意是人类特有的一种高级的注意形式，具有高度的稳定性，是人类从事创造性活动的必要条件，对完成长期任务有积极的意义。

2. 注意的特征　是判断一个人注意力好坏的标准。

（1）注意的广度　又称注意的范围，是指单位时间内注意到的事物的数量。在0.1秒时间内，正常成人能注意到4~6个毫无关联的对象。影响注意广度的因素：①注意对象方面，越集中、有规律、有相互联系的对象，注意的广度就越大。②注意的主体方面，个体的活动任务和知识经验都会影响注意的广度。注意任务多，注意范围就变小；注意任务少，注意范围就变大。与注意对象相关的知识经验愈丰富，注意的范围就愈广；知识经验贫乏，注意的范围就愈小。

（2）注意的稳定性　是指注意在同一对象或同一活动上所能持续的时间。保持的时间越长，表明注意的稳定性越好。注意集中时间长短与个体差异、兴趣和状态有关，同时与训练有关。一般人的注意集中时间为10分钟左右，但经过严格训练的外科医师可以集中注意在手术部位达数小时之久。注意的稳定性并不是一成不变的，而是在间歇性地加强或减弱，这种现象叫作注意的起伏，是注意的基本规律之一。影响注意稳定性的因素：①注意的主体方面，个体对所从事的活动的意义理解得深刻，态度积极或对活动有浓厚的兴趣，注意的稳定性就好。②注意对象方面，内容丰富的对象比内容单调的对象更容易使人保持较长时间的注意；活动的对象比静止的对象更容易使人保持较长时间的注意。

（3）注意的分配　是指在同一时间内，将注意指向不同的对象或活动上。注意的分配对人的实践活动是必要的，在现实中也是可能的。例如驾驶员开车时，一面要注意道路、行人和其他车辆，另一方面又要注意操作离合器、油门、刹车及换挡。注意的分配得以实现的前提是只能存在一个注意的中心。驾驶汽车时，驾驶员对车的操作是熟悉的，因此路况就是注意的中心。

（4）注意的转移　是指个体有目的地、主动地把注意从一个对象转移到另一个对象。其意义在于使个体可以不断接受和掌握新的信息。注意转移的速度主要取决于注意的紧张性和引起注意转移的新的刺激信息的性质。

注意在各人身上的表现是不同的，与其大脑皮层的功能状态有关，可以通过实际生活中有意识的训练得到改善和提高。

二、情绪和情感过程

（一）情绪和情感概述

1. 情绪和情感的概念　情绪（emotion）和情感（affection）是人对客观事物是否符合自己的需要而产生的主观体验。人在认识和改造世界的过程中，与客观世界交互作用，与客观事物发生多种多样的联系。客观事物对人总是具有特定的意义，人对这些事物也会抱有特定的态度，从而产生了丰富多彩的情绪体验。情绪似染色剂，使人的生活染上各种各样的色彩；情绪又如催化剂，使人的活动加速或减速地进行。积极的、快乐的情绪使人获得幸福与成功的动力，使人充满生机；焦虑、痛苦等消极的情绪，使人心灰意冷，沮丧消沉，危害身心。

情绪与情感这两个概念在我们的日常生活中并没有被严格地区分，一般是将它们作为同义词运用的。但是在心理学上，情绪和情感是两个不同的概念。它们的区别主要表现在以下三个方面：①情绪通常与生理需要相联系，而情感与人的社会需要相联系。如吃饱、穿暖、睡足时产生的满意感，生命受到威胁时产生的恐惧感，就属于情绪；如理智感、道德感和美感等与社会道德的需要、精神文化的需要有关，故属于情感的范畴。②情绪具有明显的情境性，因此一般是不稳定的；情感则既具有深刻性，又具有稳定性和持久性，一般不受情境影响。③情绪比较强烈，具有较大的冲动性和较明显的外部表现，例如狂热的欣喜、强烈的愤怒及深深的哀怨等；而情感体验常常比较内隐和含蓄，常以内心体验的形式存在，如深厚的爱、殷切的期望等。

情绪和情感虽有区别，但对具体个体来说是很难严格区分开的。一方面，情绪是情感的外部表现，情感离不开情绪。另一方面，情感是情绪的本质内容。一般地说，情感的产生会伴随有情绪反应，情绪的变化又受情感的支配。因为人的情绪和情感是统一在人的社会本质之中的。

2. 情绪的功能

（1）适应功能　情绪是生物进化的产物，是有机体适应生存和发展的一种重要方式。情绪是人类早期赖以生存的手段。婴儿出生时，还不具备独立的生存能力，这时主要依赖情绪来传递信息，成人也依此来判断婴儿的需要并为其提供各种生活条件。在成人的生活中，情绪直接地反映着人们生存的状况，人们还通过情绪、情感进行社会适应，如用微笑表示友好，通过移情维护人际关系，通过了解对方的情绪状况以做出决策等。也就是说，人们通过各种情绪、情感，了解自身或他人的处境与状况。适应社会的需要，求得更好的生存和发展。

（2）动机功能　是指人的情绪对人的活动具有推动和调节作用。积极的情绪情感能够激励人们的行为，提高活动效率。适度的情绪兴奋性，可使身心处于活动的最佳状态，进而有效地完成任务。研究证明，适度的紧张和焦虑能促使人积极地思考和成功地解决问题。情绪过于松弛或过于焦虑、紧张则不利于问题的解决，消极的情绪情感还会干扰阻碍人的行动，降低活动效率。

（3）信号功能　情绪在人际交往中具有传递信息、沟通思想的功能。这种功能是通过情绪情感的外部表现——表情来实现的。表情是言语交流的重要补充，从信息交流的发生上看，表情的交流比言语交流要早得多，如在前言语阶段，婴儿与成人相互交流的唯一手段就是情绪，情绪的适应功能也是通过信号交流作用来实现的。

（4）组织功能　情绪是一个独立的心理过程，有自己的发生机制和发生、发展的过程，对其他心理活动具有组织作用。这种作用表现为积极情绪的协调作用和消极情绪的破坏、瓦解作用。中等强度的愉快情绪有利于提高认知活动的效果，而消极的情绪如恐惧、痛苦等会对操作效果产生负面影响。消极情绪的激活水平越高，操作效果越差。情绪的组织功能还表现在人的行为上，当人们处在积极、乐观的情绪状态时，容易注意事物美好的一方面，其行为比较开放，愿意接纳外界的事物；而当人们处在消极的情绪状态时，容易失望、悲观，甚至产生攻击性行为。

（二）情绪的分类与表现

1. 基本情绪　从生物进化的角度看，人的情绪可分为基本情绪和复合情绪。基本情绪是人与动物所共有的，是先天的。每一种基本情绪都具有独立的神经生理机制、内部体验和外部表现，并有不同的适应功能。复合情绪则是由基本情绪的不同组合派生出来的。一般把快乐、愤怒、悲哀、恐惧作为最基本的原始情绪。

（1）快乐　是个体愿望达成后继之而来的紧张解除时的情绪体验。快乐的程度，取决于愿望满足的意外程度。目的无足轻重，只能引起些微小的满足；目的极重要，并且意外地达到，则会引起异常的快乐。快乐的程度可从满意、愉快到欢乐、大喜、狂喜。

（2）悲哀　是个体所盼望的、所追求的东西或目的失去时出现的情绪体验。由悲哀所带来的紧张释放产生哭泣。悲哀的强度取决于所失去的事物的重要性和价值，可从遗憾、失望到难过、悲伤、哀痛、绝望。

（3）愤怒　是由于目的和愿望不能实现，一再受到挫折，内心的紧张逐渐积累而产生的情绪体验。愤怒的发展和对妨碍物的意识程度有直接关系，如果人们清楚地意识到是什么东西妨碍他达到目的，并知其不合理或恶意时，便会产生愤怒，并可能伴随攻击性行为。愤怒的程度可从轻微不满、生气、愠怒到大怒、暴怒。

（4）恐惧 是人们企图摆脱，逃避某种情景而又无能为力时所产生的情绪体验。引起恐惧的关键因素往往是由于缺乏处理或缺乏摆脱可怕的情景（事物）的力量和能力。此外，熟悉的环境发生了意想不到的变化也会引起恐惧情绪。

2. 情绪状态的分类 情绪状态是指在某种事件或情境的影响下，在一定时间内所产生的某种情绪，其中较典型的情绪状态有心境、激情和应激等3种。

（1）心境 是一种比较持久的、微弱的、具有渲染性的、影响人的整个精神活动的情绪状态。心境不是关于某一事物的特定的体验，具有弥散性。个体处于某种心境时，往往会以同样的情绪状态看待一切事物。心境一般是由对个体具有重要意义的各种情况引起的。例如，工作的顺逆、事业的成败、人际间的关系、健康状况甚至自然环境的影响等，都可成为某种心境的起因。心境对人们的日常生活有着很大影响：积极的心境有助于发挥人的主观能动性，提高人的活动效率，有益健康；消极的心境使人意志消沉，降低活动效率，并且有害健康。

（2）激情 是一种强烈的、短暂的、爆发式的情绪状态。激情通常是由个体生活中具有重大意义的事件引起的，对立意向的冲突或过度的抑制也很容易引起激情。激情状态常伴随生理变化和明显的外部行为表现，如眉开眼笑、手舞足蹈、咬牙切齿、面红耳赤、一身冷汗。激情状态下，人往往出现"意识狭窄"现象，即认识活动的范围缩小，理智分析能力受到抑制，自我控制能力减弱，做出一些鲁莽的行为或动作。积极的激情是动员人积极地投入行动的巨大动力，能激发人的上进心与斗志，调动人的身心潜能；而消极的激情会使人盲目行动或惊慌失措，做出一些不该做的事。

（3）应激 是个体在出乎意料的紧急情况下产生的极度紧张的情绪状态。例如，突然发生危险事故或地震等自然灾害时，人的心率、血压、肌肉紧张程度等发生显著的变化，情绪处于高度应激状态。在此状态下，个体可能做出平时所不能做出的勇敢行为，也可能心绪紊乱，视野缩小，惊惶失措，无法做出适当的行动。个体在应激状态下会有何种反应取决于个体的适应能力，尤其是个体的意识水平。长时间地处于应激状态，对个体的健康不利，可能导致能量资源枯竭，甚至死亡。

3. 情绪和情感的外部表现 情绪和情感是一种内部的主观体验，当其发生时，往往伴随着某种外部表现，即可以观察到的某些行为特征——表情。

（1）面部表情 是指通过眼部、颜面和口部肌肉的变化来表现各种情绪状态。面部表情是表达情绪的主要通道。达尔文在《人类和动物的情绪表情》一书中认为，不同的面部表情是天生的、固有的，并且能为全人类所理解。当代的一些研究支持这一观点。

（2）肢体表情 又称身段表情或姿态表情，是指由身体的各种动作（包括身体的不同姿态和手、足、躯干的动作）代替语言达到表情达意的沟通目的。例如鼓掌表示兴奋，顿足表示生气，搓手表示焦虑，垂头表示沮丧，摊手表示无奈，捶胸表示痛苦等。

（3）言语表情 是情绪在语言的音调和节奏、速度等方面的表现。例如，一个情绪激动的人，他的声音音调会变高，语速会加快，甚至带有颤音；而一个情绪低落的人，语调则往往是低沉的，语速是缓慢的，甚至断断续续的。

4. 情绪的生理反应 情绪和情感的内心体验和外在表现是与个体的神经系统多种水平的功能相联系的。与情绪和情感有关的生理反应是由人的自主神经系统和内分泌系统所调控的。例如，伴随焦虑、紧张、恐惧等情绪发生的心率加快、血压升高、瞳孔扩大、呼吸加速、面色苍白等，这些都与人体的自主神经系统和内分泌系统的变化有关。

（三）情绪理论

1. 詹姆士 - 兰格理论 詹姆士 - 兰格理论（James - Lange theory of emotion）认为情绪就是对机体变化的知觉。詹姆士（W·James）说："常识告诉我们，我们失去财产，觉得难过并哭泣；我们碰上一只熊，觉得害怕而逃跑；我们受到一个对手的侮辱，觉得发怒而打起来。这里我们要为之辩护的假设是：这样的序列是不正确的，这一心理状态不是直接由另一状态引起的，在两者之间生理表现必须首先介入。更合理的说法是：我们觉得难过是因为我们哭泣，发怒是因为我们打人，害怕是因为我们发抖。而并不是因为我们难过、发怒或害怕，所以才哭、打人或发抖。没有随着知觉的生理状态，则知觉就纯粹是认知性的，是苍白无彩色的，缺少情绪温度的。于是，我们或许会因为看到熊而决定最好是逃跑，受了侮辱而认为去打击对手是对的，但我们却并不真正觉得害怕或发怒。"詹姆斯和兰格（C·Lange）都把产生情绪的原因归为外周性变化，所以这种理论通常也被称为"情绪的外周学说"。

2. 坎农 - 巴德理论 美国神经生理学家坎农（W. B. Cannon）认为情绪并非外周变化的必然结果，情绪产生的机制不在外周神经系统，而在中枢神经系统的丘脑，故该理论曾被称为"丘脑学说"。按照该理论的观点，情绪过程是大脑皮层对丘脑的抑制解除后，丘脑功能亢进的结果。所有情绪过程都遵循同样的活动链条，即外界刺激引起感觉器官的神经冲动，通过传入神经传到丘脑，再由丘脑同时向上向下发出神经冲动，向上至大脑皮层，产生情绪体验，向下激活交感神经系统，引起一系列生理变化。人的情绪体验与生理反应是同时发生的。该理论也存在着历史局限性，它忽视了外周变化的意义及大脑皮层对情绪发生的作用。

3. 情绪的认知理论 现代心理学理论以信息加工的观点分析情绪，强调情绪的发生依赖于个体过去和现在的认知经验，以及对环境事件的评估、愿望、料想和对性质的认识。该理论的代表人物之一，美国心理学家沙赫特（S. Schachter）提出"情绪三因素学说"，把情绪的产生归于刺激因素（刺激情境）、生理因素（身心变化）和认知因素（包括对刺激情境的认知考量和对身心变化的认知解释）的整合作用。他认为，认知因素中对当前情境的估计和对过去经验的回忆在情绪的形成中起着重要的作用。

（四）情绪与健康

情绪与健康的关系十分密切，俗话说的"笑一笑，十年少；愁一愁，白了头"，就是说情绪对个体健康的作用和影响。情绪具有明显的生理反应成分。生理学研究发现，情绪的生理作用有以下三条途径：①通过自主神经的交感和副交感神经影响全身各系统的生理功能；②通过边缘系统影响内分泌代谢功能；③通过激素作用于免疫细胞相应受体，影响人体免疫功能。同时，又由于所有的心理活动都是在一定的情绪基础上进行的，故情绪被看作是心身联系的桥梁和纽带。正性情绪，如乐观、开朗、向上等都有利于个体心身两方面的健康；负性情绪，如焦虑、抑郁等则有损于个体心身健康，严重时还可能导致心身障碍或疾病。

情绪的调节一般可以从以下几个方面着手。

（1）需要的满足 情绪和情感与个体的需要是否得到满足有关。鉴于这一点，可以通过调整行为目标，建立起理想与现实尽可能一致的生活或行为目标，使个体需要尽量得到满足，从而减少个体负性情绪的产生。

（2）个体的认知 情绪的性质和强度与个体的认知关系密切。在面对可以引起情绪反应的刺激时，通过调整个体的认知评价方式，使个体能正确合理地看待这些刺激，往往可有效地减少负性情绪的产生，甚至改变情绪反应的性质。

（3）改变环境　环境刺激是情绪的引发因素。有时通过改变或转换环境，改善人际关系的结构，可以防止负性情绪的产生。

（4）心理防御或应对　恰当的心理防御或积极地应对，可以消除负性生活刺激引起的消极情绪反应。

（5）自我调整或寻求帮助　通过自我调整或求助于他人（如心理医师）可进行个体情绪调节。这里的自我调整法是指按一套特定的程序，以机体的某些随意反应去改变机体的另一些非随意反应，用心理过程影响生理过程，以解除紧张、焦虑等负性情绪。

三、意志过程

（一）意志概述

1. 意志的概念　意志（will）是指个体自觉地确定目的，并根据目的支配、调节行为，克服困难，从而实现预定目的的心理过程。意志是人类特有的心理现象，是人类意识能动性的集中表现。意志是成才和成事的内在保障，不仅对主观世界的形成和发展具有重要作用，而且对客观世界的改造也具有重要意义。人总是在不断地追求目标中改造着世界，人的生活意义正是在追求和改造之中得以体现的。

2. 意志的特征

（1）自觉的目的性　意志行动和目的密不可分。离开了自觉的目的，就没有意志可言。人的认识、情感通常是有目的的、自觉的和随意的，但有些也不是这样；而人的意志则完全是有目的的、自觉的和随意的。可见，对目的的认识是意志的前提。意志行动的目的是在人们认识客观现实的过程中确立的。

（2）以随意运动为基础　所谓随意运动是一种受主观意识调节的、具有一定目的和方向性的运动，是学会了的、较为熟练的动作。随意运动是意志行动必要的组成成分，意志行动表现在随意运动中。人们正是根据目的去组织、支配和协调一系列的随意运动，组成复杂的意志运动，从而实现预定的目的。人们掌握随意运动的程度越高，意志行动就越容易实现。

（3）与克服困难相联系　克服困难是意志行动的核心。目的的确立与实现，可能会遇到各种困难，克服困难的过程也是意志行动的过程。意志的水平往往以困难的性质和克服困难的难易程度为衡量标准。困难包括内部困难和外部困难。前者是指主观障碍，如人本身在心理和生理方面的障碍，包括知识不足、能力不够、身体上的疾病，不良的情绪和性格等；后者是指来自客观条件方面的阻挠，如自然环境和社会环境中的障碍或对某种活动要求太高。一般来说，外部困难必须通过内部困难起作用。

（二）意志行动的心理过程

意志行动有其发生、发展和完成的历程，大致可以分为两个阶段。

1. 采取决定阶段

（1）动机冲突与目的确定　人的行动总是由一定的动机引起的，并指向一定的目的，但由动机过渡到行动的过程可能是不同的。在简单的意志行动中，动机几乎是直接过渡到行动的。这时，行动的目的是单一的、明确的，通过习惯了的行为方式就能实现。而在较复杂的意志行动初期，人的动机往往十分复杂，同时可能存在引起不同行为的多种动机。这时，如果这些动机彼此是对立的，或者是竞争的，就会发生动机冲突。人在动机冲突中需要权衡各种动机的轻重缓急，比较各种动机的利弊得失，评定其社会价值。如果个体相互冲突的动机都很强烈，而且做出某种决定对个体具有重要意义，动机冲突就会异常激烈。这种动机冲突检验着一个人意志水平的高低。只有当某种动机通过斗争居于主导地位时，行动的目的便确定下来，动机冲突也才告结束。个体业已形成的信念、理想、世界观和道德品质对其动机冲突的过程起着制约作用。

（2）选择方法与策略，制定行动计划　确定目的之后，就要考虑行为方法与策略的选择和行动计划的拟定。虽然行动的方法、策略是服务于目的的，但是方法与策略的选择，对行动目的能否顺利实现关系重大。切实可行的方法、策略，使行动结果事半功倍；而不好的方法、策略，则事倍功半，甚至导致行动的失败。方式和方法的选择及行动计划的拟定就是了解、比较、分析各种方法和策略的优缺点和可能导致的结果，周密思考、权衡利弊而加以抉择的过程。方法、策略的选择和计划的制定不仅受动机和目的的制约，而且与个人的知识经验水平，与是否能掌握客观事物发展的活动规律有密切关系。

2. 执行行动阶段　执行行动是意志行动的完成阶段，是使头脑里的目的、计划和措施付诸实施，支配和调节行动，达到预定目的的过程，也是意志行动的关键和最重要的环节。

人在行动中，必然伴随着种种积极和消极的情感体验。而要想使自己的行动始终围绕预定的目的，随时对自己的行动进行调节，需要认识活动的积极参与。因此，意志行动的执行和完成是意志、情感和认识活动协同作用的过程。在行动过程中，往往会遇到各种各样的主观的困难和客观的困难。这些困难主要包括：①与预定目的不符的动机可能重新出现，引诱个体，使其行动脱离预定的轨道；②出现意料之外的新情况、新问题，而个人缺乏应对它们的现成手段，从而造成个体行动犹豫、踌躇、徘徊；③在行动尚未完成时，产生了新的动机、新的目的和手段，使个体心理上出现新目的与既定目的的竞争而干扰其对既定目的的执行；④个体个性中原有的消极品质和由行动或行动的环境带来的不快体验。

（三）意志品质

所谓意志品质是指个体在实践过程中所形成的比较明确的、稳定的意志特点。意志品质不仅在意志活动中表现，而且也在意志活动中形成。

1. 自觉性　是指个体在行动中具有明确的目的性，认识到行动的社会意义，自觉地调节自己行动的品质。具有自觉性的人，能够自觉地、独立地、主动地控制和调节自己的行动，在行动中一方面不轻易受外界影响，另一方面也不拒绝一切有益的意见，为实现预定的目的倾注全部的热情和力量，即使在遇到障碍和危险时，也能百折不挠、勇往直前。与自觉性相反的特征是受暗示性和独断性。受暗示性较强的人缺乏独立精神和创造精神，对自己的行动缺乏信心，容易轻信别人，容易屈从于环境；独断性较强的人往往固执己见，拒绝别人的批评、劝告。

2. 果断性　是指个体善于明辨是非，适时而合理地采取决定并执行决定的品质。具有果断性的人能全面而深刻地考虑行动的目的和方法，了解所做决定的重要性，并能清醒地了解可能出现的结果。意志的果断性以正确的认识为前提，以勇敢和深思熟虑为条件，并与思维的批判性、敏捷性有着密切的联系。与果断性相反的品质是优柔寡断和草率决定。优柔寡断的人往往思想、情感分散，不善于解决思想和情感的矛盾，不能把思想和情感引向明确的轨道，在各种动机、目的、手段之间摇摆不定，患得患失。草率决定主要缘于个体为了立即摆脱随着选择目的而产生的使他不愉快的紧张状态，对任何事物都不假思索，不考虑后果，单凭盲目冲动，贸然抉择，这是意志薄弱的表现。

3. 坚韧性　是指一个人在意志行动中，百折不挠地贯彻决定并完成既定目的的品质。该品质一方面表现为个体善于抵抗不符合行动目的的主、客观因素的干扰，另一方面表现为个体善于长久地维持业已开始的符合目的的行动。与坚韧性相反的品质是顽固执拗和见异思迁、虎头蛇尾。顽固执拗的人总是坚持自己的意见、一意孤行。见异思迁、虎头蛇尾的人行动缺乏坚持性，行动过程中随意更改既定目的和方向。

4. 自制力　是指一个人善于控制自己的情感，约束自己的言行方面的品质。自制力反映了个体的意志抑制能力。自制力不仅能促使个体去战胜不利因素，执行已经采取的行动，还能帮助个体克服盲目冲动和克制自己的困惑、恐惧、慌张、厌倦和懒惰等消极情绪。与自制性相反的品质是任性和怯懦。任性的人不能约束自己，语言伤人，行为放纵。怯懦的人胆小怕事，遇困难就惊慌失措，畏缩不前。

第三节　人　格

人格（personality）一词源于拉丁语，其原意是指演员所戴的面具。关于人格的定义，迄今尚无统一的说法，国内更多的学者将其定义为一个人的整个精神面貌，即具有不同遗传素质的个体在不尽相同的社会环境中形成的，带有一定倾向的、比较稳定的心理特征的总和。

在心理学中，人格也常常被称作个性或个性心理。受苏联心理学的影响，中国心理学界在很长一段时间里一直使用个性这个概念，用来强调人的独特性和个体之间的差异；而西方心理学界常用人格这个概念，强调人的整体性和社会性。在西方心理学发展的过程中，人格逐渐成为不同心理学派研究的重点，并最终形成了丰富多彩的人格理论。

一、人格的倾向性

人格倾向性（personality inclination）是人格中的动力结构，是个性结构中最活跃的因素，它以积极性和选择性为特征，决定个体对客观事物的态度和行为对象的选择，它制约着人的全部心理活动。人格倾向性主要包括需要、动机、兴趣、理想、信念和世界观等心理活动。

（一）需要

1. 需要的概念　需要（need）是指有机体内部由于生理或心理上的某种匮乏而产生的不平衡状态。如体内缺少水分会产生喝水的需要，血糖下降会产生进食的需要等，属于生理上的不平衡。一般情况下，生理上的需要是人类所有需要中最基本的。心理上的不平衡主要包括人际交往的需要、爱的需要、尊重的需要、成就的需要等。例如，文艺作品的创作、科技的发明与应用、追求自尊和别人的赞许等，都是在心理需要的基础上产生的。

2. 需要的类型　人类社会丰富多彩，人类的需要也多种多样，根据需要的不同性质，可将需要分为不同的类型。

（1）自然需要和社会需要　根据需要的起源，可以将需要分为自然需要和社会需要。自然需要也称为生物需要，包括饮食、排泄、睡眠、性交、生育等。此类需要由个体内部生理上的不平衡引起，对个体生命安全、延续生命具有极为重要的意义和价值。社会需要是人类特有的需要，如劳动的需要、交往的需要、成就的需要、社会赞许的需要、求知的需要等。这些需要反映了人类社会的要求，对维系人类社会生活和推动社会进步具有重要的作用。

人类和动物均有自然需要，但需要的内容不同，满足需要的手段也不一样。人生活在社会中，人的自然需要不仅可以通过自然界的物质得到满足，而且可以通过社会的产品得到满足。如人类可以使用空调达到对适宜温度的需求，可以使用各种交通工具到达想要去的目的地，而动物却做不到。此外，人的自然需要还受社会性需要的调节。如人类在进食时，要考虑社会风俗及周围人的感受，否则会遭到他人的厌恶。

（2）物质需要和精神需要　根据需要对象的性质，可以将需要分为物质需要和精神需要。物质需要指向社会的物质产品，并以占有这些产品而获得满足。例如，对食物的需要、对生活日用品的需要、对住宅条件的需要等。精神需要指向社会的各种精神产品并以占有这些产品而得到满足。例如，对音乐绘画的需要、对电影艺术作品的需要、对哲学道德的需要等。

物质需要和精神需要存在紧密的联系。个体在对某物质产品表现出需要时，同时也表现出精神上的需要。同样，精神需要的满足大多又离不开物质产品。

（二）动机

1. 动机的概念　动机（motivation）是指一种激发和维持个体活动，并促使该活动朝向某一目标前行的内在动力。

动机是一种内部心理过程，是构成人类大部分行为的基础。动机不能直接进行观察，但是可以通过任务选择、努力程度、活动坚持和言语表达等外部行为进行推断。动机必须有目标，目标引导着个体行为的方向。

2. 动机与需要　动机是在需要的基础上产生的。当某种需要没有得到满足时，它就会推动人们去寻找满足需要的对象，从而产生活动的动机。例如，正常个体需要一个稳定的内环境，保持正常的体温，维持细胞内水和盐分的适当平衡。当这些平衡发生破坏或变异时，人体内的一些调节机制会自动地进行校正，但它还不是行为的动机。只有当需要推动人们去活动，并把活动引向某一目标时，需要才成为人的动机。

3. 动机的类型　根据动机的性质，可以将人的动机分为生理性动机（physiological motivation）和社会性动机（social motivation）。

（1）生理性动机　由生理需要所驱动的动机称为生理性动机。例如，进食、饮水、睡眠等均属于生理性动机。生理性动机推动个体行为，从而满足生理需要（饥饿、口渴、困乏）。但是，满足人的生理性需要的方式要符合社会要求，例如取得食物需要使用交换、购买或其他符合社会规范的方式取得。因此，纯粹的生理性动机实际上很少。

（2）社会性动机　起源于社会性需要的动机称为社会性动机。例如，权力的需要、人际交往的需要、归属和爱的需要、审美的需要、求知的需要等。正是由于这些需要的产生，才产生了相应的社会性动机（权力动机、交往动机、亲和动机）。这些动机推动个体追求权力、进行人际交往活动、追求美的享受、学习科学文化等。由于社会性动机是后天习得的，所以人与人之间存在个体差异，满足社会性需要的方式和手段也各有不同。

4. 动机冲突　动机冲突（motivational conflict）又称心理冲突，指个体心理上同时存在两个或两个以上的动机而无法同时满足时，发生冲突并出现相应挫折感和负性情绪的一种状态。在现实生活中，由于人们有多种需要，于是就会形成多种动机，而任何时候驱动人的行为都是由动机结构中最强的主导动机决定的。但是，主导动机常因动机结构中同时存在的与其性质和强度非常相似或相互矛盾的动机，而使人难以确立目标行为，从而形成了动机冲突。

动机冲突有 4 种基本形式。

（1）双趋冲突　两个事物或目标对个人都具有相同的吸引力，并引起相同强度的动机。迫于环境和条件，二者必选其一，即造成了"鱼与熊掌不可兼得"的矛盾心理状态。

（2）双避冲突　两个事物同时对个人造成威胁或厌恶，产生同等强度的逃避动机，但迫于环境和条件，必须接受一个，即造成了"前怕狼，后怕虎"的心理紧张状态。

（3）趋避冲突　对一个事物同时产生两种动机，一方面是好而趋之，一方面又恶而避之，即造成"想吃鱼又怕腥"的心理矛盾状态。

（4）双重趋避冲突　个体同时面对两个事物，存在两种选择，但二者各有利弊，反复权衡拿不定主意所产生的心理冲突。例如，在临床上对某一疾病有两种治疗方案，一种疗效好但风险高，另一种风险低但疗效不显著，患者及家属在选择方案时往往拿不定主意。

二、人格心理特征

人格心理特征（personality mental characteristics）是人格的特征结构，是指在心理过程中表现出来的比较稳定的心理品质。人格心理特征主要包括能力、气质和性格。气质和性格两种心理特征的结合，就形成了西方心理学界强调的人格差异。

（一）能力

1. 能力的概念　能力（ability）是直接影响人的活动效率，使活动得以顺利完成的个性心理特征，它是人们顺利完成某种活动的必要条件。

能力与活动是密切相关的。一方面，个人的能力总是在人所从事的各种活动中形成和发展起来，并在活动中得到表现。人们从事某种活动，才能形成相应的能力。另一方面，从事某种活动又必须有一定的能力作为条件和保证。例如，一个人在绘画活动中形成了线条透视、色彩鉴别和形象记忆的心理特点，我们就说他具有了绘画能力。当然，能力与活动之间，并非完全一一对应的关系。一种能力可能会对多种活动起作用，一种活动也会需要多种能力。

2. 能力的分类　能力根据不同的划分标准，常被划分为以下两类。

（1）一般能力与特殊能力　按照能力的倾向性，可把能力分为一般能力与特殊能力。

一般能力是指在许多基本活动中表现出来的，且各种活动都必须具备的能力。例如，观察力、记忆力、想象力、抽象概括能力、创造力等。其中，抽象概括能力是一般能力的核心。我们通常所说的智力（intelligence）就是一般能力的统称。

特殊能力是指在某项专业和特殊活动中所表现出来的能力。例如，数学能力、音乐能力、绘画能力、机械操作能力等。每一种特殊能力都是由该活动性质所制约的几种心理品质共同构成的。例如，文学家的敏锐观察力、创造想象能力、精确的文字表达能力等，画家的色彩鉴别力、形象记忆力等。

（2）液体能力和晶体能力　根据能力在人的一生中的不同发展趋势，以及能力与先天禀赋、后天社会文化因素的关系，可以将能力分为液体能力和晶体能力。

液体能力是受先天遗传因素影响较大，受后天文化教育和知识经验影响较小的能力。它主要包括对新奇事物的快速辨认、记忆、理解等能力，属于人类的基本能力。研究发现，液体能力的水平不是固定不变的。液体能力的发展与年龄有密切的关系，一般人在 20 岁以后，液体能力的发展达到顶峰，30 岁以后则随着年龄的增长而降低。

晶体能力是受后天文化教育和知识经验影响较大，主要表现在运用已有的知识和技能去学习新的知识或解决问题的能力。在现实生活中，晶体能力与教育、环境的影响有密切的关系，与个体的知识水平有关。晶体能力在人的一生中一直在发展，到 25 岁前后发展速度才逐渐趋于平缓，并保持至个体的晚年。

3. 能力发展的个体差异

（1）能力结构的差异　能力结构的差异主要表现为质的差异。能力有各种各样的成分，它们可以按不同的方式结合起来。不同的结合方式，构成了能力结构的差异。能力结构的差异主要表现在知觉、记忆、表象、思维等认知能力方面。能力结构的差异，并不表明一个人能力的高低，只体现一个人能力的倾向。

在感知方面，有的人属于分析型，其特点是善于分析，对细节感知清晰，但整体性不够；有的人属于综合型，其特点是善于概括和把握整体，但分析性较差；有的人属于分析－综合型，兼有上述两种类型的特点。在记忆方面，有视觉记忆型、听觉记忆型、运动记忆型和混合记忆型。以识记材料的性质为根据，又可分为直观形象型和抽象逻辑记忆型。在思维方面，有的人长于形象思维，有的人则善于抽象逻辑思维。

（2）能力发展水平的差异　能力发展水平的差异主要指一般能力，即智力的差异。根据研究，智力的发展水平在全国人口中的分布表现为常态分布，"两头小，中间大"，即智力特别高或特别低的人数量极少，而智力中等的人则占大多数（表2－1）。

表2－1　斯坦福－比奈量表的智商分布

智商（IQ）	等级	理论百分比（%）	实际百分比（%）
140以上	极优	1.6	1.33
120～139	优秀	11.3	11.7
110～119	中上	18.1	18
90～109	中等	46.5	46
80～89	中下	14.5	15.1
70～79	临界状态	5.6	5
70以下	智力落后	2.9	2

心理学家根据智力发展水平的差异，一般将智力分为超常、中常和低常三级水平。下面主要讨论智力超常和智力低常两类。

智力超常，是指智力发展显著地超过同年龄常态人的水平或智商（IQ）高于140，或某方面具有突出发展的特殊才能，能创造性地完成活动。智力超常者的心理特征：有浓厚的认识兴趣和旺盛的求知欲；注意力集中，记忆力强；感知敏锐，观察仔细；思维敏捷，理解力强，有独创性；自信、好强、坚韧。

智力低常，是指智力明显地落后于同年龄人的平均水平或智商（IQ）低于70。智力低常者不仅智力水平远远落后于同年龄人，而且社会适应不良。智力低常者的心理特征：感知速度慢；思维迟钝，不能理解抽象的东西；言语发展迟缓，表达模糊或失真；技能性学习有困难；缺乏自信、情绪紧张、压抑，社会适应能力差，不能较好地处理人际关系。

4. 智力与能力的关系　智力（intelligence）是使人能顺利从事某种活动所必需的各种认知能力的有机结合，其核心成分是抽象思维能力。要正确理解智力，还要学会正确处理智力与能力的关系。

第一，智力与能力同属于人格的心理学范畴。智力与能力都可以看成是成功解决某种问题或完成某个活动所表现出来的个体心理特征。

第二，智力与能力有着一定的区别。一般来说，智力偏重于知识，它着重解决知与不知的问题，它是保证有效认识客观事物的心理特征的综合；能力偏重于活动，它着重解决会与不会的问题，它是保证顺利进行实际活动的心理特征的综合。

第三，认识和活动总是统一的，认识离不开一定的活动基础；活动又必须有认识参与。所以智力与能力是一种相互制约、互为前提的交叉关系。也就是说，能力中有智力，智力中有能力，智力和能力的总和就叫智能。

（二）气质

1. 气质的概念 气质（temperament）这一概念与人们通常所说的"秉性""脾气"相近似，是指心理活动在动力方面的典型的、稳定的心理特征。所谓心理活动的动力特征，是指心理过程的强度（如情绪体验的强度、意志努力的程度）、心理过程的速度和稳定性（如思维的灵活程度、注意力集中时间的长短），以及心理活动指向性等方面在行为上的表现。例如，一个易动怒的人，在任何场合都难以控制自己的情绪。

气质是人格结构中受先天生物学因素影响较大的一部分，它使人的活动带有显著的个人色彩。例如，在日常生活中，有的人活泼好动、反应灵活，有的人安静沉稳、反应缓慢，这些属于气质方面的差异。

2. 气质学说 关于人们在气质方面存在的差异，学者们提出了不同的解释。

（1）体液说 最早对气质现象进行研究的是古希腊著名医生希波克拉底（Hippocrates）。他在长期的医学实践中观察到人有不同的气质。他认为，人有血液、黄胆汁、黏液、黑胆汁4种体液，人的"气质差异"是由这四种体液不同的配合比例形成的，可分为多血质、胆汁质、黏液质、抑郁质4种类型。人体内血液成分多的为多血质，黄胆汁多的为胆汁质，黏液多的为黏液质，黑胆汁多的为抑郁质。公元二世纪，古罗马医生盖伦继承和发展了希波克拉底的学说，首次使用了气质这个概念。近代生理学的研究证明，用体液说来解释气质类型是缺乏科学依据的，但由于他们对气质类型的四分法具有较好的代表性，故一直沿用至今。

（2）高级神经活动类型学说 高级神经活动类型学说是俄国生理学家巴甫洛夫创立的。他通过动物实验发现，不同动物的高级神经活动的兴奋和抑制过程有独特的、稳定的结合方式，从而提出高级神经活动类型学说。人的高级神经活动过程是兴奋和抑制交替的过程，具有强度、平衡性和灵活性三个基本特性。巴甫洛夫根据这三种特性的独特结合，把高级神经活动划分为兴奋型、活泼型、安静型和抑制型四种类型（表2-2）。

表2-2 高级神经活动类型与气质类型对照表

神经活动特点			神经活动类型	气质类型
强度	平衡性	灵活性		
强	不平衡		兴奋型	胆汁质
	平衡	灵活性高	活泼型	多血质
		灵活性低	安静型	黏液质
弱			弱型	抑郁质

①强而不平衡型（胆汁质）：兴奋比抑制占优势，具有容易激动、奔放不羁的特点，称之为"兴奋型"或"不可遏止型"。

②强、平衡、灵活型（多血质）：兴奋和抑制都比较强，两种神经活动过程易转化，具有反应灵活、外表活泼的特点，称之为"活泼型"。

③强、平衡、不灵活型（黏液质）：兴奋和抑制都比较强，两种神经活动过程不易转化，具

有坚毅、迟缓的行为特点，称之为"安静型"。

④弱型（抑郁质）：兴奋和抑制都比较弱，具有胆小、经不起打击、消极防御的特征，称之为"抑郁质型"。

巴甫洛夫认为，从动物身上所确定的四种神经类型与人类神经活动类型相吻合，而且这种一般类型的外部表现恰恰相当于古希腊和古罗马学者对气质的分类。因此，巴甫洛夫认为，高级神经活动类型是气质类型的生理基础。同时他还指出，属于这4种典型类型的人在人群中并不占多数，大多数人属于两种或三种类型结合的中间型。

3. 气质的类型　是指人类共同具有的各种气质特征的有规律的结合，不同的气质类型有其典型的心理特征。

（1）胆汁质　具有这种气质的人热情直率，精力旺盛，脾气暴躁，好冲动，反应迅速，情绪反应强烈，外倾性明显。他们能以极大的热情投入到工作和学习中去，但缺乏持久的耐心。在正确的教育之下，他们也能具备坚强的毅力、主动性和独创性等良好的心理品质。

（2）多血质　具有这种气质的人活泼好动，反应迅速，对一切引起他注意的事物都能做出兴致勃勃的反应。他们行动敏捷，有高度的可塑性、灵活性，容易适应新环境，善于结交新朋友。他们的情绪易于发生也易于改变，表情生动，言语表达能力强。在良好的教育之下，多血质的人可以培养出高度的集体主义情感，易于对学习、劳动形成积极主动的态度。

（3）黏液质　具有这种气质的人反应速度慢，动作迟缓，态度稳重，沉默寡言，善于克制、忍耐，具有实干精神，情绪不易发生，也不易外露。具有这种气质的人可塑性差，表现不够灵活，行为和情绪表现为内倾性。在良好的教育之下，黏液质的人容易形成勤勉、实事求是、坚毅等心理特性。

（4）抑郁质　这种气质类型的人具有较高的感受性，情绪体验深刻、细腻，易多愁善感，行为孤僻，不善交际。具备这种气质的人往往富于想象，能在力所能及的工作中表现出负责的精神。在友好的集体中，多表现出温顺、委婉、耐心的心理品质；但在危险、紧张等的氛围中，常表现出恐惧、怯懦、畏缩、优柔寡断的心理特点。

以上4种类型的气质没有好坏之分，任何一种气质类型都有积极的一面和消极的一面。例如，有人对俄国的几位著名文学家进行过比较研究，结果发现赫尔岑是多血质，普希金是胆汁质，克雷洛夫为黏液质，果戈理则是抑郁质。他们虽然气质类型不同，但都在文学创作上取得了很高的成就。

（三）性格

1. 性格的概念　在国外的心理学文献中，性格一词源自古希腊语，最早的性格问题是作为道德问题提出来的。性格（character）是指人对现实典型的、稳定的态度和行为方式等方面的心理特征。性格是人格心理中比较稳定的、独特的心理特征。

性格的内涵包括：

（1）性格是个体在社会实践中逐渐形成的对现实的态度。外界客观事物的种种影响，特别是社会环境的影响，往往通过认识、情感和意志活动在个体的心理反应机制中保存、固定下来，构成一定的态度体系，且以一定的方式表现在个体的行为之中，并形成个人所特有的行为方式。例如，有的人待人热情忠厚、与人为善，有的人待人尖酸刻薄、冷嘲热讽，有的领导者勤政廉洁、大公无私，有的领导者碌碌无为、以权谋私等。不同的人由于各自所受的社会影响不同，对现实的态度各异，受态度支配的行为方式也就千差万别。

（2）性格是一种典型的、稳定的心理特征。性格是一个人与众不同的心理特征。正因为如此，文学家总是对人物最本质、最具有代表性的性格特征加以描绘，刻画出许多鲜明、生动、有血有肉、活灵活现的人物形象，让读者感到栩栩如生、如见其形、如闻其声。但是，人在特殊情境中偶然表现出的态度和行为方式却不能称其为性格。例如，一个人偶尔表现出胆怯，我们不能据此认为他就是一个胆小怕事的人。换句话说，构成性格的态度和行为方式，必须是经常出现的、稳定的态度和行为方式。

（3）性格具有社会评价意义。性格与人的需要、动机、信念和世界观联系密切，是构成个性心理的核心。人对现实生活的态度直接构成了个体的人生观体系，人的各种行为方式也是在这种态度体系的影响和指导下逐渐形成的。因此，性格是一个人道德观和人生观的集中体现，是一种最能表现个性差异的心理特征，具有直接的社会评价意义。

2. 性格的类型　所谓性格的类型，就是某一类人身上共同具有或相似的性格特征的独特结合。由于分类的标准不同，人们很难在性格问题上形成统一的认识。在此，介绍几种主要的性格类型学说。

（1）心理功能类型说　英国心理学家培因（A. Bain）等人按智力、情绪、意志三种心理优势功能来划分性格类型。在心理功能方面理智占优势的属理智型，这种人通常用理智来衡量并支配自己的行动，很少受情绪、情感的影响；在心理功能方面情绪占优势的属情绪型，这种人的内心体验比较深刻，情绪不稳定，受情绪影响大，缺乏理智感，凭感情办事；在心理功能方面意志占优势的属意志型，这种人行动目标明确，富有主动性和自制力，不易受外界因素干扰，果断、坚定，有时也表现得固执、任性。但在现实生活中，大多数人的性格属于理智型、情绪型与意志型混合的类型。

（2）外倾－内倾类型说　瑞士心理学家荣格（C. G. Jung）根据力比多的倾向把性格划分为外倾型与内倾型两种类型。在荣格看来，力比多是一种来自本能的力量，它是一种生命力，决定着个人活动的方向。个体的力比多活动倾向于外部环境，就是外倾型的人；力比多的活动倾向于自己，就是内倾型的人。外倾型（外向型）的人，重视外在世界、爱社交、活跃、开朗、自信、勇于进取，对周围一切事物都感兴趣，比较容易适应环境的变化。内倾型（内向型）的人，重视主观世界、好沉思、善内省，常常沉浸在自我欣赏和陶醉之中，孤僻、缺乏自信、害羞、冷漠、寡言、较难适应环境的变化。因此，外倾型和内倾型可以看作是性格的两大态度类型，即个体对特有情境的两种态度或方式。

（3）独立－顺从类型说　美国心理学家威特金（H. A. Witkin）根据场的理论，将人的性格分成场依存型和场独立型两种类型。这两种不同性格的人按照两种对立的认知方式进行工作。场依存型（亦称顺从型）性格的人倾向于以外界参照物作为认识事物的依据，他们容易受外界事物的影响，遇事缺乏主见，容易受他人暗示和其他因素的干扰，常常不加分析地接受别人的意见或屈从于权威。场独立型（亦称独立型）性格的人则具有坚定的个人信念，习惯于更多地利用内在参照，善于独立地对事物做出分析和判断，自信心比较强，不易受他人的暗示和其他因素的干扰，在紧急和困难的情况下也不易出现动摇或慌张。但是有时也失之于主观武断，喜欢把自己的意志强加于人。

三、人格的影响因素

塑造和培养良好的人格是个体成长与发展的关键。在早期心理学家的研究中，有人认为人格形成主要由遗传决定，也有人认为人格主要受后天环境的影响。现代心理学家认为，人格的塑造是先天与后天因素共同作用的结果，即人格是遗传与环境因素交互作用的产物。

（一）生物遗传因素

遗传（heredity）是指父母的形态特征、生理特征、心理特征和行为特征通过遗传基因传给子代的生物学过程。个体的身体特征，如身高、骨骼结构、皮肤颜色和眼珠颜色等，主要是从父母那里遗传下来的。

心理学家为了研究遗传与环境因素在人格发展中的作用，采用了双生子对比研究的方法。双生子可分为同卵双生子与异卵双生子。同卵双生子是从同一个受精卵发育而成的，其染色体内的基因完全相同，即遗传基础完全相同；异卵双生子是从不同的两个（或多个）受精卵发育而成的，其遗传基因存在较大的差异。因此，研究同卵双生子的特征，并与不同血缘关系的人比较，可以推论遗传对人格特征的不同影响。科学研究表明，同卵双生子即使不在同一社会环境中成长，但在其智力、情绪、气质、性格等方面仍有许多相近的表现；而异卵双生子次之，同胞再次之，堂兄弟姐妹相关更小。另外，心理学家还发现，与养父母比较，寄养儿童在许多方面更像自己的亲生父母。

（二）家庭环境因素

心理学家研究发现，从出生到5、6岁是人格特征形成的主要阶段。在该阶段，父母的爱抚、教养方式和家庭氛围等因素对个体人格的形成和发展具有重要而深远的影响。

1. 父母的爱抚　许多研究表明，父母的爱抚，尤其是母爱，是儿童人格正常发展的必要条件。例如，婴儿一般出生3个月后有种"天真快乐"反应，若父母与婴儿接触很少且缺乏爱抚，或对婴儿采取冷漠态度，这种快乐的情绪反应就会延缓出现。缺乏母爱的儿童就会形成孤僻、情绪反应迟钝、不易合群等不良人格特征。

2. 教养方式　父母的教养方式对儿童人格特征的形成也有重要影响。成长在权威型教养方式下的孩子容易形成消极、被动、依赖、服从、懦弱、做事缺乏主动性，甚至会形成不诚实的性格特征；成长在放纵型教养方式下的孩子多表现为任性、自私、无礼、依赖、蛮横等性格特征；而成长在民主型教养方式下的孩子往往形成一些积极的人格品质，如活泼、乐观、自立、有礼、善于交往、富于合作等。

3. 家庭氛围　家庭氛围指一个家庭中占主导地位的一般态度和感受，可分为融洽和对抗两种。虽然家庭氛围是所有家庭成员所营造的，但关键还是要看夫妻之间的关系。哈特威克（Hartwick）的研究表明，宁静愉快家庭的孩子有安全感，能放松心情，并能顺利完成学习任务；气氛紧张及冲突家庭的孩子缺乏安全感，经常担心受到惩罚，所以容易紧张、焦虑，并发生情绪性行为问题。

（三）学校教育因素

教师对学生人格的发展具有指导和定向作用。教师的人格特征、思维方式与行为模式等都会对学生产生重要的影响。每个教师都有自己独特的风格，这种风格为学生设定了一个"气氛区"。在教师的不同气氛区内，学生表现出不同的行为特征。洛奇（M. Lodge）的研究发现，在性情冷酷、刻板、专横的老师所管辖的班集体中，学生的欺骗行为增多；在友好、民主的教师气氛区中，学生的欺骗行为明显减少。另外，生活在学校班集体中有利于培养学生的组织性、纪律性、自制力等积极的人格特征。

（四）社会文化因素

人一出生便置身于社会文化之中并受到社会文化的熏陶与影响，文化对人格的影响伴随人的一生。社会文化塑造了社会成员的人格特征，使其成员的人格结构朝着相似性的方向发展，而这种相似性又具有维系一个社会稳定的功能。但是，如果一个人极端偏离其社会文化所要求的人格特征，就不能融入社会文化环境之中，就可能会被视为行为偏差或心理疾病。此外，职业要求对人格发展也具有重要影响，个体长期从事某种特定职业，就会逐渐形成与职业特点相适应的人格特征。例如，长跑运动员的顽强、医护人员的细致、军人的忍耐等人格特征，都与自己长期的职业训练有关。

【复习思考题】

1. 简述心理的实质是什么，并陈述根据。
2. 简述感觉和知觉的概念，并说明感觉与知觉有何关系。
3. 同为情绪状态，心境与激情有何区别？
4. 气质和性格分别指什么，有何区别与联系？

心理学是一门古老而又年轻的学科。人类探索自己精神世界的历史已经有两千多年，但心理学作为独立学科出现距今只有一百多年。由于其自身的复杂性，心理学在发展过程中出现许多流派，从不同角度探索心理学规律。本章主要系统介绍的理论有：精神分析与心理动力学理论、行为主义理论、人本主义心理学理论、认知理论、心理生物学等其他理论。

第一节　精神分析理论

19世纪末20世纪初，奥地利精神病学家弗洛伊德（S. Freud）提出了经典精神分析（classical psychoanalysis）理论。精神分析是西方现代心理学和医学心理学的主要流派之一，该学派认为被压抑的情绪和心理冲突是导致心身功能失调，从而造成疾病发生的重要原因。弗洛伊德在治疗癔症与神经症的患者时，提出了"自由联想法"，让患者在觉醒状态下，身心放松不受任何约束和限制地重新回忆过去的经历，体验和宣泄被压抑的情绪，将压抑的冲突提到意识层面上来，不再用症状表达痛苦，从而获得治疗。

精神分析理论包括弗洛伊德提出的经典精神分析理论和他的后继者们提出的新精神分析理论，这些被统称为心理动力学理论（psychodynamic theory）。在弗洛伊德之后，他的女儿安娜·弗洛伊德（A. Freud）和安娜的学生埃里克森（E. H. Erikson）等人强调自我功能，提出自我心理学；英国心理学家克莱因（M. Klein）对儿童观察分析，更关注母婴关系和童年经验对人的影响；后来柯恩伯格（O. F. Kernberg）、温尼科特（D. W. Winnicott）提出客体关系理论，科胡特（H. Kohut）及追随者提出了自体心理学。所有这些，构成了新精神分析理论。经典精神分析理论包括意识层次理论、人格结构理论、性心理发展阶段理论、心理防御机制理论和释梦；新精神分析理论中，客体关系理论和自体心理学理论成为重要的分支。

一、意识层次理论

弗洛伊德认为，人的心理活动就像大海里的一座冰山，人所觉察到的意识部分只是露出海面的冰山一角，潜藏在海平面下的一大部分则是人的潜意识（图3-1）。很久以前曾引起过情感强烈波动的一些生活事件，表面上似乎是被遗忘了，实际上并未从记忆中消失，只不过被压抑在潜意识中。与这些生活事件相伴被压抑的情绪情感并未善罢甘休，而是蠢蠢欲动，造成各种心理冲动，影响人的行为或成为患病原因。

弗洛伊德将人的心理活动分为三个层次：意识、前意识、潜意识。

意　识

前意识

潜意识

图 3 - 1　心理结构示意图

（一）意识

意识（consciousness）是人们可以直接觉察到的心理部分，是心理活动的表层，是有限的外显部分。它直接与外部世界接触，通过对外部现实的知觉来指导与分配资源，调节能量，控制本能冲动。

（二）前意识

前意识（preconsciousness），又叫浅意识，是指当前未曾注意到的，但经过他人提醒或自己集中注意力、努力回忆可以回想起来的心理活动，即潜意识中可被召回的部分。它处于潜意识和意识的过渡领域，类似于冰山接近海平面的一小部分，随着海浪起伏，其担负着稽查任务，在意识和潜意识间从事"警戒"，充当检察员的作用，不允许潜意识的本能冲动直接进入意识层面。

（三）潜意识

潜意识（nonconscious），又叫无意识，是指不被人意识到而潜于心理结构深层的心理活动。潜意识的特点是非理性、冲动性、无道德性、非时间性、非言语性，是深层次的心理活动和人类活动的内驱力。潜意识心理的主要成分是不相容于道德规范的本能欲望，童年时期未被满足的冲动或愿望，缺乏爱等形成的情结（complex），遭受威胁、虐待或某种创伤所诱发的恐惧等。

潜意识的欲望只有经过前意识的审查、认可才能进入意识。人的一切活动都是以满足其愿望或欲望为前提的。为了使被压抑的观念或欲望能在意识中出现，潜意识只能乔装打扮，变相出现而得到间接满足。如梦、神经症症状及人的失误，都是变相满足的表现形式。正常情况下，潜意识、前意识和意识之间保持动态平衡。潜意识的概念是精神分析理论的基础。弗洛伊德认为，三个意识层次中对人的正常心理和异常心理影响较大的主要是潜意识层面。

二、人格结构理论

弗洛伊德提出了人格结构模式，他把人格分为本我、自我、超我三个部分，每一部分都有相应的反映内容和功能，每个人都有这三部分人格，它们始终处于冲突与协调的矛盾运动之中。

（一）本我

本我（id），又称私我、原我或生物的我，是人格中最原始的部分。它代表人的本能冲动和原始欲望，包括人的内驱力和被压抑的习惯倾向，处于潜意识的最深层。本我遵循"快乐原则"，目的是争取最大的快乐和避免最小的痛苦，弗洛伊德称本我中的基本需求为"生之本能"，生之本能是促进个体生存的内在力量，这种力量被称为"力比多（libido）"。本我的动力强大，但有很多时候是被超我压抑或被自我调节，不可以为所欲为。

（二）自我

自我（ego）是现实的我，存在于意识中，主要处理个体与环境的关系。自我按超我的要求采取社会允许的方式，指导自己的行为，满足本我的愿望。自我遵循"现实原则"，调节和控制本我的活动。自我在人格结构中起着中介作用，使本我和超我保持平衡。一旦"本我"和"超我"之间的矛盾冲突达到"自我"不能调节的程度，就会导致心理异常，甚至精神疾病。弗洛伊德认为，本我、自我、超我三者经常处于矛盾冲突之中，于是产生了应付矛盾的心理防御机制。自我功能越好，心理健康程度越高。

（三）超我

超我（superego）是道德和良心的我，是个人在社会成长过程中，内化道德规范和社会文化价值观念而形成的最文明的人格部分。超我遵循"至善原则"，其主要作用是监督自我和控制本我，使之符合社会规范，不让它有越轨行为。超我包括自我理想与良心两个部分，前者指当个体的行为符合自己的理想标准时，就会感到骄傲，后者指当个体的行为违反了自己的良心时，就会感到愧疚。

弗洛伊德认为，一个健康人的本我、自我和超我是协调的，由自我起主导作用，协调超我与本我冲突。如果在不同人身上这三个"我"协调程度不同，则形成不同的人格特征。第一种，自我软弱超我无力，本我不受控制，会以自我为中心，为所欲为，缺少道德的约束；第二种，超我强大自我功能弱小，过分压抑本我，会导致自卑感和内疚感，体验更多的冲突；第三种，自我强大，很好地协调超我和本我的要求，既尊重现实，又满足愿望，内心健康，人格完善。

三、性心理发展阶段理论

弗洛伊德认为，人类精神活动的能量来源于本能，本能是推动个体行为的内在动力。人类最基本的本能有两类：一类是生的本能，包括性欲本能与个体生存本能，其目的是保持种族的繁衍与个体的生存；另一类是死亡本能，即个体可能存在着某种侵略、破坏或自我毁灭的本能，认为这是促使人类返回生命前非生命状态的力量。死亡本能派生出攻击、破坏、战争等一切毁灭行为。当它转向机体内部时，会导致个体的自责，甚至自残自杀；而当它转向外部世界时，则会导致对他人的仇恨、攻击和谋杀等。

在弗洛伊德看来，性欲有着广义的含意，是指人们一切追求快乐的欲望，性本能冲动是人一切心理活动的内在动力。当这种能量积聚到一定程度就会造成机体的紧张，机体就要寻求途径释放能量，他将这种内在的力量称作"力比多（libido）"。在本能内驱力的推动下，各个发展阶段经历不同的心理冲突并形成心理结构及其特征。弗洛伊德将人的心理发展划分为以下5个阶段。

（一）口欲期

口欲期（oral stage，0~1岁）力比多指向口唇，口唇是本我努力争夺的主要身体部位。刚出生的婴儿就懂得吸乳，乳头摩擦口唇黏膜引起快感，吮吸动作使其获得自我满足，婴儿除了吮吸母乳之外，还会吸手指、安慰嘴等，帮助他在幻想中获得满足。如果婴儿在该阶段的需要得不到适当的满足（如由于断奶过早）或者过度的满足，便可能形成"口欲性格"，在成年期发展为过度的依赖性、不现实、富于幻想、执拗，以及过度的"口欲习惯"（如贪食、嗜烟酒和咬指甲等）。

（二）肛欲期

肛欲期（anal stage，2~3岁）为孩子出生后的第二年，力比多更多指向肛门，肛门成为其快感获得器官。粪块摩擦直肠肛门黏膜产生快感，同时，定时定点训练控制排便，孩子主动控制对肛门和膀胱括约肌的使用，也是对权利和意愿的一种躯体表达。这一时期，幼儿主要从保留和排便中获得满足，象征性地表达"给出还是拿回"的关系冲突。如果在这一阶段发生问题，幼儿便会体验到强烈的焦虑。这种焦虑如果持续存在，就会使其心理或行为"固着"于肛欲期，到成年时便会表现出固执、吝啬、刚愎自用、冷酷等。这种性格被称为"肛欲性格"，压抑成为潜意识力量，容易罹患强迫症。

（三）性器期

性器期（phallic stage，4~6岁）力比多指向生殖器官，儿童可以从摩擦生殖器中获得性欲满足。这个阶段对于儿童的心理发展极为重要，因为这一时期正是俄狄浦斯情结（oedipus complex，又称恋母情结）活跃，儿童开始由自恋转向他恋的时期，易出现恋母或恋父情结。儿童到3岁以后懂得了两性的区别，开始对异性父母眷恋，与同性父母竞争，常常会引发父母的惩罚和攻击，其间充满复杂的矛盾和冲突。男孩害怕来自父亲的惩罚焦虑，被称为"阉割焦虑"；女孩认为母亲的惩罚来自嫉妒。儿童会体验到恋母情结（或称为俄狄浦斯情结）和恋父情结（或称为厄勒克特拉情结）。

（四）潜伏期

潜伏期（latency stage，6~12岁）孩子是去性化的，潜伏期不意味着性心理发展的中断或消失，而是儿童在外界影响下性欲被暂时"封存"。潜伏期可能隐藏着两种发展倾向。一种是被积累起来的性能量脱离性目标本身而转向其他方面，升华为更高的文明行为；另一种是性能量被压抑，使得性活动倒退，回复到性发展的初期，形成神经症和性心理障碍。只有经过潜伏期到达青春期性腺成熟才有成年的性欲。

（五）两性期

两性期（genital stage，12岁以上）相当于青春期及以后的时期。此时，性器官的发育已经趋向成熟，性欲开始朝着生殖这一生物学目标飞速发展，性爱的对象不再指向自身和异性的父母，而指向家庭以外的异性。这种异性之恋是性成熟的标志之一，同时与原生家庭产生心理社会性分离。另一个重要的标志是健康的功能活动，即在性、社会和精神等诸方面都达到成熟和较完善的境界。成年人成熟的性欲以生殖器性交为最高满足形式，以生育繁衍后代为目的，这就进入了生殖期。

弗洛伊德认为，成人人格的基本组成部分在前三个发展阶段已基本形成，中国也有句俗话"三岁看大，七岁看老"，可见儿童早期生活环境和人生经历对其成年后的人格形成起着重要作用。一些成人的心理障碍、心理冲突，甚至心身疾病都可追溯到早年期创伤性经历和压抑的情结。在口欲期、肛欲期、性器期一些未解决的冲突压抑到潜意识中，可能在成人后表现为退行、药物滥用、酗酒、强迫症或反社会人格等。

四、心理防御机制

（一）心理防御机制的概念

心理防御机制（psychological defense mechanism）是弗洛伊德最早（1894）提出来的，是构成其人格理论的重要概念之一。它是指个体处在挫折与冲突的紧张情境时，在其潜意识活动中所产生的一种解脱烦恼，减轻内心不安，以恢复情绪平衡与稳定的适应性心理反应。无论是健康人、神经症或精神病病人，都在无意识地运用心理防御机制。如同一个人生理上的免疫系统或一个国家抵御外敌的军队，心灵自备一套自我保护系统，人格成熟度不同，使用的保护方式也不同。

应用心理防御机制有两种作用：一种是积极的作用，它虽只能暂时地减轻心理症状，不能根本解决问题，但可使个体有更多的机会去寻找应对挫折更为有效的方法；另一种则是消极的作用，使个体依赖于心理防御，逃避现实，而不能学会有效地去解决问题。心理防御机制是常见的心理现象，几乎每个人都在不知不觉中使用，但若使用不当或过多地依赖，则是不正常的，甚至表现为某种病态。

（二）常用的心理防御机制

心理防御机制的种类有很多，按照时间出现的先后及心理成熟程度，一般分为四大类型，即自恋型防御机制、不成熟型防御机制、神经症型防御机制、成熟型防御机制。

1. 自恋型防御机制　心理学的观点认为，婴儿早期人格的发展处于以自我为中心的阶段，常常使用自恋的心理防御机制。此类防御机制也常见于严重的精神病患者，所以，又称之为精神病性的心理防御机制。主要有以下几种：

（1）否认（denial）　这是一种比较原始而简单的心理防御机制。是指对已经发生但令人不愉快的事情加以否定，就像根本没有发生过一样，以此逃避心理上的不安和痛苦。如癌症患者否认自己的病情，坚信是医院误诊。此种否认机制，在精神病患者中常以妄想的形式表现出来。

（2）投射（projection）　是把自己遭受心理挫折的原因完全归咎于他人或周围的事物，认为是别人给其造成了困难和障碍，或者将自己内心那些不能为社会规范或自我良心所接受的感觉、欲望、意念等放到别人身上，以掩饰自己。以此来减轻自身的焦虑不安。如考试成绩不好，不是从主观上查找原因，而是埋怨试题太偏、太难，监考太严等。

（3）曲解（misinterpretation）　将客观事实做歪曲性的解释，以符合自己的内心需要。采用此机制的人，不仅曲解事实，而且确信他所曲解的就是真相。例如，将别人对自己的排斥当作照顾，把别人的讽刺当作赞扬，即所谓"自我感觉良好"，以保持自尊心不受伤害。

2. 不成熟型防御机制　此类防御机制多见于幼儿时期，其性质是不成熟的。主要有以下几种类型：

（1）退行（regression）　是指当个体遇到挫折时，放弃已经获得的成人应对方式，而恢复使用早年幼稚的方式，以此来争取别人的同情、帮助和照顾，从而减轻心理上的痛苦和压力。比如，堂堂七尺男子在有病需要打针时，像小孩一样号啕大哭。此种退化行为常见于癔症和疑病症患者。

（2）幻想（hallucination）　是指个体在遇到实际困难而无法处理时，便脱离现实，想入非非，以其愿望和情感任意想象，在"白日梦"中"自我陶醉"，以求得内心的满足。如灰姑娘对英俊王子的企盼，或怀才不遇的青年人想象突然有一天被一位伯乐发现而大展宏图。

（3）内射（injection）　与投射作用相反，即将原本指向外界的本能冲动或情感转而指向自身。例如，有人常将自己的不幸归咎于"前世作孽"，是"上帝"对自己的惩罚。许多抑郁症患者的自伤、自杀行为，正是由于其对自身过分的指责，把对外界的怨恨转向自己的缘故。

3. 神经症型防御机制　这一组防御机制常被神经症患者使用，故统称神经症性心理防御机制。主要有以下几种：

（1）合理化（rationalization）　是指个体在遭受挫折或无法达到所追求的目标时，为了减轻自己的焦虑不安，维护自尊，"自圆其说"地寻找一些牵强附会的缘由进行自我安慰。"酸葡萄心理""甜柠檬心理"都是典型的合理化防御机制。

（2）转移（transfer）　是指由于某些原因无法向某一对象直接发泄情绪时，而将这种情绪转移到其他替代者身上。例如，丈夫在外受气，回家拿妻子出气，妻子就朝孩子发泄，孩子又对家中的小狗小猫乱踢一通，由于愤怒被逐一转移，各自心境也就得以平静。

（3）反向（reverse）　是指个体表现出来的外在行为与内在动机截然相反。因为人们的许多动机和欲望不能被意识和社会规范所认可，而常常被压抑到潜意识中去，不敢表露，但其并未因之而消失，随时都有进入到意识的可能。所以，人们进行全力防范，结果却从相反的方向表现出来。比如，有人对内心憎恨而伺机报复的对象却表现出过分的热情，正是他在无意中用反向作用来掩盖其本意。

4. 成熟型防御机制　此类防御机制属于比较成熟有效的适应方式，容易被现实社会所接受。

（1）升华（sublimation）　是指将各种不为意识和社会认可的冲动及欲望加以改变，使之导向崇高的目标。这是一种最为积极的心理自卫方式。歌德不因失恋而自暴自弃，写下了不朽名著《少年维特之烦恼》即是升华的典型范例。

（2）幽默（humor）　是指通过幽默的语言或行为来应付紧张、尴尬的局面或者间接表达潜意识欲望的防御机制。著名哲学家苏格拉底的夫人是一位脾气非常暴躁的女人。有一次，苏格拉底正在与一群学生谈论学术问题，夫人突然冲进来，先是大骂，接着又往苏格拉底身上浇了一桶水。面对如此难堪的局面，苏格拉底只是微微一笑，说："我早就料到，打雷之后，定会下雨。"经此幽默，即把事情化解了。可见幽默也是一种积极的心理防御机制。聪慧、机敏、坦荡而自信的人能在适当的场合，巧妙地运用幽默，打破窘境，渡过难关。另外，从医学心理学的角度来讲，幽默对心身健康也十分有益。

（3）理智化（intellectualization）　是指以理智的方式对待紧张的情境，借以将自己超然于情绪烦扰之外。这种机制对于经常与痛苦和死亡打交道的医务人员尤为重要，一个优秀的医务工作者无论面对多么危急复杂的病例，都应保持理智、沉着、冷静。

总之，所谓心理防御机制，就是人们在受到心理挫折和压力时所表现出来的一种心理状态和行为，是日常生活中常有的心理现象。从精神卫生的观点而言，掌握个体对防御机制的选择应用情况，有助于了解其心理问题，以提高心理治疗的针对性。

五、客体关系理论

弗洛伊德精神分析理论创立之后，其理论观点在传承过程中不断地重组分化，形成了新精神分析理论，客体关系理论和自体心理学理论成为其重要的分支。克莱因（Klein）、费尔贝恩

（Fairbairn）、科恩伯格（Kernberg）、温尼科特（Winnicott）对客体关系理论的形成与发展起了重要作用。

客体（object）是由弗洛伊德创造的专业名词。客体关系（object relations）指的是人与人的关系。客体关系中的客体指生命中有特殊意义的人或事物，是一个人的感情或内驱力的投注对象或目标。

弗洛伊德认为，内驱力先于客体，甚至为满意和受挫的体验创造出客体，客体是用来满足内驱力欲望的；并认为儿童的心理能量只投注于自身，而不是自身以外的客体，所以没有预设与他人的链接。

克莱因通过对儿童的观察发现，母婴关系、人际环境影响其人格的形成。她从内驱力的角度，将婴儿与客体之间的作用看作是一种被幻想所转化和呈现的作用。她认为婴儿的精神世界具有最原始的偏执分裂状态，把人幻想成全好或全坏的状态，把来自妈妈好的体验（被喂养、被舒服拥抱、被安全保护等）都归于极好的妈妈，如天使一般；把坏的体验（被冻、饥饿、不舒适、幻想被迫害）归结于可恨的妈妈，如噩梦一般。婴儿将极端的幻想连续不断地投射出去，接受现实的检验，以修改后的形式再返回内心。该婴儿逐渐察觉到自己有一个可爱并不完美的妈妈，并将两个妈妈融合在一起。克莱因强调，修复（reparation）是相当重要的，修复自己由于恨给所爱的人带来的伤害（想象中的及现实的）。每一次经历哀伤，重陷抑郁，人格便经由所做的修复工作得到一次加强，这是人格发展整合的过程。

科恩伯格认为，理解人格结构（从极度紊乱到正常）的关键是母婴关系，早期健康的客体关系会使一个人获得整合的自我、有力的超我和良好的人际关系；早期不良的客体关系会导致矛盾的自我状态和多种不同程度的心理障碍，如边缘型人格障碍。

费尔贝恩受克莱因的影响，立足于"纯粹"客体关系，强调所有主要的内驱力都是对关系的驱动，而不是对生物本能的满足。此客体关系理论完全从弗洛伊德的力比多模型中分离出来。根据费尔贝恩的理论，如果孩子与父母的关系好，孩子的自我就是完整的；如果与父母关系不好，儿童自我就会建立补偿性的内部客体。他的贡献在于证明了幼儿期被内化的客体关系抚育出一个显现的自体（self），而不是起源于非人格的本能。

温尼科特作为英国的一名儿科医生，他认为母婴关系中母亲是一个重要角色，为此创造出一个词"足够好的妈妈（good-enough mother）"。当婴儿用身体攻击母亲时，母亲并没被摧毁，始终能为婴儿提供帮助、保护、喂养，是可依赖的，他称之为"抱持"。在良好的环境下，给予婴儿身体和心理上安全而不强迫的呵护，婴儿的真实自体才得以发展。当没有一个足够好的母亲，不能满足孩子全能感的环境时，假自体就会发展出来。温尼科特的贡献在于提出了"过渡性客体"。

六、自体心理学理论

在20世纪70年代科胡特（H. Kohut）创立了美国自体心理学（self psychology）学派，主要探索早期关系怎样影响自体和自体结构。他关于自体和自体结构的观点主要来自对自恋性人格障碍的分析。自体和自我是不同层次的概念，自我是心理学家设想的描述性概念，自体是我们作为人的基本体验，它囊括了自我在内的所有心理构成。客体关系是指发生在自体和他的客体之间的关系。与弗洛伊德不同的是情感投注的性质。弗洛伊德认为自恋的人将"力比多"投注给自己，没有客体关系；科胡特认为自恋的人将"自恋"投注给客体，有自恋的客体关系，只不过将客体视为自体的一部分来对待，被称为"自体客体（selfobject）"。自恋者有一种对别人的幻想性控制，如同成人控制自己的身体一样。

弗洛伊德将心理疾病看成是本我、自我、超我冲突导致的。而自体心理学认为，如果个体遭受到虐待、创伤及不良教育方式的影响，其自体发育会受到阻碍，导致其自体断裂扭曲、发展停滞形成不完整人格，从而罹患自体性疾病，如自恋型人格障碍和表演型人格障碍。

第二节　行为学习理论

行为主义学派形成于20世纪20年代，创始人是美国心理学家华生（J. B. Watson），1913年他发表了《行为主义者眼中的心理学》，成为行为主义诞生的标志。行为主义的诞生，实现了主观心理学向客观心理学转变的一次革命，改变了心理学的发展历程，它是美国现代心理学的主要流派之一，也是对西方心理学影响最大的流派之一。他们认为隐藏在内心的欲望、欲念及心理冲突只能自己内省，而不能为他人观察，更难予以客观定量。而研究行为，从行为的表现上研究意识或心理过程，所获得的资料较为可靠。早期行为主义的"行为"是指个体活动可以直接观察到的部分。受巴甫洛夫条件反射学说的影响，华生认为心理学是自然科学，因而只能应用客观观察法进行外部观察，目标是预见和控制人的行为。所以，他只研究刺激与反应。行为主义认为，人的正常或病态行为，包括外显行为及其伴随的身心反应形式，都是"习得"而成的，正所谓"一朝被蛇咬，十年怕井绳"。华生认为人的病症也是学习得来的。所以，行为主义认为学习是支配行为和影响身心健康的重要因素，可通过对行为的学习来纠正不良行为，进而治疗和预防疾病。行为主义理论由经典条件反射理论、操作性条件反射理论和社会学习理论三部分构成。

一、经典条件反射理论

俄国生理学家巴甫洛夫在20世纪初提出了经典条件反射（classical conditioning）理论。经典条件反射是指一个中性刺激和另一个带有奖赏或惩罚的无条件刺激多次联结，可使个体在经验中学会在单独呈现该中性刺激时，也能引发类似无条件反应的条件反应。最著名的例子是巴甫洛夫的狗的唾液条件反射（图3-2）。试验中他把狗用一副套具固定住，唾液用连结在狗颚外侧的管道进行收集，管道连接到一个既可以测量以立方厘米计的总量，也可以记录液体滴数的装置。当狗嘴里有食物时，会产生分泌唾液的反应，这种反应是本能的。巴甫洛夫把这种食物称为无条件刺激（unconditioned stimulus，UCS），把反射性唾液分泌称为无条件反射（unconditioned reflection，UCR）。为了使狗对某一种刺激（如铃声）形成条件作用，把这种原来只会引起探索性反射的中性刺激（即铃声）与无条件刺激（即食物）配对。经过一系列配对尝试后，单是发出铃声而不提供食物，也能引起狗产生唾液分泌。在这种情况下，铃声就成了条件刺激（conditioned stimulus，CS），铃声引起的唾液分泌就是条件反射（conditioned reflection，CR）。由此可见，条件反射仅仅是由于条件刺激与无条件刺激配对呈现的结果。

1924年心理学家琼斯（M. C. Jones）运用习得性学习理论治疗一个怕兔子的儿童，让恐惧兔子的孩子在一个安全放松的环境下，逐渐由远及近地接近兔子，逐步把恐怖症治好。这是首次公开报道的行为治疗案例。学习行为遵循两个规律：一是频因律，即对某一刺激的某一行为反应发生的次数越多，这一行为越有可能固定保留下来，并遇到相同刺激时反应再次发生；二是近因律，即对某一刺激发生某一行为反应在时间上越接近，那么这一行为反应越容易固定下来，并在以后遇到相同的刺激时越容易发生。

与行为疗法有关的概念和规律包括：①习得律，即一种条件反射的建立必须依赖于一种无条件反射，即条件刺激和非条件刺激多次成对呈现可加强条件反射。②消退律，即如果条件刺激出

图 3-2 巴甫洛夫的狗的唾液条件反射

现后，不再呈现无条件刺激，反复多次之后，已习得的反应就会逐渐消退；但条件反射不是永久被消除，而只是习惯的钝化，在适当的情况下反应还可以被恢复。③泛化律，即对某种特定刺激的条件反射形成后，另外一些类似于这一刺激的情境也可能诱发出同样的条件反射。经典条件反射理论不仅可以较好地解释焦虑症、恐怖症的形成，同时也是系统脱敏疗法等行为疗法的理论基础。

二、操作性条件反射理论

斯金纳（B. F. Skinner）和桑代克（E. L. Thorndike）是操作性条件反射理论的代表人物，操作性条件反射（operant conditioning）又称工具性条件反射，指的是当个体做出特定的行为反应，会导致环境发生某种变化，变化的结果也就是行为后果会影响继后行为。如果行为后果对个体是积极价值的，会激发后继出现相同行为；如果行为后果是消极价值的，则会抑制后继行为，使之减少或停止。

斯金纳从 20 世纪 20 年代末就开始对小白鼠学习的实验研究。他的动物实验装置被称为"斯金纳箱"。早期的斯金纳箱结构简单，在一个木箱内装有一个操作用的按键或杠杆，还有一个提供食物强化的食盒。小白鼠一触按键或按压杠杆，食物盒就出现一粒食物，对小白鼠的操作行为给予强化，从而使动物按压杠杆的动作反应概率增加。斯金纳认为，这种先由动物做出一种操作反应，然后再受到强化，从而使受强化的操作反应概率增加的现象是一种操作性条件反射。这种反射与巴甫洛夫的经典性条件反射不同。经典性条件反射是由条件刺激引起反应的过程，写成公式是 S→R；而操作性条件反射是先做某种操作反应，然后得到强化的过程，写成公式为 R→S。由此，斯金纳进一步提出，人和动物有机体有两种习得性行为：一种是应答性行为，通过建立经典式条件反射的方式习得；另一种是操作性行为，通过操作式条件反射获得。

操作性条件反射作为行为后果对行为的影响有强化作用。所谓强化，是指一个具体行为的发生，紧接着出现一个直接的后果，而这一行为后果又导致该行为在将来被加强。强化分为正强化和负强化。正强化是指满足了个体需要的好的行为后果，使某一行为得以增加；负强化是指去除了个体想避免遭受的不良行为后果，使某一行为增加。例如，家长为了让孩子增加学习行为，可以用好好学习就给予物质奖励的方式，是正强化；父母也可以把减少对孩子自由的限制作为好好学习的结果，来促进孩子学习，是负强化。负强化与惩罚不同的是，首先，惩罚的方式是施加厌恶刺激，而负强化是撤除负性刺激；其次，惩罚目标是减少行为发生，负强化是增加行为发生。

强化行为在日常生活中呈现广泛。例如，当孩子在商店因妈妈不给买玩具而哭闹时，如果妈妈此时买了玩具，等于强化了孩子哭闹的行为，容易导致孩子下次再发生哭闹事件，即玩具强化了哭闹行为。

影响行为强化的因素包括：①直接性。当刺激与行为配合直接发生，强化刺激效果更大。②一致性。刺激与行为发生越具有一致性，强化效果越大。③已形成事件。在刺激发生之前环境与个体的实际状态具有直接关系。④结果的特征。强化刺激，因人而异。

三、社会学习理论

观察学习（observational learning）是指个体通过观察榜样在应对外在刺激时的反应及其受到的强化而完成学习的过程。班杜拉（A. Bandura）在大量实验研究的基础上，提出了"观察学习理论"。1961 年，他以学前儿童为对象进行了一个实验。首先让儿童看成人榜样对一个充气人拳打脚踢，然后把儿童带到一个放有充气人的实验室，让他们自由活动。结果发现，儿童也学着成人榜样的动作对充气人拳打脚踢。这说明，成人榜样对儿童行为有明显的影响，儿童可以通过观察成人榜样的行为而习得新行为。

（一）观察学习的过程

1. 注意过程　对榜样的知觉。观察者将其心理资源，如感觉、知觉等集中于榜样事件，它决定了选择什么样的信息作为观察对象及从中获取什么信息。此过程是观察学习的起始环节。

2. 保持过程　信息的存储。观察者将获得的信息以符号表征的方式储存于记忆中。在此过程中，即时的观察经验转化为持久而稳定的认知结构，在榜样行为结束后，给观察者提供指导。

3. 生成过程　记忆向行为的转变。把记忆中的表象和符号转换成适当的行为，即再现以前所观察到的榜样行为。此过程是由内到外，由概念到行为的过程。

4. 动机过程　行为表现。经过注意、保持和再改造几个过程后，观察者已经基本习得了榜样行为，却不一定会主动表现行为。观察者在动机驱使下，即在特定情景的某种诱因的作用下，才会表现习得的行为。

（二）观察学习的条件

1. 外部因素　榜样的特征包括性别、年龄、职业、社会地位及社会声望等，这些都会影响观察者对榜样的注意。

2. 内部因素　观察者自身的认知能力、知识背景和价值取向等都会对注意过程起到制约作用。

与社会学习有关的概念和规律包括：①示范效应，即通过观察示范者而习得一种新的行为。②抑制－去抑制效应，即通过观察示范者因某种行为受到惩罚或奖励而抑制或解除抑制自己想从事类似行为的动机。③诱发效应，即通过观察示范者行为之后，表现出与示范者不同的，但是有联系的其他行为。模仿学习原理可以较好地解释父母、朋友等周围环境对个体不良行为的影响，运用模仿学习可以帮助患者习得或表现出某种期待的新行为习惯。

第三节　人本主义理论

人本主义于 20 世纪 50 ～ 60 年代在美国兴起，主要代表人物有美国心理学家马斯洛

（A. H. Maslow）和罗杰斯（C. R. Rogers）。人本主义重视研究人的本性、动机、潜能，关注人的尊严、价值、创造力和自我实现，既反对行为主义只研究人的行为而忽视人内在心理，又批评弗洛伊德贬低人意识经验的作用，因而被称之为心理学的第三势力。

人本主义强调人的尊严、价值、创造力和自我实现，把人的本性的自我实现归结为潜能的发挥，而潜能是一种类似于本能的性质。罗杰斯相信，人天生具有一种成长为积极健康向上的潜能，每个人就像一棵橡树的种子，具有长成一棵参天大树的潜能，只不过有的人在成长过程中遭遇了环境的挫伤和扭曲，并因而出现心理障碍。人本主义最大的贡献是强调人的积极品质与价值，主张研究的人的成长与发展。人类是先天良好而且具有选择能力的有能动性的动物，其主要任务是使自身的潜能得到不断发展。

一、需要与自我实现理论

（一）需要理论

马斯洛作为人本主义心理学的创始人，提出了著名的需要层次理论。需要层次理论也被称为动机理论，是马斯洛人格理论的中心。马斯洛的需求层次论将人的需求划分为五个层次，分别是：生理的需要、安全的需要、归属和爱的需要、自尊的需要、自我实现的需要。除此之外，后来他还提出了两种需要：认知需要和审美需要，但是并没有将两种需要归为需求层次排列之中。人的需要主要由以下五个等级构成：

1. 生理的需要（physiological need） 它包括人对食物、水分、空气、睡眠的需要等，它们在人的所有需要中是最重要也是最有力量的。如果基本的生理需要没有得到满足，如一个人极度饥饿，那么除了食物，他对其他东西会毫无兴趣。

2. 安全的需要（safety need） 一旦生理的需要得到满足，就会出现安全需要。它表现为人们要求稳定、安全、受到保护、有秩序、能免除恐惧和焦虑等。例如，人们希望得到一份较安定的工作，愿意购买各种保险，这些都表现了他们安全的需要。

3. 归属与爱的需要（belongingness and love need） 当生理和安全的需要得到满足时，对爱与归属的需要就会出现。它表现为一个人要求与其他人建立联系，如结交朋友、追求爱情、参加一个团体并在其中获得某种地位等，都是归属与爱的需要。

4. 尊重的需要（esteem need） 归属与爱的需要得到满足后，尊重的需要就会出现。它包括自尊和希望受到别人的尊重。自尊需要的满足会使人相信自己的力量和价值，使其在生活中变得更有能力，更富有创造性。相反，缺乏自尊会使人感到自卑，没有足够的信心去处理面临的问题。

5. 自我实现的需要（self - actualization need） 自我实现需要位于需要层次的最高级，是人类需要发展的高峰。它代表了一个人自我进步的愿望，一种想要实现人的全部潜力的欲望。

马斯洛认为，这些基本需要是天生的，是激励和指引个体行为的动力。基本需要的出现一般会呈现出前面所列的那种顺序。需要的层次越低它的力量越大，随着需要层次的上升，需要的力量会相应减弱。只有低级需要得到满足之后，高级需要才能出现。高级需要的满足必须具备良好的外部条件，如社会条件、经济条件和政治条件等。

（二）自我实现理论

自我实现是马斯洛的另一个重要理论，它包含了自我实现的本质、类型、自我实现者的特征、自我实现的途径等。马斯洛认为，自我实现是一种高级需要或动力，是人的潜能的实现，包括认知、审美和创造等，任何人都可能体验到。他选取 48 位杰出人士作为研究对象，发现了自我实现者的两种类型（健康型自我实现和超越型自我实现）及 15 种普遍特征，指出了人性所能到达的状态和方向。自我实现者并非十全十美的完人，他们也有缺陷和不足，但是他们能够自觉克服和超越自身不足，使自己更加接近完美的人性，更加充分地发挥自己的潜能。马斯洛认为，我们每个人都有自我实现的潜能，但是成为自我实现者的人却非常稀少，在人口中所占的比例不到 1%。因为自我实现要受到各种主客观条件和因素的限制，社会环境可以促进或阻碍个体向自我实现发展。

二、人格自我心理学

1959 年人本主义心理学家罗杰斯在《在来访者中心框架中发展出来的治疗》一书中，系统阐述了以自我为中心、自我实现为驱动力的人格结构理论。自我理论是罗杰斯的人格心理学的核心基础理论。他认为，自我（self）是人格形成、发展和改变的基础，是人格能否正常发展的重要标志。每个人都有自己的主观世界，都存在于以他自己为中心的不断改变的体验世界中。这里的自我与弗洛伊德的自我（ego）是有区别的。弗洛伊德的自我指向动力性主体自我，也就是相对于个体本身的自我；而罗杰斯的自我指向心理经验自我，相对于客体而言的。罗杰斯自我理论包括自我概念、自我实现倾向、人格自我发展等内容。

（一）自我概念

自我概念（self-concept）是指一个人对自身存在的体验，是个体通过经验、反省和他人反馈逐步形成的对自身的了解，也就是人认识到的自我。自我可分为两类：一是主体自我，指人的行为和心理经验的主体，相当于英文中的主格"I"；二是客体自我，指人对自己本身的看法和想法（态度、感情、知觉等），相当于英文中的宾格"me"。如曾子曰："吾日三省吾身。"第一个"吾"是主体自我，第二个"吾"是客体自我。自我概念指客体自我，它是个人独特的知觉、看法、态度和价值观的总和。罗杰斯区分了自我概念与现实自我、理想自我的不同。现实自我是指真实存在的自我，个体目前真实的情况；理想自我是指期望中的自我，如我希望我将来成为什么样的人，个体向往的自我形象。自我概念不一定能真实反映现实自我，一个人的现实自我与理想自我越接近，心理健康程度越高；相反，现实自我与理想自我反差越大，越说明人格的不协调。

（二）自我实现倾向

自我实现倾向是指有机体具有一种天生的自我实现的动机。就像一颗种子，天生具有破土而出、苗壮成长的本能。自我实现具有生物学与心理学双重意义。就生物学方面来讲，它包括朝向满足基本生存需要的驱力，如对食物、水及空气的需要；就心理学方面来讲，它包括使个体生活更加有价值的潜力的发挥。自我实现是有选择的、有方向的，它是一种有建设性的倾向。一个婴儿建立起自我结构的雏形，他们实现自我的倾向性就开始发展起来，当有机体的自我知觉和自我概念一致时，这一自我实现的本能便能充分发挥；当有机体自我经验和自我概念不一致时，充分发挥自我实现的本能就会受阻。

（三）价值条件化

每个人都存在两种价值评价过程：一种是先天具有的机体评价过程，这一过程建立在机体自身评价的基础上；另一种是价值的条件化过程，这一过程建立在他人评价的基础上。个体在生命早期存在着获得他人积极评价的需要，当得到他人欣赏时这一需要被满足，人会感到自尊。这种需要的满足取决于别人，别人是否给予积极评价根据个体行为是否符合评价者的价值标准，所以是有条件的。但有时他人的价值评价会与其自身的体验相矛盾，如：一个男孩欺负弟弟使他自己有愉快的成就感，但妈妈说"你很坏，你这样做一点儿不可爱"，这时男孩体验到消极评价，与其真实体验相反，他会曲解成"这样做让父母不高兴了，我不被喜欢，我错了"，而真实的评价是"这样做我感到高兴而我父母不满意"。获得父母的积极评价有价值条件的，时间长了，孩子会将父母的价值观念内化成自我概念的一部分，而忽略了自己的真实体验。这样自我概念和自我体验之间就会出现不一致、不协调。

（四）人格自我发展

人格自我发展是指个体自婴儿到成年一生的人格成长机制和历程。自我概念包括自我认定、自我评价、自我理想三方面内容。在自我形成之后，那些被看作能增强自我概念的经验得到肯定评价，那些被看作会损害自我概念的经验得到否定评价。条件性自我关注是个体自我发展的普遍需要，又是促进自我发展的外在价值条件。但无条件积极关注也是自我发展的方式，没有价值条件的积极关注体验对个体形成健康人格也很重要。没有价值条件化会使自我体验和自我概念更趋于一致。

罗杰斯的心理失调观点认为，自我概念与有机体的自我经验不一致是心理失调的关键。个体经验与自我概念之间存在三种情况：一种是符合个体需要，被个体直接体验、知觉到，被纳入自我概念之中；另一种是由于机体经验和自我概念不一致而被忽略掉；第三种就是自我概念和机体体验不一致，被歪曲和否认，压抑扭曲自己的真实感受，内化别人的价值观念，导致形成不真实自我。机体建立防御系统，来维持自身造成的假象，从而心理失调。

第四节　认知理论

一、认知理论概述

（一）认知的概念

认知（cognition）是指个体接受、编码、操作、提取和利用知识的心理过程，包括感觉、知觉、想象、思维等，在这个过程中还需要智力和语言的运用。信息加工理论是认知心理学的核心，该理论认为心理过程就像计算机那样将输入的感觉信息加工成神经和心理事件。在信息加工过程中，人脑已有的知识结构，即认知图式决定了信息加工的方式和质量。

信息加工理论对医学心理学有着举足轻重的影响。该理论用信息加工的观点和术语说明了人的认知过程，揭示了认知特点，为心理咨询和治疗提供了理论依据。

（二）认知与情绪的关系

认知与情绪是连续不可分的心理过程，当个体对知觉对象进行信息加工的同时，就对其产生了情绪情感，认知与情绪相互影响。

1. 认知对情绪的影响

（1）认知的功能　认知在情绪中的作用在于判断评估刺激物是否符合个体的需要，从而产生肯定的或否定的情绪。例如，学生认为一个老师知识渊博、善解人意的时候，在听其上课时的心情就是愉悦的，即产生肯定的情绪。认知对情绪有三种作用：①对情绪刺激的评价和解释；②对引起唤醒原因的认知分析；③对情绪的命名及对所命名情绪的再评价。

（2）认知结构的作用　认知结构的复杂程度对于情绪体验会产生很大的影响。认知结构复杂度的表现之一是能从多方面对客观事物进行分析评价。认知结构越复杂，个体越善于多方面进行分析评价问题，所产生的情绪体验就越温和；认知结构越简单，个体对事物进行评价时所产生的情绪体验就越强烈。例如，A 从 10 个方面去评价某一个足球队，而 B 只能从 2 ~ 3 个方面去评价，那么 A 在评价这个足球队时就会感到其既有优点也有缺点，而 B 仅根据极少的特征评价就会得出不是好就是坏的极端化结论。

（3）归因的作用　对行为结果的不同归因决定着个体的情绪反应。例如，当被问道："如果你因为晚出来 5 分钟而错过和朋友见面，或者如果你因为地铁晚点 5 分钟而错过和朋友见面，对于这两种情况，你认为哪种情况下可能更感到遗憾？"大多数人都认为前者更遗憾、情绪反应更强烈。这是因为人们把行为的失误归因于自己之故。再如，当被问道："张三下班回家时走了一条平时不走的路，结果刚好遇上车祸而身亡；李四在平时下班的路上遇上车祸而身亡。哪一种情况下事故死亡者的亲属更感到悲伤？"绝大多数人在前一种情况下，对事故死亡者更可能感到悲伤。这是因为人们将车祸事故归因于偶然因素之故。

2. 情绪对认知的影响　情绪对认知的影响，主要表现为情绪对记忆联想的启动作用、心境对记忆提取的影响、情绪对认知的干扰等。

（1）情绪与记忆启动　情绪对认知的影响主要表现为心境对记忆与联想的启动。在记忆中，情绪色调相似的记忆材料倾向于联系在一起，激活一个项目就会启动另一个性质相似的项目，这些项目可以是积极的，也可以是消极的。例如，一张美好的旅行记忆照片可以激活积极的情绪，这种情绪可以启动对一次旅行的向往或者行动。积极项目是指由积极的心境激活的项目，被消极心境激活的项目叫作消极项目。项目的激活或启动可以是自动的，即不需要做意志努力；也可以是控制的，即有意识地运用某种策略、受动机驱使努力等。

（2）心境与记忆提取　如果个体希望长时间地保持积极心境，或者想摆脱消极心境，就要有意识地从记忆中提取积极情绪色调的项目，即控制启动积极情绪色调项目。例如，学生面对考试，可以提取以往考试取得了优良成绩的记忆，这种记忆可以激活愉快的情绪，愉快的情绪可以帮助学生对抗因临近考试而引起的焦虑。心境不仅影响对记忆材料的提取，而且也影响推理、加工方式和决策过程。积极心境可以加速对决策有关的材料的加工，促进思维的流向，使人不费力地回忆起许多材料，简化决策过程的复杂性。同时，积极心境下个体倾向于用肯定的眼光对事物做判断，表现出积极的行为；而消极心境下个体往往用否定的眼光对事物做判断，表现出消极行为。心境对记忆的影响还表现在，与心境相一致的材料比不一致的材料更容易编码和回收。

（3）情绪对认知的干扰　情绪对认知的干扰作用，也是在生活中经常遇到的。例如，当一位大学生在写学术论文的时候忽然想起激动人心的足球赛或与女朋友的争执，由于情绪波动可能打断了他的认知活动，无法继续写论文。西蒙（H. A. Simon）用信息加工的观点对情绪干扰认知过程做出过解释。他认为，情绪具有报警作用，可以使个体离开一个目标而去追求另一个更加重要的目标。因为人的信息加工系统的容量是有限的；即是说，在同一时间里他只能追求有限的目标。情绪所起的报警作用（例如恐惧、紧张或亢奋）就在于能提高对紧急目标的注意。

二、情绪认知理论

情绪的认知学说（cognitive theory of emotion）是由美国的心理学家沙赫特（S. Schachter）等

人提出。认知学说认为，情绪的产生是外界刺激、机体的生理变化和认知过程三者之间整合作用的结果。沙赫特提出了情绪产生的三个要素，即刺激因素、生理因素和认知因素，强调认知因素起着决定性作用。

沙赫特等人用实验来证明这种理论。他给参加实验的大学生志愿者注射肾上腺素，在注射时，对第一组告知，药物的作用将使人感到心悸、手抖和脸部发热等现象；对第二组告知，药物的作用将使人感到身上有轻度发痒，手脚有点发麻，此外别无其他作用；对第三组不给予任何说明。药物注射后，让三组被试者分别进入两种预先安排好的情境中休息。然后进行情境刺激，一种是惹人发笑的愉快情境（有人做滑稽表演）；另一种是惹人发怒的情境（强行要求被回答一些繁琐的问题，并吹毛求疵，横加指责）。按照实验设计，得到六种不同的结果。根据主试观察和被试自述，发现第二组和第三组的大多数被试者，在愉快和发怒的情境中分别表现出相应的情绪，而第一组的被试者不因情境的影响而表现愉快的情绪。可见，三组被试者均受相同的外界环境影响，由内部刺激引起的激动（唤醒）状态也相同，实验证明个体对生理反应的认知性解释对情绪体验起着决定性作用。

同一时期，斯比斯曼（Speisman）、拉扎鲁斯（R. S. Lazarus）、摩德科夫（Mordkoff）和戴维森（Davison）等人也做了一个实验，同样证明了认知对情绪的影响。他们用皮肤电反应来测验正在看一部紧张电影的四组被试者。对第一组用声音加强所看到的银幕上残酷的画面；对第二组则用声音来否认此画面情境中的苦痛；对第三组只出现一个理性的描述；让第四组观看无声的电影。结果如图 3 - 3 所示，紧张的声音会增加对电影的情绪反应（皮肤电反应较明显），否认和理性描述的声音会降低对电影的紧张情绪反应（皮肤电反应较低），而且这两组比观看无声电影组的紧张情绪反应还更低一些。

图 3 - 3　认知对情绪的影响

三、认知行为理论

由于认知在心理活动中扮演着重要的角色，认知理论的思想被广泛应用于临床心理治疗。目前，较有影响的是艾利斯（A. Ellis）的认知领悟疗法和贝克（A. T. Beck）的认知行为理论。

（一）艾利斯的 ABC 理论

心理学家艾利斯认为，人生来就具有理性与非理性思维。当人们按照理性去思维、去行动，他们是愉快的、富有成效的，反之则是烦恼的、自我挫败的。在人的一生中，任何人都可能或多或少地有一些非理性信念，艾利斯认为，非理性信念和行为是神经症的典型特征。早在我们的孩童时代，我们的头脑就不断被灌输各种观念，有些被社会所推崇的观念也是非理性的。他还认为，不合理的信念主要有三大类，即人们对自己、他人、周围环境及事物的非理性信念、绝对性思考和错误评价。个体通过不断地自我暗示和自我重复加强了这些非理性观念，最后形成认知障碍，从而影响情绪与行为。

艾利斯根据自己的基本观点提出了 ABC 理论。A 是指刺激性事件（activating events），B 是指个体的信念系统（belief system），C 是继事件之后个体的情绪和行为反应的结果（consequence）。人们通常认为情绪和行为反应 C 是事件 A 引起的。艾利斯说："人不是被事情本身所困扰，而是被其对事情的看法所困扰。"也就是说，B 是引起人的情绪和行为反应直接的原因。人们的思维有理性的，也有非理性的。当人们坚持某些非理性思维时就会导致不良情绪的产生，引起心理障碍。艾利斯认为，情感疏导可以消除情绪障碍，但最迅速、最深刻和最持久的办法是改变一个人的认知，即人的思维模式和生活态度。

（二）贝克的认知行为治疗假说

贝克认为，人们的早期经验形成了"功能失调性认知假设"，即关于自己、他人或世界的绝对看法，这些看法决定着人们对事物的评价，影响人们的行为，这个过程往往不被人们所察觉。这些假设并不一定都与现实相符合，由于这些看法形成于童年，较少受到质疑和检验，往往会保留到成年，贝克称其为负性自动思维（negative automatic thought）。当个体受到某个生活事件刺激时，大量负性自动思维就会被激活，用以评价信息，导致情绪障碍或行为障碍，不良的情绪和行为障碍反过来又强化了负性自动思维，形成恶性循环。要使情绪和行为障碍好转，一是识别和改变负性自动想法，二是识别和改变潜在的功能失调性假设。

贝克认为负性自动想法和功能失调假设缘于错误的逻辑推理，他提出以下六种错误：①极端思维，即用全或无、非黑即白的方式来思考和解释，或用不是、就是两个极端来对经验分类。例如，只要努力就一定能够成功。②主观臆断，即没有支持性或相关证据就武断得出消极的结论。例如，公共汽车再不来我一定会因为迟到而受到老师的批评。③选择性概括，即仅凭某一局部细节得出总体的结论。例如，一个胖孩子做事一定会笨手笨脚。④过度引申，即由一个偶然的事件取得的信念不恰当地应用于其他情况。例如，前几天某公司发生了一起坠机事件，乘坐该公司的航班很危险。⑤夸大和缩小，即用一种比实际上大或小的意义来感知事件或情境。⑥个性化，即在没有根据的情况下将一些事件与自己联系起来的倾向。

（三）凯利的个人构念理论

凯利（G. A. Kelly）的个人构念理论是对人们如何建构其世界的假说。所谓个人构念就是个体对事物理解与解释的方式，在凯利看来，预测个体行为的关键是构念。

个人构念理论认为，每个人都像科学家那样试图主动预测和解释这个世界。在面对新的情境时，个体首先是观察，然后推断事物间的关系、提出假设、检验看似可能的东西，最后从实验中得出结论。心理健康的人依据现实经验来确认他们的个人构念，他们像称职的科学家检验合理的假设一样，不加歪曲或否认地接受结果，然后根据所掌握的资料修正他们的理论。健康的个体不仅能做出预测，还能随情境的变化做出适当的调整。心理不健康的人的构念系统中不能接受新的经验，他们拒绝接受或歪曲合理的结果，拒绝修正或放弃已不再有用的旧理论；还有一些个体的构念过于松散或灵活，思维混乱，他们没有一致的行为模式，其价值观也飘忽不定。因此，不健康的个体不能适应现实世界。凯利认为，人类体验到的威胁、恐惧、焦虑和内疚是认知不协调的结果，也是个人构念太坚固或太松散的反映。凯利认为，当构念被动摇时就感到威胁，或者构念偶然发生重组时就会感到恐惧。当威胁或恐惧使人感到不安时，个体就会产生心理失调。凯利认为，当个体在证实个人构念、预测未来事件、控制环境上有困难时，就会产生困扰。个体在经历新事件时之所以会感到焦虑，是因为该经验在他们的构念适用范围之外，这种焦虑是正常的。但当个体不能忍受矛盾的构念或个体的构念系统崩溃时，就会出现精神病理性焦虑。当个体的行为表现与对自己身份的感觉不一致时，就会感觉到内疚；当人们难以驾驭困扰时，就需要诸如心理治疗之类的外在帮助。治疗者的任务是帮助患者修正他们的个人构念系统，提高预测的效果。凯利创建的"固定角色治疗技术"，就是让患者假设自己是另一个人，在角色扮演过程中发现原有构念的问题，找到新的个人构念，减少自己生活中的不确定性。

认知心理学采用信息加工的观点来解释人们的认知过程，对心理治疗领域产生了深刻的影响。它启迪了临床心理学家从认知的角度来考虑心理障碍的成因、干预与治疗，提出了认知治疗理论及方法和技术。认知疗法是目前发展最迅速的一种心理治疗方法，它吸收了行为治疗、患者中心疗法等的合理内涵，在治疗抑郁症、恐怖症、成瘾行为、人际关系障碍等各种心理和行为问题上取得了令人瞩目的效果。认知理论同许多其他心理学理论一样也不能解释或解决所有的心理问题，尤其是把人看成是计算机式的信息加工系统，用计算机的信息加工原则解释人的认知，很难体现人的自然属性和社会属性。

第五节　其他理论观点

一、心理生物学理论

随着现代医学和生物学的发展，心理生物学研究正在医学心理学中起到越来越重要的作用。心理生物学研究的特点是采用严格的实验设计、客观的测量手段和可靠的数理计算，能准确地揭示心身之间的某些本质联系。另外，由于技术的先进性，心理生物学的研究也更加具有前沿性。

大批生物学学者和心理学学者进行了心理生物学研究，其核心是生理因素与心理因素的相互影响。早期的研究集中于脑功能区与脑机制的研究，即心理功能与脑的位置的对应关系与发生机制，包括感觉功能区、记忆功能区、情绪功能区、情绪相关研究、心理变量与生物学变量相关研究。现代的研究已经从对脑的研究发展到生理机制对心理的影响，包括中枢神经递质、神经内分泌、神经免疫学、遗传学、神经影像学等领域的研究。

1. 脑功能区研究

（1）感知觉的脑功能区　20世纪，英国神经病学家杰克逊（J. H. Jackson）关于感觉障碍的脑机制的心理学研究、苏联心理学家鲁利亚（A. R. Luria）对大脑功能的分层定位研究，肯定了大脑皮质中央沟后部区域的损伤与感觉障碍的相关性，为感觉障碍的脑机制研究奠定了心理学基础，并为临床对感觉障碍进行精确定位提供了有利的依据。

（2）记忆脑功能区　研究者试图发现与不同种类、不同形式的记忆及不同的记忆过程相应的神经生理解剖学的位置，对边缘系统包括海马结构在记忆中的关键作用达成了共识。

2. 情绪相关研究

（1）情绪丘脑说　美国生理学家坎农于 20 世纪 20 年代在生理学实验研究的基础上提出了情绪的丘脑假说，该理论认为情绪的控制中枢在丘脑。他还提出了紧急反应（emergency reaction）概念和机体内平衡（homeostasis）理论，即当个体处于恐慌、饥饿等紧急状态时会引起肾上腺皮质激素的分泌，同时通过交感－副交感神经的协调调节使机体保持内环境的平衡。与此同时，俄国巴甫洛夫学派经过长期的研究提出了情绪的动力定型和高级神经活动学说，认为高级神经活动控制情绪并调节内脏功能，进而提出了皮层内脏相关学说。

（2）应激学说　20 世纪 30 年代，加拿大生理学家塞里（H. Selye）通过实验提出应激学说。塞里指出，当机体遭受外界各种不良刺激时就会产生一系列的非特异性反应，即一般适应综合征（general adaptation syndrome，GAS），由此创立了著名的应激学说。根据这一假说，个体对外界紧张性刺激首先表现为警戒反应，之后是适应或抵抗期。如果应激源持续存在，则进入衰竭期，个体出现头痛、血压升高等躯体症状，并可导致心身疾病的产生。

（3）情绪中枢说　20 世纪 40 年代，赫斯（W. Hess）首先利用电刺激的方法研究动物的情绪反应，发现了"情绪中枢"。他发现使用微电流刺激猫下丘脑特定区域可引发出恐惧、愤怒等情绪反应和攻击行为。他的研究带动了寻找"情绪中枢"的热潮。紧随其后，美国生理心理学家奥尔兹（J. Olds）和米尔纳（P. Milner）意外发现了"愉快中枢"，已证明下丘脑存在"性中枢""摄食中枢""饱食中枢"和"兴奋中枢"等。这些"情绪中枢"的发现为中枢控制情绪的假设提供了丰富的证据。

3. 心理变量与生物学变量相关研究　美国精神科医师沃尔夫（H. G. Wolff）是人类心理生物学研究的代表人物，他的研究在心身医学的发展中起了重要作用。他在 1943 年出版的《Human Gastric Function》这本书中阐述了人类心理变量和生物学变量之间的关系，探讨了心理社会因素与生理因素相互作用对人类健康的影响。其最大的贡献在于：在研究中对心理变量定量化，并客观地测量所观察的生理和病理学变化。

4. 中枢神经递质的研究　研究证明，多巴胺（DA）、去甲肾上腺素（NE）、5－羟色胺（5－HT）、乙酰胆碱（Ach）、γ－氨基丁酸（GABA）、谷氨酸（Glu）等经典的神经递质在正常和异常的心理活动中发挥了作用。中枢 DA 功能与人类的心理活动关系非常密切，中枢特别是中脑边缘系统 DA 功能过高可能与精神分裂症的阳性症状有关，而前额叶 DA 功能不足则可能与精神分裂症的阴性症状有关。而在重性抑郁障碍时可能有中枢 NE 功能不足，尤其是在双向情感障碍的抑郁状态时有 NE 代谢产物 MHPG 的排泄减少。5－HT 的正常功能对维持人类精神活动的正常有重要的作用。药理学研究显示，重性抑郁障碍、强迫性神经症、焦虑症和惊恐障碍及进食障碍都与中枢某些通路 5－HT 功能不足有关，而精神分裂症则可能是由于中脑边缘系统和前额叶 5－HT 功能过高。中枢 Ach 参与大脑的学习和记忆功能，在阿尔茨海默病（AD）时中枢 Ach 神经元发生退行性改变而导致其功能不足。

5. 神经内分泌的研究　神经内分泌与大脑功能密切相关。其中下丘脑、垂体和靶器官之间构成的几个轴起到了重要的调节作用，包括下丘脑－垂体－肾上腺轴（HPA 轴）、下丘脑－垂体－甲状腺轴（HPT 轴）、下丘脑－垂体－性腺轴（HPG 轴）。

（1）HPA 轴对应激的影响　由下丘脑所释放的促肾上腺皮质激素释放激素（CRH）、垂体所释放的促肾上腺皮质激素（ACTH）、外周器官肾上腺皮质释放皮质醇都与应激调节有关。现代研究已证明，处于紧急状态时血中 ACTH 的升高主要是由于下丘脑的室旁核释放 CRH 引起的。

脑对应激的调节主要通过：①激活脑干青斑核交感神经－肾上腺髓质轴而释放儿茶酚胺；②兴奋下丘脑－腺垂体－肾上腺皮质轴而增加糖皮质激素的合成和分泌。同时，脑边缘系统如海马、内嗅皮质、扁桃体等也参与应激的调节。

（2）HPT 轴对痴呆的影响　该轴中由下丘脑所释放的激素是促甲状腺激素释放激素（TRH）对神经元的兴奋性、行为和神经递质的调节，特别是对中枢隔区、海马胆碱能系统和黑质－纹状体 DA 系统的调节有直接作用，而胆碱与老年痴呆直接相关。

（3）HPG 轴的综合影响　该轴所释放的性类固醇在个体出生后与心理和社会因素共同作用于性的发育。各种雄性功能不足状态使攻击性和性动力不足，而补充雄性激素可提高攻击性和性行为。而月经前及产后的情感改变可能与雌激素水平的改变有关。此外维持生理水平雌激素还具有神经保护作用，能够增强乙酰胆碱神经元对皮层和海马的投射，减低胆碱能神经元损害所伴随的认知障碍。此外催乳素（PRL）、生长激素（GH）、缩胆囊素（CCK）、血管紧张素（VAP）等也具有重要的神经内分泌功能，影响着正常与异常心理的发生发展过程。

6. 神经免疫学的研究　研究表明，心理因素和神经－内分泌－免疫系统密切相关。神经内分泌系统在机体应激过程中对免疫功能进行着调节。早期关于应激反应的研究发现，长久的应激可严重影响免疫功能，引起肾上腺增大，伴随胸腺和淋巴结的退化。应激过程中 HPA 轴可以改变外周糖皮质醇水平，从而可以进一步改变各种主要免疫细胞的反应性。几乎所有激素，包括神经激素和神经调节激素都在应激的作用下进一步影响免疫功能的不同方面。

心理因素对免疫系统的影响很大，如亲人亡故这样的负性生活事件可使 T 细胞对植物血凝素的转化反应和 NK 细胞的活性受到抑制，是使恶性肿瘤发病率升高的部分原因。许多重性精神疾病也常伴发免疫功能的改变，如情感障碍、精神分裂症、酒中毒、阿尔兹海默病、孤独症等。使用精神药物也可使免疫细胞数目和功能发生改变，许多精神药物对各种免疫功能都有不同程度的抑制作用。

7. 遗传学的研究　一般认为，精神疾病与多基因遗传密切相关。如果某种疾病是由一系列遗传易感基因的积累而引发，那么与患者的血缘关系越近，可能带有相同易感基因的概率就越大，发病率也越高。反之，如果某种疾病在患者亲属中的患病率随亲属级别升高而升高，也可以作为该疾病遗传背景的证据。

目前常用的遗传学研究技术和方法包括：分子杂交、聚合酶链式反应（PCR）、基因组扫描、关联分析和连锁分析、基因芯片及动物模型等。可用于对阿尔茨海默病、精神分裂症、情感障碍和注意缺陷障碍等多种精神障碍的遗传基础的研究。

疾病遗传学研究的最终目的是为了对疾病的预防和治疗。基因治疗在精神疾病中的应用还处于非常初期的探索阶段，但随着技术的发展，它可能成为治疗精神疾病的重要手段。

8. 脑影像技术　目前用于进行脑定位、脑功能、脑代谢及某些精神异常机制研究的脑影像技术主要包括磁共振成像（MRI）、功能性磁共振成像（fMRI）、磁共振弥散张量成像（DTI）、磁共振波谱成像（MRS）、正电子发射断层摄影（PET）和单光子发射型计算机断层仪（SPECT）等。

MRI 广泛应用于医学领域，在心理学领域中也得到了运用。这种技术可以用来测量大脑的灰质体积与密度等。

fMRI 是一种以 MRI 研究活体脑神经细胞活动状态的新技术。此技术被应用于很多心理活动的脑功能研究，如语言、感觉、运动、情绪等。

DTI 用于脑白质的连贯性研究，其用途不仅在于研究健康组织的结构及功能，而且对探讨某些影响组织结构连贯性的疾病如精神分裂症、抑郁症等也有重要意义。

MRS 提供了进行非侵入性研究组织的生物化学成分的能力，而 SPECT 和 PET 仍然是受体配体研究的重要手段。

9. 神经电生理及其他研究 目前的神经电生理研究方法主要包括脑电图及相应的睡眠脑电图、脑地形图、诱发电位等，主要用于探索各种复杂的心理活动（如准备、期待注意、动机及觉醒等）的神经电生理的基础。

心理应激测试术（MST），即以心理作业（如问题解决、信息处理、心理主动、情感状态、厌恶或痛苦等作业）为应激源，同时配合各种生物参数的记录，主要用于系统的心理生理学研究。

心理生物学越来越丰富的研究成果及其相应的有关理论和方法，有助于阐明多种疾病，特别是心身疾病的发生发展机制，并为其诊断、治疗、康复和预防提供科学依据。但是，由于人的心理活动是生物、社会和多种其他因素交互作用的产物，而心理生物学侧重于生物科学的研究手段，以心理生物学的研究结果和生物学的理论观点来全面解释复杂的心理现象和心身关系还是有一定的局限性。所以，采用社会因素和生物因素并重的多层次、多学科的综合研究将逐渐成为一种趋势。

二、森田疗法

森田疗法（Morita therapy）于 1918 年由日本慈惠医大的森田正马教授创立。森田疗法是森田依据亲身经历和 20 年治疗神经症的临床经验发展起来的具有鲜明东方文化特色的一种临床技术。由于该疗法在临床实践中效果明显，逐渐得到了精神医学家的承认，并受到欧美医学界同行的重视。后来森田的继承者对该疗法进行了不断的修改和发展，修改后的森田疗法被称为新森田疗法。森田疗法的理论根据如下。

（一）神经质

森田将身体和心理方面不适的状态称为神经质，相当于现在的神经症。森田理论认为，人人都有自我内省、理智、疑病的倾向，当这种倾向强烈时，就会成为神经质。神经质缘于先天性素质的改变，先天性素质的改变受环境的影响。

（二）疑病素质

森田认为，发生神经质的个体具有疑病倾向，他们对身体和心理方面的不适极为敏感，这种过敏感觉又会促使其进一步注意和体验这种感觉，并产生苦恼，主观上感觉自己有病。但这种疑病素质也会随着环境的变化而变化。

（三）精神交互作用

森田疗法的核心理论是精神交互作用说。精神交互作用是指对某种感觉的注意集中，当个体的注意集中于某种感觉时就会使该感觉处于一种过敏状态，这种感觉的敏锐性又会使注意力越发集中，并使注意固定在这种感觉上，这种感觉和注意相结合的交互作用，就越发增大其感觉，这一系列的精神过程，称为精神交互作用。感觉和注意的交互作用，是神经症形成的原因。

（四）生的欲望和死的恐怖

森田认为，神经质的个体"生的欲望"过分强烈。"生的欲望"是指自我保护、食欲等本能欲望，以及被人尊重、获得社会承认等社会欲望。而"死的恐怖"则是指神经质的人在追求欲望的同时，害怕失败、害怕生病和对死亡的恐怖。

根据以上假设，森田提出治疗神经症的原则：

1. "顺其自然"　森田疗法的基本治疗原则是"顺其自然"。顺其自然就是接受和服从事物运行的客观法则，要求患者正视自身的消极体验，接受各种症状的出现，不强求改变，把心思放在应该去做的事情上。这样，患者的消极体验发展到顶点，就会自然减轻、消退。

2. "为所当为"　森田疗法所指的"为所当为"就是要求患者把心思放在应该做的事情上去，坚持日常工作和活动，而不去考虑自身感受如何。

【复习思考题】

1. 简述人格结构理论的分类及功能。
2. 简述人本主义理论。
3. 认知和情绪是如何相互影响的？
4. 简述贝克的认知行为治疗假说。
5. 简述森田疗法。

每个人都有着独一无二的毕生发展历程（Life Span），从儿童期到老年期，每个阶段都有着不同的人生任务。了解心理发展与心理健康的关系、维持和促进心理健康，是应对各阶段人生挑战的重要途径。

第一节 概　述

一、心理发展与生命周期

（一）心理发展概述

个体的发展，首先是生理的发展，即从受精卵长成几公斤重的婴儿，40周的变化几乎穷尽了人类进化的全过程。而要探讨人的全程发展，就必须涉及人的心理发展。心理发展（mental development），是指个体从出生、成熟、衰老直至死亡的整个生命进程中所发生的一系列心理变化。心理发展一般具有以下4个基本特征：

1. 连续性与阶段性　在心理发展过程中，当一些代表新特征的量累积到一定程度时，就会取代旧的特征而处于优势的主导地位，表现为阶段性的间断现象；而后一阶段的发展总是在前一阶段的基础上发生的，而且又引发了下一阶段的新特征，呈现出心理发展的连续性。

2. 定向性与顺序性　在正常条件下，心理的发展总是具有先后顺序；尽管发展速度可以有个别差异，或快或慢，但发展的方向是不可逆的，也不可逾越。

3. 不平衡性　心理的发展可以因进行的速度、到达的时间和最终达到的高度而表现出多样化的发展模式，一方面表现出个体的不同系统在发展的速度上、发展的起讫时间与到达成熟时期上的不同进程；另一方面也表现出同一机能特性在发展的不同时期有不同的发展速率。

4. 差异性　每一个人的心理发展总要经历一些共同的基本阶段，但发展的速度、最终达到的水平，以及发展的优势领域又往往是千差万别的。

（二）心理发展的基本观点

曾经有学者提出，人的实质性发展在生命刚刚开始的那几年就完成了，之后的成长变化只是对生命发展状态的充实。现在很少有人会认同这种观点，而毕生发展的理念已被广泛认可。德国心理学家巴尔特斯（P. B. Baltes）阐明了毕生发展观的基本思想：①个体的发展是一个整体发展的过程，它包含了生理、认知、社会性各个方面的发展。②发展具有多维性和多样性，发展的内容、路线、模式、机制和结果是多维的、多样的。③发展由获得和丧失的结合组成，任何年龄阶段都包含获得和丧失两个方面。④发展具有很大的个体可塑性。⑤心理发展受多种因素的影响。

每个人的生命旅程各不相同，有人一帆风顺，平步青云；有人怀才不遇，郁郁而终。但每个人的生命旅途又非常相似，都要经过婴幼儿期、儿童期、青少年期、青年期、中年期和老年期几个阶段。心理学研究的毕生发展问题涉及从生命孕育到死亡全过程中行为与心理的发展和变化。每个人的一生都有很多发展的里程碑，都是对个体发展有决定性作用的重要事件、变化的标志或生活的转折点，其中包括毕业、第一次求职、结婚、生子、父母亡故、自己当了爷爷奶奶、退休、死亡等。而无论是婴幼儿期、儿童期，还是青少年期成年期，个体发展基本状况始终与其心理健康密切相关。

（三）生命周期概述

目前，生命周期（life cycle）是一个跨学科的综合性术语，在生物学、经济学、管理学和心理学等学科中均有论述，亦有学者称之为全生命周期。从发展心理学视角而言，其内涵涉及毕生发展、生命全程、生命历程等概念，可以理解为"由生到死（from womb to tomb）"的整个生命过程。人的生命周期始于生殖细胞结合，直至生命结束，包括孕育期、成长期、成熟期、衰老期直至死亡的整个过程。中外学者都认为，应从整体上将人视为一个系统，把各年龄阶段或发展状态整合为一个总体。传统中医学历来重视天人相应、五脏一体、形神合一等整体论。在发展心理学领域，霍尔 G. S. Hall 最早开始探索生命全程发展，将研究范围拓展到老年期。荣格 C. G. Jung 也对毕生发展研究作出了突出贡献，提出了前半生和后半生分期的思想，对成年期的中年危机及老年临终心理都进行了卓有成效的探索。后期埃里克森 E. H. Erikson 提出心理社会发展（psychosocial theory）的八阶段论（见表 4 - 1），认为个体发展受到社会文化的影响，生命历程心理学或者说生命周期心理学由此而来。

2016 年全国卫生与健康大会上发布的《"健康中国 2030"规划纲要》明确指出要把人民健康放在优先发展的战略地位，努力全方位全周期保障人民健康，第一次将全生命周期健康纳入国家战略，为健康中国建设提供了理论指导。党的十九大和二十大持续重视人民群众的全生命周期健康，强调生命周期健康管理应从健康影响因素的广泛性、社会性、整体性出发，以人的生命周期为主线，对婴儿期、幼儿期、儿童期、少年期、青年期、成年期、老年期等不同阶段进行连续且有阶段侧重性的健康管理和服务，综合看待健康管理。尤其是当前我国面临人口老龄化的挑战，逐渐增多的老年人口和年轻人口减少带来了社会主体结构变化，全方位全周期的健康观正是顺应了这一趋势。贯彻预防为主方针，完善全生命周期卫生与健康服务，构建不仅追求身体健康，也追求心理健康、精神健康的"大卫生、大健康"局面。

表 4 - 1　Erikson 的心理社会发展八阶段论

年龄	发展阶段
出生至 1 岁	基本信任对不信任：婴儿从温暖、反应敏捷的养育中获得信任感，感受到世界的美好。若婴儿被忽视或被粗暴对待，则会形成不信任感
1~3 岁	自主性对羞怯和怀疑：学步儿使用新的智力和动作技能，希望自己做决定。父母可以通过允许合理的自由选择、不强迫、不羞辱来培养自主性

年龄	发展阶段
3～6岁	主动性对内疚感：通过假装游戏，儿童尝试做他们能做的那种人。如果父母支持孩子身上表现出来的新的目的感，孩子就能形成主动性，即一种抱负心和责任感。父母过分要求孩子自我控制，就会导致孩子形成过多的内疚感
6～11岁	勤奋对自卑：儿童在学校形成学习能力、与别人合作的能力。当家庭、学校、伙伴中经历的很多负面体验导致无能感时，自卑感就会出现
青少年期	同一性对角色混乱：青少年通过探索价值观和职业目标，形成个人同一性。消极结果是产生对未来成人角色的混乱感
成年早期	亲密对孤独：青年人致力于建立与他人的亲密关系。由于对早期经历的失望，有些人不能与他人形成亲密关系，并处于孤独中
中年期	繁衍对停滞：繁衍意味着养育子女、关爱他人及从事创造性劳动。在这些方面无所作为的人会感觉自己缺少成就
老年期	自我完整性对绝望：如果感觉自己一生经历的一切都是有价值的，就会体验到完整感。对自己的一生感到不满的老年人会恐惧死亡

资料来源：劳拉·E. 伯克（Laura E. Berk）. 伯克毕生发展心理学——从0岁到青少年［M］. 7版. 陈会昌译. 北京：中国人民大学出版社，2022.

二、健康与心理健康

（一）什么是健康

通常，人们会认为身体没有疾病或伤残就是"健康"。随着人类科学文明的不断发展，许多身心疾病成为人类健康的主要杀手，不良的生活方式、心理或行为、社会和环境因素逐步成为影响健康的重要因素。人们对健康的认识不仅仅局限在生理学范畴，心理健康的重要性日益凸显。1948年，世界卫生组织（WHO）明确指出，健康不仅是没有疾病或虚弱，它是一种在躯体上、心理上和社会等各个方面都能保持完全和谐的状态。也就是说，健康至少应包含身体健康和心理健康两方面的含义。

1989年，世界卫生组织提出了21世纪健康新概念："健康不仅是指没有疾病，而且包括躯体健康、心理健康、社会适应良好和道德健康。"并进一步又提出了人的身心健康的八大标准：食得快、便得快、睡得快、说得快、走得快，个性品格良好、处世能力良好、人际关系良好，即"五快三良"。"食得快"，说明胃口很好，对食物不挑剔，证明内脏功能正常；"便得快"，说明排泄轻松自如，胃肠功能好；"睡得快"，说明中枢神经系统功能协调，且内脏无病理信息干扰；"说得快"，表明头脑清楚，思维敏捷，心肺功能正常；"走得快"，证明精力充沛、旺盛，无衰老之症；"个性品格良好"就是性格温和，意志坚强，感情丰富，具有坦荡胸怀与达观心境；"处世能力良好"就是有自我控制能力，看问题客观现实，适应复杂的社会环境，对事物的变迁能始终保持良好的情绪，能保持对社会外环境与机体内环境的平衡；"人际关系良好"就是待人接物能大度和善，不过分计较，能助人为乐，与人为善。

对于人类的健康来说，身体健康和心理健康是相辅相成、缺一不可的。身体健康有益于保持心理健康，心理健康又能促进身体健康。反之，不健康的身体会难以维持心理的健康，不健康心理也会诱发身体疾病。

（二）心理健康概述

1946年，第三届国际心理卫生大会指出，所谓心理健康（Mental Health），是指在身体、智能及情感上与人的心理健康不相矛盾的范围内，将个人心境发展成最佳状态。并指出心理健康的标志为：①身体、智力、情绪十分调和。②适应环境、人际关系中彼此能谦让。③有幸福感。④在工作和职业中，能充分发挥自己的能力，过有效率的生活。我国学者认为，心理健康的人应是一个适应与发展良好的人，是一个心理机能健全的人。心理健康的人在与环境的互动中，其心理活动过程能够有效地反映现实，解决面临的问题，达到对环境的良好适应并且指向更高水平的发展。虽然到目前为止仍然没有一个全面而确定的心理健康的定义，但可确定的是，这些关于心理健康的看法都认识到并强调个体的内部协调和外部适应，都把心理健康看作是一种内外调适的良好状态。换言之，心理健康就是在身心和谐作用下，给个体带来的一种主观幸福的体验。

（三）心理健康的标准

要判断一个人的心理是否健康，就涉及心理健康的标准问题。由于不同理论学派、不同专家学者对心理健康的认识不同，因此，国内外学者所提出的心理健康标准也各不相同。美国心理学家马斯洛（A. Maslow）认为，心理健康的人是具有自我实现的人格特征的人。所谓自我实现的人，就是精神健全、能充分开拓并运用自己的天赋、能力、潜质的人。

他认为应从15个方面去衡量一个人的心理是否健康：①洞察现实生活的能力强；②接受自我、接受他人、接受自然；③个体行为是自发的和自然的，很少做作；④注意力主要集中在自身以外的问题上，而不太关心自身；⑤在社会中是超然独处、最有个性的人，同时也是最合群、最友好的人；⑥通过激发个体的潜力及潜在的资源来达成自我满足，而非依赖于外界条件；⑦善于欣赏生活，常保持新鲜感；⑧常有高峰体验；⑨对人类怀有很深的认同、同情和爱的情感，具有帮助他人的真诚愿望；⑩心理健康的人有良好的人际关系；⑪不注重阶层、种族和教育程度等的差别，乐于虚心拜能者为师；⑫有很强的伦理道德观念，是非分明，敢于对自己的行为负责，不文饰错误；⑬有幽默感；⑭有创造性；⑮能抵制社会文化的诱惑和限制。

国内学者也从多方面对心理健康的标准进行了界定，其中争议较少的观点认为，应基于精神医学研究，以病因与症状存在与否为标准，有临床症状或病因即视为异常。

值得注意的是，心理健康是一个动态、开放的过程，心理健康与心理不健康之间也没有绝对的界限。心理健康的人，在特别恶劣的情境下，也会出现某些失常行为。判断一个人心理健康与否，需要结合具体情境从整体上去综合评估其经常性的行为方式。

（四）心理健康与疾病的关系

临床医学和心理学研究一致认为，心理和社会因素对身心健康有着十分重要的影响。有学者说，"健康的一半是心理健康，疾病的一半是心理疾病"。研究发现，超过75%的疾病由心理因素引发，所谓"病由心生"。我国传统的中医理论认为，人的"七情"，即"喜、怒、忧、思、悲、恐、惊"七种情绪，与身心健康有着密切的关系。《素问》中说，"心在志为喜""肝在志为怒""脾在志为思""肺在志为忧""肾在志为恐"。不同心理情绪可直接影响人的不同脏器，从而影响人的健康状况，心理与健康的关系表现在"阴阳五行""经络气血"等方面。现代心理学研究认为，积极情绪，如幸福、爱慕、愉悦、希望等，能让人们感觉到生活充实富有意义；消极情绪，如恐惧、焦虑、愤怒、悲伤等，能让人们失去生活的存在感，变得无助失落。同样，机体疾病又会反过来对个体的心理和情绪产生影响。研究发现，几乎所有的癌症患者，病程中都会伴随消极情绪的出现。因此，保持健康的心理，建立积极的应对方式和健康的生活行为方式，是保障身心健康的重要条件。

第二节　儿童期心理发展与健康

发展心理学一般按年龄阶段将个体的发展划分为若干连续的阶段，或称为若干个"期"。一般认为，从怀孕开始到出生为胎儿期；胎儿出生后直到上幼儿园，是婴儿期；幼儿园阶段为幼儿期；小学毕业是儿童期。即 0～3 岁为婴儿期，3～6 岁为幼儿期，6～12 岁为儿童期。

一、胎儿期及婴儿期

从受精卵开始到胎儿出生为胎儿期，大约 280 天。胎儿在子宫内生长发育要经历胚种期（0～2 周）、胚胎期（2～8 周）和胎儿期（8 周至出生）几个阶段的发展。影响胎儿健康发育的因素主要是母亲的自身条件：①孕妇的年龄。女性最佳生育年龄一般是 20～35 岁。此时，女性发育完全成熟，有利于胎儿发育，分娩风险小，40 岁之后对孕妇和孩子都有一定的风险。②孕妇的体重。高于标准体重 25% 的孕妇怀孕期间易患高血压，而低于正常体重 25% 的孕妇，胎儿可能出现营养不良。③孕妇的身高。孕妇身高低于 140cm，会因为骨盆过小而限制胎儿生长，并有可能导致难产。④怀孕史。有 4 次以上孕史的，再次怀孕会有更多的危险性。⑤孕妇的营养状况。早期孕妇营养不良有可能导致胎儿生理缺陷，后期营养不良也可能导致低体重儿或死胎。孕妇的营养状况对儿童出生后的智商也有明显影响，需要注意补充足够的蛋白质、维生素和矿物质。⑥孕妇的情绪状态。短期的极端情绪不会对儿童造成伤害，强烈的、长期的消极情绪则可能会导致儿童以后的精神问题，如各种病态人格。⑦孕妇的疾病。许多病毒能透过胎盘的保护屏障影响胎儿。⑧药物等影响。药物会对正在发育中的胎儿有潜在影响，孕妇用药一定要小心谨慎。酒精能抑制胎儿大脑的增长和脑功能的发展。孕妇吸烟会妨碍胎儿正常供氧，从而减慢胎儿的新陈代谢和正常发育。

婴儿期的年龄范围是 0～3 岁，这是儿童生理心理发展最迅速的时期。这个阶段心理发展的主要特点是：婴儿期的动作发展非常迅速，这对心理发展具有重要意义。同时，婴儿的感知觉快速发展，在此基础上，婴儿的注意和记忆能力不断提高。这一阶段也是言语发展的重要时期。与此同时，社会性也逐渐发展起来。婴儿期的主要任务是解决儿童的自主性、独立性发展，初步学会遵守生活规则和社会规范。

依恋是婴儿社会性发展的一个重要方面。安斯沃斯（M. Ainsworth）用"陌生情境"技术对亲子依恋进行研究，把婴儿分为三种类型：①安全型（约占 70%）。母亲在时积极地探索环境，在与母亲分离后明显感到不安，母亲回来后立即寻求与母亲接触。②回避型（约占 20%）。母亲在时对探索不感兴趣，母亲离开也没有多少忧伤，母亲重新返回时，常常避免与母亲接触，对陌生人也没有特别的警惕，但常常采用回避和忽视的态度。③矛盾型（约占 10%），也称反抗型依恋。母亲在时表现得非常焦虑，不在时则非常忧伤，母亲返回时试图留在母亲身边，但对母亲的接触又表示反抗，对母亲曾经的离开非常不满。

关于婴儿依恋的研究表明，早期的安全依恋对个体的智力、性格、情绪及人际等社会适应有着积极的促进作用。而不安全型的孩子往往会表现出社会适应不良。行为主义者指出，儿童通过条件反射建立对母亲的依恋。哈洛（H. F. Harlow）对恒河猴的研究表明，先天动机、接触性安慰在依恋发展过程中比条件作用更为重要。良好的依恋关系与后期健康适应有着较高的关联。

二、幼儿期

幼儿期的年龄范围是 3～6 岁，游戏是这一时期儿童的主导活动。幼儿期是儿童口头言语发展的关键期，这一时期的思维活动以具体形象性为主导，具有自我中心性特点，儿童的个性倾向性开始形成。幼儿期的主要任务是发展儿童的想象力和创造力。儿童在形成想象力的过程中，创造力及创造的欲望、动机开始形成，人一生创造力的基础开始奠定，儿童的自信心开始形成，如果这个阶段发展不良，儿童今后就会体验到更多的自卑感。

三、儿童期

儿童期的年龄范围是 6～12 岁。从这时开始，儿童要开始尝试一种更有挑战的变化——上学，接受学校教育。这一时期的发展中，父母的教养方式、学校环境、同伴交往等会对儿童的发展带来不可忽视的影响。

（一）儿童期的生理心理发展特点

身高和体重是衡量儿童生理发展状况的重要指标，标志着内部器官和相应系统的成熟。小学阶段儿童的身高年增长 4～5cm，体重年增加 1.5～2.5kg，是相对平稳的过渡期。伴随神经细胞结构的复杂化和神经纤维的伸长．儿童的脑重量逐渐增加，6～7 岁达到 1280g，9 岁约为 1350g，12 岁约为 1400g，达到了成人的平均脑重量。在这一时期，儿童大脑皮层的额叶体积增大最为明显，而额叶的发展与记忆、抑制、思维等有密切关系。在思维方式上，从以具体形象思维为主的思维方式过渡到以抽象逻辑思维为主要形式，但仍主要与感性经验相关，具有很大成分的具体形象性。同时，儿童的感知觉也日益增强，观察力显著提升。这一阶段，也是自我意识发展的重要时期。

（二）儿童期的心理健康

儿童期是心理素质培养和人格塑造的关键时期，也是各种心理健康问题的多发阶段。如果不及时、有效地对儿童存在的心理健康问题给予相应的干预，极易引起严重的心理问题，而且儿童期的心理健康问题往往会持续到成年时期，影响其学业成就、生涯发展和社会交往，给家庭和社会带来极大的影响。

儿童心理健康问题的影响因素有：①先天因素，又叫生物学因素。研究表明，早产及孕妇吸烟或饮酒对儿童心理健康影响明显。还有研究表明，某些早期患有高热惊厥、头颅外伤的儿童和患有慢性疾病如哮喘、癫痫、糖尿病的儿童会更容易具有行为、情绪问题和精神障碍。②自然环境。儿童出生后，自然环境对儿童的身体和心理都有明显的影响，良好的自然环境有助于儿童健康成长，而环境污染、生态破坏则会损害其身心健康。③家庭环境。家庭状况对儿童健康的影响极为显著，融洽的家庭环境能促进儿童的身心发展，而长期暴露于家庭逆境的压力会损害儿童身体心理的健康发展。研究发现，儿童心理健康问题与单亲家庭、父母间的冲突、家庭破裂、家里人口多或过度拥挤、父母有精神疾病、社会经济地位或家庭暴力史等都有着密切联系。④学校环境。儿童大多时间是在学校度过的，学校环境是儿童生理发展、知识技能获得和社会性发展的重要场所，是儿童社会生活的一个重要组成部分，它包括学校的纪律、师生关系、同伴关系等。有研究显示，校园霸凌事件与青年早期的心理障碍密切相关，童年时期的被欺负者在成年后更容易出现情绪焦虑症、忧郁症，甚至会导致自杀和反社会行为，而经常欺负他人的儿童在成年后较正常人的反社会行为和暴力犯罪率更高。⑤社会环境和社区环境。社会环境是指除核心家庭、学校环境以外的儿童活动环境，主要包括社区环境和社会文化。社区环境是对家庭所居住的环境的统称，包括社区资源、关系、规范和集体效能，是影响儿童心理发展的重要因素。研究发现，好的社区环境与儿童青少年的学校准备和学业成就呈正相关，差的社区环境与情绪和社会适应呈负相关，目睹社区暴力与儿童内化性问题和外化性问题有密切的关系。

儿童心理健康的策略主要有：①注重优生优育。从优生优育优教开始，进行心理健康宣传引导，充分考虑各种因素对儿童心理健康的影响作用。②注重家庭教育。父母在家庭生活中扮演的角色最直接影响着儿童的心理健康。父母应以身作则，多示范、少说教、讲民主，尊重儿童的独立人格。和谐的家庭气氛、适宜的物质环境和心理气氛都会对儿童心理健康的发展产生影响。③注重儿童心理适应性的培养。循序渐进培养儿童的生活、学习、劳动、人际交往、独立思考及判断问题等各方面的能力。④注重儿童的社会交往。入托、入园、入学，过集体生活，多接触社会，参加各种集体活动，有利于儿童的身心健康成长。⑤注重预防和及早发现儿童心理偏差。儿童成长过程中，因遗传和环境因素的影响可能会出现一些心理偏差，家长要注意观察，及时发现问题并采取措施。⑥注重优化儿童成长的社会环境。合理利用电视、互联网等媒体资源，创造有利于儿童健康成长的舆论环境，对侵害儿童权利的现象加强监督。

第三节　青少年期与青年期心理发展与健康

一、青少年期

青少年期一般是指 12～18 岁，是儿童期与青年期之间的成长阶段，也是一个生理和心理急剧发展变化的过渡时期。青少年阶段是个体生理走向成熟，个性心理逐步形成的时期，是人生至关重要的"过渡期"。

（一）青少年期生理心理发展特点

1. 青少年期的生理发展特点　个体一生都会经历两个生长发育的高峰期：一是从受精卵开始发育至一岁左右；二是出现在 10～18 岁之间，即青少年阶段。这一阶段的生理发展特点是：①身体发育出现成长加速的现象，身高、体重、肩宽、胸围等都在快速增长。②性功能迅速成熟，出现成熟加速的现象。主要标志是第一性征和第二性征的显现。第一性征是指生殖器官的改变，以及由生殖器官改变而产生的相关身体变化。在这一时期，女生出现月经，男生的睾丸增大并出现遗精。第二性征是指在生殖器官之外所产生的身体变化。在这一时期，女生乳房隆起、臀部增大，男生出现体毛、声音变粗。需要指出的是，一般女生比男生的青春期要早开始并早结束 2～3 年。而且，随着时代的发展，青少年青春期发育和性发育年龄也不断提前。

2. 青少年期的心理发展特点　青少年阶段，个体的认知能力会进一步发展，智力接近成熟，抽象逻辑思维从"经验型"向"理论型"转化，开始出现辩证思维，逐步形成了独立思考的方式。同时，自我意识不断发展，并呈现出一定的矛盾性。一方面，能够体会到成长带来的生理心理变化，渴望自我独立；另一方面，又离不开家庭在经济上和情感上的支持，呈现出依赖性。这种生理发展水平与其心理成熟水平会形成很大的落差，往往会造成其心理上的成人感和幼稚性并存的矛盾，从而使青少年的心理具有明显的不平衡性和矛盾性，情绪波动性大，容易出现极端情绪。此外，性意识觉醒，渴望了解、接触异性，但受社会文化道德等因素的影响，会出现性意识与社会规则的矛盾。

（二）青少年期的心理健康

青少年期生理急剧变化，身体迅速发育，体型改变，第二性征和性冲动出现，月经和遗精引起的不安和羞怯难以言表，青少年需要根据这些变化重新认识自己，形成新的自我意识。随着生理上的迅速成长变化，青少年会出现许多心理困惑和烦恼，易发生适应性危机，甚至出现心理疾病，通常青少年期是心理疾病的高发时期。

对于青少年而言，要处理好"成长的烦恼"，首先要直面人生的四项主要任务：①解决独立的需要。青少年既对生理上的成熟感到自豪，又渴望留在童年，希望继续得到父母的呵护宠爱。独立就意味着脱离家庭，但他们又不能割断与父母的联系。这时候，青少年与父母的关系就极易变得紧张，因而他们会选择与同龄人为伴，而且会经常挑战和反抗成年人的权威。②应对学业的压力。青少年面临繁重的学习压力，作业负担过重、考试频繁、朋辈竞争、人际关系不良，以及老师的批评和惩罚、父母的期望与要求等，往往会引发强烈的应激反应。应对不当可能出现焦虑、抑郁等心理疾病，以及头痛、失眠、心慌、胸闷等生理症状。③处理性意识的增强。青春期性意识觉醒后，生理变化会引起青少年的羞怯和紧张，甚至不安。青少年需要学习如何处理性冲动，学会如何与异性交往，并为以后的恋爱婚姻做好准备。④树立价值观的需要。青少年阶段是个体一生的关键期。青少年缺乏社会经验，易受外界的诱惑，对自己身体和心理的变化惊奇不已，而对人生道路上的种种困难并未做好充足的心理准备。

开展青少年阶段的心理健康教育应着力从以下几个方面入手：①探索自我，建立自我同一性。根据个人的生活学习方式，探索自己的性格和行为特点，发现自身稳定的人格特点。埃里克森（E. H. Erikson）认为，青少年阶段的关键是要解决自我同一性的问题，克服同一性混乱。他指出，如果青少年在此阶段不能获得自我同一性，则会产生"角色混乱"及"消极认同"。青少年要学会正确地认识过去、现在、将来的"自己"，并积极思考"自己将会怎样"。②获得青春期的知识，了解与身体、生殖有关的事情，逐步消除对性的神秘感，在此基础上树立起科学的性观念。家庭、学校和社会也要帮助青少年养成良好的性道德行为习惯，并做好对性犯罪的预防教育。③加强人际交往。青少年对父母依赖程度逐渐减少，准备成为一个独立的社会成员进入社会生活，这一过程称为"社会化"。加强人际交往，促进社会化，有助于青少年处理好与家庭的关系，同时亦可帮助青少年培养个性。④寻找合适的情绪表达方式和掌握社会规范的有关知识，树立正确的价值观和人生观。家长和老师应善于理解、帮助青少年，鼓励他们面对来自学业和人际交往的困难，让他们认识到要想成为一个有技能的成年人，获得充实的社会生活，需要通过学习来发展和完善自己。

简言之，家庭、学校和社会需要理解青少年的生理心理需要。生理上，青少年应注意加强体育锻炼，均衡营养，以适应身体成长的需求；心理上，青少年需要有人给予指导，需要时间思考，需要找到生活的目标。只有身体健康、心理素质好，才能承受学业和生活的压力，才会形成解决问题的能力和与人交往的能力，才能逐步构建属于自己的完善的社会支持系统，才不易产生心理疾病。

二、青年期

青年期，也称为成年早期，一般年龄 18 ~ 35 岁。在这一时期，个体生理发育已达到成熟，身体健康进入顶峰状态。认知能力、情感和人格的发展也日趋成熟，开始按照自己的生涯规划和生活目标，真正地迈入社会。

（一）青年期心理生理发展特点

1. 青年期的生理发展特点　青年期是生理发展达到成熟的时期，也是生理功能旺盛的时期。在青年期，个体生理发展达到高峰，身高体型日趋定型，运动能力达到人生最强的时期，表现为感觉灵敏度、体能、力量、反应和心血管健康程度都达到了一生之中的最高水平。青年期个体免疫力增强，新陈代谢旺盛，是人一生中发育旺盛、疾病发生率最低的阶段。此外，青年期生殖系统功能完全成熟，具有良好的生殖能力，因而也更容易被性唤醒，形成性冲动。

2. 青年期的心理发展特点　青年期是个体认知能力的最高峰。青年期，虽然个体在获取知识的有效性方面相比青少年期没有更大的发展，但青年期以后个体智力的特点主要体现在对知识的应用上。由于知识的获得及应用在这一阶段形成了良好的有机结合，使得青年期个体智力结构中的诸要素在基本保持稳定的同时，仍向高一级水平发展。在记忆力方面，青年期个体在机械记忆能力上有所下降，但青年期是人的一生中逻辑记忆能力发展的高峰期，其有意记忆、理解记忆占据主导地位，而且记忆容量也更大。此外，在思维方式上，由以形式逻辑思维为主转为以辩证逻辑思维为主，思维更加具有相对性、变通性、灵活性、整合性和实用性。在青年期的最后阶段，创造性思维也达到高峰。青年期还是人格形成与成熟的重要时期，虽然其人格还会受内外环境的影响而发生变化，但总体上越来越稳定，比青少年期更沉稳、平静、自信、乐观和宽容。

（二）青年期的心理健康

青年期是个体真正迈入社会、同时面临不确定因素最多的时期。在这个阶段，个体要经历学业、事业、恋爱、婚姻、社会交往、自我实现等生活事件。一般来说，这一阶段个体以事业的成功和寻找确立亲密关系为特征。通常，个体会从原有的家庭关系中独立出来，组建自己的家庭。此外，大多数青年人在 30 岁左右，会重新明确自己的生活目标。

在诸多成长挑战、生涯发展、生活任务和外界压力之下，青年期也是个体心理疾病的多发期，容易出现各种心理问题。心理学家建议这一阶段应处理好以下几个问题：①处理好恋爱和婚姻问题。择偶时应把学识、能力、修养、性格、为人等不易改变的因素放在首位考虑。婚后注意发掘对方的优点，相互尊重，互相体谅，共同承担家庭责任，不断学习解决家庭问题、维护幸福婚姻的策略，这样感情才会得到巩固。②促进和完善职业生涯。进行职业选择时要考虑自己的人格特点、职业兴趣，明确自己的潜力和优势，不要只考虑经济收入和就业机会。③提高交往能力，正确处理各种人际矛盾。步入社会后，面临的社会关系比学校更为复杂。与人交往时，应尊重他人、待人直诚，努力建立良好的人际关系。同时，要积极参与各种活动，在交往中了解别人，也让别人了解自己。处理矛盾时，相互理解、相互体谅，以豁达大度的胸怀处理各种人际关系的矛盾。④正确认识自己，加强自我心理修养。个体应了解自己的兴趣、能力、人格特征，包括了解自己的长处和不足，正确地评价自我，确立适合自己的目标和追求。遇到挫折不畏惧，不逃避，认识到生活中的挫折是生命成长的一部分，以积极态度看待生活中的变化，不为小事耿耿于怀，淡泊名利地位，提高对挫折的承受力。

第四节　中老年期心理发展与健康

一、中年期

中年期，也称为成年中期，是人生历程中的中间阶段，一般年龄范围是 35 ～ 60 岁。随着生活和医疗条件的改善，人类的平均寿命不断延长。因此对中年期的年龄划分是相对的，对于不同个体来讲，应因人而异。由于中年期时间间隔较长，研究者又将 35 ～ 50 岁称为中年前期，50 ～ 60 岁称为中年后期。中年期是生理的成熟期、心理的稳定期，又是从青年期向老年期转化的过渡时期。

（一）中年期生理与心理特点

1. 中年期的生理特点

中年期是生理成熟的延续阶段，又是生理功能从旺盛逐渐走向退化的转变期。这一阶段的生理发展特点是：①身体变化表现为体重增加，身体发胖，体能下降，头发变白、稀疏，皮肤出现褶皱；各种感觉器官及其功能也在发生变化，脑和内脏器官的功能也逐步走向退化。②"更年期"到来。更年期是个体生命周期中从中年期向老年期过渡的阶段，是生育能力由旺盛走向衰退的时期。多数女性更年期出现在 45 ～ 55 岁期间，也就是绝经前后的一段时期，一般延续 8 ～ 12 年，主要表现为女性第二性征逐渐退化，生殖器官慢慢萎缩，出现潮热、失眠、轻度的焦虑和抑郁等症状。男性更年期一般出现在 50 ～ 60 岁期间，是性器官开始萎缩，性功能由旺盛到衰减的变化过程，主要表现为性功能降低，伴有自主神经功能障碍。更年期是由生理内分泌的改变引起的，许多人对更年期的变化不能适应，女性尤其明显。当然，这些生理变化都是相对的。生活条件、工作状况、身体素质、心理特点等都对生理变化产生一定影响，从而造成个别差异。

2. 中年期的心理特点

中年期的心理发展既有稳定性又有变化性。中年前期多以成熟和旺盛为主；中年后期往往以变化为主，同时还维持某些生理成熟和心理发展平稳的特征。40 岁以后，个体的视敏度和视觉感受性逐渐下降，听觉阈限也随年龄增长而提高。随着年龄的增长，中年期的智力也逐渐发生变化。中年期受神经生理的变化影响，流体智力随年龄增长而缓慢下降，信息加工能力逐步减弱；而晶体智力则随年龄增长继续上升，丰富的经验和积累的知识是晶体智力继续呈上升趋势的基础。中年期的人格结构和自我意识都具有相对稳定性。从个体心理发展的过程看，青年期以前的社会化过程要求个体适应外界社会环境，因而心理活动多指向外部，表现出外倾性。人到中年则开始寻找自我意识的平衡，由于知识和经验的积累，个体往往会更加老练持重，因此，个体的心理发展倾向逐渐指向内部，注重内省。

（二）中年期心理健康

心理学家把中年期看作是一个危机期和再评价期。许多人到成年中期开始将现有的成就与年轻时的梦想对比。一些人在子女离开家庭后会感到十分抑郁（即"空巢综合征"），但随着时代的发展，许多中年人也表现出不断增加的满意感、稳定感和自信心。学者莱文森（D. J. Levinson）认为，中年危机（midlife crisis）是成年期中不同发展阶段之间的过渡期，此时一种生活模式结束了，人们需要在许多新机会中进行选择，表现出对诸多新问题、新情况不能适应而出现的一种心理不平衡现象。在这一阶段，许多人的创造力处于高峰，因此，中年危机对个人既可以是危险也可能是新的机会。理想的中年期应该是再次坚定原有认同的时期、实现长期追求目标的时期、实现真实自我的时期，以及为今后发展和衰老做好准备的时期。

顺利度过中年期，保持心理健康，建议做好以下几项事宜：①增进心理健康意识，做好自我心理保健。尽量减少各种客观环境对心理的不良刺激，同时注意对自己的情绪进行适当的自我控制及调节，注意用适当的方式发泄自己的心理压力。②积极面对现实，将自己的目标同客观现实联系起来，去适应生活中的各种变化，面对现实，不退缩、不幻想、不逃避，以现实的态度对待周围的事物。③主动参与社会活动，处理好各种人际关系，如婚姻关系、亲子关系、工作关系、亲属关系等，以积极、豁达的胸怀面对社会地位、人际关系的改变，适应社会角色的转换。④加强自我心理修养，形成良好的心理素质，培养豁达的胸怀，保持心态平衡。⑤保持自主性，能驾驭变化着的环境，有明确的生活目标，保持进取的心态。

二、老年期

老年期，也称为成年晚期，一般是指60岁以后的人生阶段。这一时期是走向人生的完成阶段，也是生命周期的最后一个阶段。

（一）老年期生理与心理特点

1. 老年期的生理特点

步入老年期，各系统的机能都趋向衰退，具体表现为：①神经系统方面，脑细胞减少，细胞功能减弱。②循环系统方面，心肌细胞逐渐减少，心肌收缩力下降，心搏量减少；血管阻力也因血管内腔变狭窄而逐渐变大，心脏病、高血压等疾病的发病率增多。③呼吸系统方面，肺的肺泡部分相对地减少，肺组织弹性降低，肺活量下降。④消化系统方面，口腔黏膜、唾液腺发生萎缩，唾液分泌减少；胃壁伸缩性减弱；肠道肌层萎缩，黏膜分泌功能下降，蠕动减少。⑤泌尿系统方面，肾脏重量减轻、老化，因而控制能力下降；前列腺肥大现象增多。⑥内分泌方面，甲状腺重量减轻，甲状腺功能减弱，肾上腺重量也减轻，男性激素的合成能力明显下降；甲状旁腺分泌功能下降；性腺萎缩，分泌功能下降。⑦骨骼系统方面，骨的含钙量减少，脆性增加，容易骨折。⑧皮肤、肌肉方面，皮肤的组织萎缩，弹性下降；皮脂腺萎缩、汗液分泌减少，皮肤干燥、无光泽、皱纹多；肌肉萎缩，弹性减弱，肌肉的肌力减小。

2. 老年期的心理特点

老年期，各种感觉能力下降。感知觉是个体心理发展最早，也是衰退最早的心理功能，主要表现是感受性下降。视觉方面，由于视觉器官功能下降，眼睛晶状体弹性变小，视调节能力下降，老年期视力明显降低，"老花眼"是最明显的视力减退症状。在听觉方面，60岁以上的人听力丧失相当普遍，一个普通老人在听高频声音时会有困难。言语听觉理解力也在70岁以后下降得尤为明显。同时，味觉、嗅觉、皮肤觉也逐渐迟钝。

在其他认知能力方面，老年期记忆功能变化总体上是随着年龄的增长而下降的。研究表明，记忆功能从50岁开始有明显减退，70岁以后减退更显著，过了80岁记忆减退尤其迅速。个体的言语能力如词汇量和常识，常能保持到晚年。晶体智力，如词汇量和积累的知识，通常会随着年龄增长而增加；而流体智力，如信息加工能力，则会随着年龄增长日益衰退。

老年期人格的某些方面会随着年龄的增长而改变，比如不安全感和孤独感增加，适应能力下降，拘泥于刻板性、保守性等。但是人格的基本特征始终保持稳定性，比如神经质、外向性、宜人性三个维度的人格特质，以及活动性、反应能力、控制力和情绪等人格特征。

（二）老年期心理健康

老年期的心理健康，与老年期的心理问题及老年人的生活事件、心理状态、精神障碍、对生活的满意度等密切相关。到了老年，个体会经常回顾生活，思考自己的生活是有意义的、成功的、幸福的，还是失望的、没有实现目标的。这一阶段个体面临的基本挑战是，当面对无法回避的死亡时，应保持生活是有意义、有价值的信念。在老年期，核心问题是如何使生活更有意义及如何面对死亡。

如何才能使老年人的生活更愉快，更有意义？心理学家认为可以从以下几个方面来做：①重塑自己的生活，将生活的重心转移到自己认为重要和有意义的事情上，选取给自己带来满意感的生活目标。②培养积极的心态。保持精神愉悦，积极乐观地对待生活，善于进行自我调节，适应环境变化。积极良好的心态能让老年人科学健康地应对老年生活中遭遇的各种问题，学会理性地对待无可避免的衰退。③坚持自我挑战。研究发现，相对于不接受各种挑战的老年人（控制组），面临挑战的老年人（实验组）的整体认知功能包括记忆功能不断提高，并表现出更好的睡眠状况。

老年期如何面对死亡？步入老年期，个体越来越深刻地意识到死亡的临近，并由此产生心理波动，表现出对死亡的恐惧和焦虑。老年人要明确生存和死亡的意义，从生命发展的角度看待死亡，承认死亡是生命的必然结局。只有对死亡有思想准备，不回避、不幻想，才能让老年人克服对死亡的恐惧心理，从容不迫地生活。同时，子女应在生活上积极照料老人，对老人多关心、多体贴，多进行情感上的交流，老人有病及时医治，使老人感觉温暖和安全也能很大程度上促进老年人的身心健康。

【复习思考题】

1. 心理发展有哪些特征？
2. 什么是心理健康？
3. 安斯沃斯（M. Ainsworth）等人提出的婴儿依恋类型有哪些？
4. 请阐述青少年期的心理发展特点。
5. 什么是中年危机？
6. 如何保持中年期的心理健康？
7. 如何才能使老年人的生活更有意义？

第五章

临床心理评估

扫一扫，查阅本章数字资源，含PPT、音视频、图片等

多数患有身体疾病的患者，从健康状态转为疾病状态，不仅生理功能发生变化，而且社会功能受限，伴随着角色、环境等的改变，生活质量下降，同时也会发生相应的心理和行为变化。临床心理评估是临床医生了解躯体疾病患者心理状态的重要方法，但如何准确、有效地测量患者的心理状态是摆在医生面前的一个重要课题。在医患关系相对紧张的情况下，如果医生能够根据患者的心理状态制订比较有针对性的个性化治疗方案，在很大程度上有利于促进患者的身体康复，也有利于构建和谐的医患关系。

第一节　心理评估

【案例】

张某，女，38岁，教师，患糖尿病来医院治疗。近1个月来经常紧张不安、焦虑，担心会发生眼底出血、尿毒症、昏迷等。平时讲课时，讲着讲着就不知道讲到什么地方了，晚上躺在床上辗转反侧，久久不能入睡。整日提心吊胆，不能像以前一样工作，上3天班就得休息1天，与同事交往减少，听到与"糖"有关的话题，就心神不定，局促不安，设法躲开。总是想自己有糖尿病真糟糕，病重了怎么当老师，丈夫怎能与一个患者生活一辈子，自己不行了父母怎么办等。就诊于某医院，服降糖药效果不佳，医生说她情绪不好影响血糖，建议做一下心理咨询。

问题：如何评估患者的心理状态？

一、心理评估的概念

心理评估（psychological assessment）是指运用多种方法获得信息，通过这些信息对评估对象的心理品质或状态进行客观的描述和鉴定的过程。临床心理评估（clinical psychological assessment）是指将心理评估的理论和方法运用于临床，以临床患者为主要评估对象，评定和甄别患者心理状态的手段和技术。

二、临床心理评估的功能

1. 为临床心理干预提供依据　临床心理评估可以帮助医护工作者便捷、快速地了解患者的心理状态，尤其对于有心理危机的患者，便于医护工作者在最短时间内化解患者的心理危机、挽救患者的生命。评估患者在患病期间的心理过程，包括认知、行为、情绪、情感等。主要是对患

者的疾病行为表现和精神病理学水平进行评估，协助临床诊断分类。

2. 评估临床心理干预效果 针对患者的特点实施心理干预后，患者的心理危机是否化解，心理状态有无改变，需要进行心理评估。如果心理评估效果显著，说明干预措施有效，否则就应该改变干预方案。

三、临床心理评估的方法

（一）观察法

观察法（observational method）分为自然观察和控制观察。自然观察是指包括在不加控制的情况下，对人的行为（包括以往和现在，心理和生理的）进行观察。其中有直接的，即观察者与被观察者直接接触；有间接的，即通过某些记录的检验手段，如录像、录音等进行观察。控制观察是指控制被观察者的条件，或对被观察者做了某种"处理"后对行为改变进行观察。观察结果的有效程度取决于观察者的洞察力、客观性，以及被控制条件的严谨性。

观察范围因目的和内容而异，一般包括：①仪表；②身体外观；③人际沟通风格；④言语和动作；⑤在交往中所表现的兴趣、爱好和对人对事对己的态度；⑥在困难情景中的应对方法等。

（二）访谈法

访谈法（interviewing method）又称晤谈法，是指通过医护人员和患者面对面地交谈，了解患者的心理和行为特点的方法。它在心理评估中是一种既简单又直接，且非常重要的资料收集手段，深受人们的青睐。

因研究问题的性质、目的和对象的不同，访谈法具有不同的形式。根据访谈进程的标准化程度，可分为结构型访谈和非结构型访谈。前者标准化程度较高，有固定的标准程序，一般采用问卷或调查表；后者没有固定的格式和问题，双方围绕主题自由交谈。根据访谈的方法可分为言语沟通和非言语沟通。言语沟通是以双方的听与谈来增进彼此的理解和交流。在言语沟通的同时，还应该观察患者的动作、手势、姿势、语速的变化、音调的高低等方面的非言语信息，以对患者进行更全面的评估。

（三）心理测验法

心理测验法（method of psychology test）是依据心理学原理和技术，以客观、标准化的程序对人的心理现象或行为进行数量化的测量和确定的一种技术。

1. 心理测验的分类 心理测验种类繁多，归纳起来有以下几种分类。

（1）根据测验的目的分类 有用于测量智力的智力测验，如韦氏智力测验、瑞文智力测验；用于了解人格特点的人格测验，如明尼苏达多项人格测验、艾森克人格测验；用于评估心理健康状况的心理卫生评定量表，如 SCL-90、抑郁自评量表、焦虑自评量表。

（2）根据测验材料的性质分类 有文字测验，也称纸笔测验，所用的是文字材料，被试用文字作答。比如明尼苏达多项人格调查表、艾森克人格测验等。还有非文字测验，也称操作测验，测验项目多是图画、实物等，无须文字作答，所以不受文化的影响，便于跨文化比较。比如瑞文智力测验、韦氏智力测验的操作分量表。

（3）根据测验的组织方式分类 有个体测验，即一个主试在同一时间只能测量一个被试，比如韦氏智力测验；团体测验，在同一时间内由主试对多个被试施测，比如瑞文智力测试。

2. 心理测验的特点

（1）间接性　人的心理特质是通过外显行为表现出来的，测验无法直接测量心理特质，而是通过一个人对测验题目的反应来推论他的心理特质。因此，心理测量具有间接性。

（2）相对性　人的行为比较没有绝对标准，心理测量中对人的评价总是与他所在团体中的大多数人或某种人为确定的标准相比较，如聪明、愚钝，内向、外向等。因此，心理测量具有相对性。

（3）客观性　心理测验的客观性主要是通过量表编制和测量实施过程的标准化来实现的。包括测验项目、施测说明、主测者的言语态度及施测时的物理环境等，均经过标准化，测验的刺激是客观的；评分记分标准明确，对反应的量化是客观的；分数的转换和解释也经过了标准化，对结果的推论是客观的。

3. 心理测验的基本要素

（1）信度　信度是指测验的可靠程度，即用同一测验多次测量同一团体，所得结果之间的一致性程度。信度是衡量测验科学性的最基本的指标。测验手册常报告的信度指标有：再测信度、复本信度、分半信度和同质性信度。一个好的测验应有较高的信度，因为一个好的测量工具，只要遵守操作规则，其结果就不应随工具的使用者或使用时间等方面的变化而发生较大的变化。通常能力测验的信度高于人格测验的信度。

（2）效度　效度是指一个测验的有效性，即一个测验在多大程度上能够测到它所要测量的心理特质。测验的效度越高，表明它所测量的结果越能代表所要测量的行为的真正特征。如果一个测验测的不是它所要测量的特质，这个测验就是无效的。效度是一个好测验的必备条件，是衡量测验科学性的最重要的指标。效度可分为内容效度、构想效度和效标效度。

（3）常模　常模是判断个别差异的依据和比较的标准。孤立地看待一个测量的分数是没有什么意义的，必须将该测量分数与他人的测量分数相比较，才能显示出它的意义。常模的功能就是给解释测验分数提供一个可比较的参照点。常模是一组有代表性的被试群体的平均测验分数。解释个人的测量分数就是将这一分数与常模分数相比较，便可知道他在团体内的相对位置。

四、临床心理评估的基本程序

1. 确定评估目的　确定是鉴定智力水平、人格特征，还是判定有无心理障碍。

2. 详细了解被评估者的心理问题　应用心理评估的调查法、观察法和会谈法了解问题的起因及发展，被评估者早年的生活经历、家庭背景，以及当前的适应水平、人际关系等。这与医学病历的书写包括主诉、现病史、既往史、家族史等内容很相似。

3. 深入了解和评估特殊问题、重点问题　类似于医学诊断过程中的生理生化检查。

4. 撰写评估报告　对收集的资料进行整理分析，向当事人及有关人员进行解释，以确定下一步问题处理的目标。

五、对心理评估者的要求

（一）知识结构

评估者必须掌握开展心理评估所需要的基础知识和专业知识。在基础知识方面，包括普通心理学、心理统计学等广泛的心理学知识；在专业知识方面，应该掌握心理测量的基本理论，比如信度、效度、区分度等心理测量学指标。

（二）专业技能

评估者必须具备实践操作心理测验的专业技能和经验，接受严格、系统的心理测验专业训练，熟悉有关测验的内容、适用范围、测验程序和记分方法等。像投射测验这样没有实现标准化的测试，需要评估者有丰富的临床经验；而且，评估者掌握某些测验的测试技能，并不意味着他可以担任其他测验的主试，因为不同测验的内容和施测过程不同，不同的测试均需要经过专业训练和学习。

（三）职业道德

1. 心理评估者要对评估结果保密　要尊重受测者的隐私，对测验中获得的个人信息要严格保密，并由有资格的人员妥善保管；除非对个人或社会可能造成危害的情况，才能告知有关方面。

2. 心理评估者要对测验保密　泄漏测验内容可能会使测验失效，所以，要控制使用心理测验，测验的使用者必须是经过专业训练和具备一定资格的人员，以避免测验滥用和误用。

第二节　智力测验

【案例】

胡某，女，78 岁。家人陈述该患者的性格和行为有些异常，经常会手上抓着钥匙却四处寻找钥匙，东西也经常随处乱放，却常常责怪孙子把屋子弄得乱七八糟；把电视机遥控器放冰箱里、下楼忘了关煤气、去菜场买菜走到楼下却不知道自己要干什么的事情也时有发生。有时老人下楼散步后，深夜也没回来，家人下楼去寻找，发现她在楼下不停地转悠，当儿女问她为何不回家时，她说不知道家里住几层楼。后来，老人连自己居住多年的房子都不认得了，多年街坊邻居也好像全然不认识。这时，家人才意识到问题的严重性，连忙带老人到医院就诊。

问题：如何评估该患者的智力水平？

一、智力与智力测验

（一）智力

对于什么是智力，研究者迄今尚未达成共识。有人认为智力是抽象思维能力，有人认为智力是学习的潜能，也有人认为智力是适应新环境的能力，还有人认为智力是个人的抽象思维能力、学习能力和问题解决能力的总称。现在，大多数学者倾向于把智力（intelligence）看作是以抽象思维能力为中心的多种认识能力的综合，而不是一种单一的能力。

（二）智力测验

智力测验是为科学、客观地测定人的智力水平而按照标准化的程序编制的一种测量工具。

法国心理学家比奈（A. Binet）和西蒙（T. Simon）于 1905 年编制了第一个诊断异常儿童智力的测验，即"比奈－西蒙量表"（Binet－Simon Scale）。该量表首次采用心理年龄（mental age，MA），即智龄来计算成绩，儿童通过哪个年龄组的项目，便表明他的智力与几岁儿童的平均智力水平相当。

美国斯坦福大学教授推孟（L. M. Terman）在 1916 年修订了比奈－西蒙量表，即斯坦福－比奈智力量表（Stanford－Binet Scale）。该测验最大的特点是引入智商的概念。智商是心理年龄（MA）与实足年龄（chronological age，CA）之比，也称比率智商，作为比较人的聪明程度的相对指标。比率智商的基本假定是智力发展和年龄增长呈正比，是一种直线关系，但随着人年纪的增长，到 26 岁左右智商就停止增长进入了高原期，所以比率智商不适用于成年人。

1949 年韦克斯勒（D. Wechsler）在他编制的儿童智力量表中首次采用离差智商（deviation IQ）取代比率智商。1949 年韦克斯勒在他编制的儿童智力量表中首次采用了离差智商取代比率智商。离差智商（Deviation IQ）是智商的一种形式，是智力发展水平的测试指标。它以某一个年龄段内全体人的智力分布为正态分布，以该年龄组的平均智商为参照点，以标准差为单位求得的个体在智力测验中的标准分数。表示与同年龄组的人相比，某个体智力水平的高低。

二、常用的智力测验

（一）斯坦福－比奈智力测验

推孟曾于 1937、1960 年对斯坦福－比奈量表做过两次修订，1972 年在测验内容不变的情况下，对 1960 年修订本重新做了标准化，常模是从更具代表性的新样本中得到的。1986 年，美国进行了第四次修订，修订后包括 15 个分测验，代表 4 个主要认知领域，即词语理解、数量推理、抽象－视觉推理及短时记忆。2000 年进行了第五次修订，使用年龄扩展为 2 ～ 85 岁及以上，认知领域扩展为 5 个，即流体推理、常识、数量推理、视觉－空间推理、操作记忆。测验中有大量的非言语操作题目，可应用于言语沟通障碍的被试。

中国学者陆志韦 1924 年以 1916 年的斯坦福－比奈量表为基础修订了《中国比奈－西蒙智力测验》，1936 年又与吴天敏进行了第二次修订。1982 年，吴天敏再次修订，称为《中国比奈测验》。测验共 51 个项目，每岁 3 个项目，适用于 2 ～ 18 岁被试。

（二）韦氏智力测验

由美国心理学家韦克斯勒（D. Wechsler）编制的一组智力测验，包括《韦氏成人智力测验》（适用于 16 岁以上）、《韦氏儿童智力测验》（适用于 6 ～ 16 岁）和《韦氏学龄前儿童智力测验》（适用于 4.5 ～ 6 岁）是目前世界上应用最广泛的智力测验，韦氏测验的每个分测验既有独特的评价能力，也有与其他分测验共同评价的能力。现以韦氏成人智力测验（WAIS）为例进行简要介绍。

WAIS 共有 11 个分量表，其中常识、类同、算术、词汇、理解和背数 6 个分量表组成言语分量表，填图、图片排列、积木、拼图、译码 5 个分量表组成操作分量表。

常识：包括 29 个涉及常识性知识的题目。主要测试一般常识性知识的广度、一般学习能力、对学习材料的记忆，以及对日常事物的认识能力。

类同：要求说出每对事物的相同点，共 14 对。主要测量逻辑思维和抽象思维能力。

算术：包括 14 个小学程度的算术应用题，主要测量运算技巧、数学推理、解决问题、记忆及抗分心的能力。

词汇：将 35 个难度逐渐增大的词，用小卡片呈现给被试，要求被试说出词意。可测量言语理解能力和言语发展水平，也能了解被试的知识范围和文化背景。

理解：共 16 个问题，主要测量运用常识解决问题的能力和普通常识，以及理解、判断和言语表达能力。

背数：包括顺背和倒背两部分，测量短时记忆能力和注意力。

填图：20 张卡片，每张都缺少一部分，让被试指出图中缺失的部分。主要测量视觉敏锐度、视觉再认和辨认能力，以及区分重要特征与不重要细节的能力。

图片排列：10 组图片，每组画面均有一定的情节，以打乱的顺序呈现给被试，要求被试按事情发生的先后顺序重新排序，以组成一个连贯的故事。主要测量对结果的预期和时间序列化概念，以及知觉组织、言语理解能力。

积木：9 块红白两色组成的立方积木，让被试按所呈现的图案拼摆积木。测量把整体分解成为部分的能力、知觉组织和视动协调能力。

拼图：要求被试把一套切割成几块的图形板拼成一个熟悉物体的完整画面，共 4 套。主要测量把握整体与部分的关系和知觉组织能力，以及灵活性和视动协调能力。

译码：1～9 每个数字对应一个符号，要求被试按所给的样例，尽快在每个数字下填上相应的符号。测量抄写速度和精确性、短时记忆、视觉力、一般学习能力和抗分心的能力。

算术和所有的操作测验都有时间限制，对于这些项目反应速度和正确性都作为评分依据，其他项目则按反应质量记分。所有分测验的原始分数都要转化为标准分数。分别将 6 个言语分测验和 5 个操作分测验的标准分数相加，便可得到全量表总分。之后，参照被试所属的年龄组常模，将上述三个量表分分别转换为平均数为 100、标准差为 15 的离差智商分数，就得到了言语智商、操作智商和总智商。由此不但可以评价一个人的一般智力水平，也可以了解他在不同能力方面的差异。

（三）瑞文智力测验

瑞文智力测验（Raven's Progressive Matrices）是非文字智力测验，由英国心理学家瑞文（J. C. Raven）设计的，简称瑞文测验。瑞文测验包括：瑞文标准推理测验（适用于5.5 岁以上智力正常的人）、瑞文彩图测验（适用于幼儿和智力水平低于平均水平的成人）、瑞文高级测验（适用于智力高于平均水平的人）。

瑞文标准测验一共由 60 张图片组成，按逐步增加难度的顺序分成 A、B、C、D、E 共 5 组。A 组主要测知觉辨别力及图形比较、图形想象力等能力；B 组主要测类同、比较、图形组合等能力；C 组主要测比较、推理和图形组合能力；D 组主要测系列关系、图形组合、比拟等能力；E 组主要测互换、交错等抽象推理能力。每一组包含 12 个题目，也按逐渐增加难度的方式排列，分别编号为 A1、A2……A12；B1、B2……B12 等。每个题目都有一个主题图，每个主题图都缺少一小部分，主题图下面有 6～8 张小图片，其中一张小图片若填补在主题图的缺失部分，可使整个图案合理与完整。测验要求被试根据主题图内图形间的某种关系，从小图片中选出最合适的一张填入主题图中（图 9 – 1）。

（四）斯 – 欧非言语智力测验

斯 – 欧非言语智力测验（Snijders – Oomen nonverbal intelligence test，SON）是一套以非文字形式测量个体推理与空间洞察能力的智力评估工具。它采用适应性施测程序，能够运用非言语指导施测。主要适用于 2.5～40 岁大多数群体的医疗诊断、教育评估、人才选拔、特殊群体评估等。特殊群体主要包括自闭症、语言障碍、认知发展迟缓、学习困难及听力障碍群体。

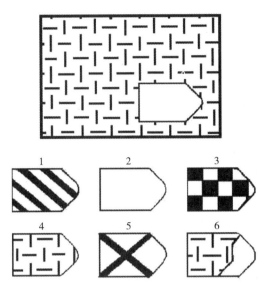

图 9 - 1　主题图

SON 测验可用于测量不同年龄段人群的智力，主要包括适用于 2.5~7 岁儿童的 SON - R2.5 - 7 测验，适用于 5.5~17 岁儿童的 SON - R5.5 - 17 测验，以及用于测量 6~40 岁年龄各类人群的 SON - R6 - 40 测验。该测验包括 7 个分测验，即"类别""积木""隐蔽图形""模式""情境""类比""故事"，分别考察具体推理、抽象推理、空间、知觉等 4 个方面的能力，从而对智力做出较为全面的评估。

SON 系列测验采用了言语与非言语两种形式的指导语与适应性施测程序，并给被试提供作答反馈，适用于特殊群体的测量。一方面，这种施测形式和内容，不仅有效地回避了那些对特殊群体不利的速度与依靠言语记忆的测评内容，摆脱了言语知识与言语能力对特殊群体的直接影响，避开了特殊群体在此方面的缺陷。另一方面，适应性施测程序不仅可以节省时间，还可以使被试不必重复做那些对他们来讲过于简单或困难的题目，避免收到过多消极的反馈，从而使被试在测试过程中始终保持较高的积极性。

除以上常用智力测验外，我国较有影响的儿童智力测验还有筛选性和诊断性的测验。筛选测验有：丹佛发育筛选测验（DDST），适用于 0~6 岁；图片词汇测验（PPVT），适用于 3.5~8.5 岁，且已电脑化操作；绘人测验，适用于 3~15 岁。诊断性测验有：格塞尔（A. L. Gesell）发育诊断法及贝利（Bayley）婴儿发育量表，均适用于 0~3 岁。

三、智力测验的临床应用

（一）在脑性瘫痪儿童的早期诊断中的应用

在临床上，儿科医生用智力测验对高危新生儿的整体发育和运动障碍做早期筛查，以便尽早发现脑发育不全或脑性瘫痪患儿，并给予早期干预；儿科医生将丹佛发育筛选测验（简称DDST）作为小儿神经检查的一种补充手段，对弱智儿童与小儿注意力缺失综合征等造成学习困难的学生做鉴定，通过智力测验了解患者，尤其是婴幼儿各方面的发育情况并对其进行早期干预，并在康复治疗过程中对智力进行开发，为患儿争取宝贵的时间。

（二）在智残评定中的应用

在智残评定中进行智商值的测定，有助于提供较为客观的数据资料。智力测验是目前我国智力残疾评定的重要手段，其结果是量化评估的重要客观指标。但同时我们应该注意各种因素对智商值的影响，如被试的合作程度、主试的经验及熟练程度、测验本身的局限性等，不能单纯根据智商结果来评定智残等级。

（三）在颅脑损伤鉴定中的应用

智力测验越来越多地被应用在颅脑损伤法医学鉴定中。近年来，颅脑损伤患者涉及伤残评定的案例有增多的趋势，智力测验常常被作为损伤评定的重要依据。测试发现，重度颅脑损伤多数遗留智力减退，中度颅脑损伤部分遗留智力减退，轻度颅脑损伤一般不造成智力减退。伤后记忆减退人数多于智力减退人数。当然，对其 IQ 的评定，应根据伤者的详细病史、出院诊断、脑 CT 报告、社会适应能力，以及伤者的文化程度、生活环境、自身伤前是否有智力缺陷或脑器质性疾病等，结合智力测验结果及伤者在智力测验中的合作程度等因素进行综合评定，方可做出较准确的评定。

第三节　人格测验

每一种人格理论都假定个体差异的存在，并认为这些差异是可以测量的。人格测验就是对人格进行全面系统地描述与评价，在心理诊断、心理治疗和咨询、司法鉴定、人事选拔及人格研究等多个领域有广泛的用途。人格测验的形式复杂多样，大体可分为客观性测验和投射性测验两种。客观性测验是被试根据自己的报告做出评定，通常采用问卷法或调查表的形式进行。投射性测验的理论假设与精神分析理论有关，常用的有罗夏墨迹测验和主题统觉测验等。我国临床心理学工作者所偏好的是客观性测验。临床上常用的有明尼苏达多项人格调查表、卡特尔 16 项人格因素问卷、艾森克人格问卷、大五人格测验、五态人格测验等。

一、明尼苏达多项人格调查表

明尼苏达多项人格调查表（Minnesota multiphasic personality inventory，MMPI）是由美国明尼苏达大学教授哈萨威（S. R. Hathaway）和麦金利（J. C. Mckinley）于 1943 年合作编制而成的。该测验迄今为止已被翻译成 100 多种文字版本，广泛应用于人类学、心理学及医学领域，是世界上最常引用的人格量表，在精神医学的临床诊断及人格评估方面具有较高的应用价值。我国宋维真等人于 1980 年开始 MMPI 的修订工作，1984 年完成修订并建立了中国常模。

MMPI 是根据经验效标法建立起来的自陈量表，有 566 道题目和 399 道题目两个版本，题目内容非常广泛，包括身体各方面的情况、精神状态、家庭、婚姻、宗教、政治、法律、社会等方面的态度和看法。被试根据自己的实际情况对每个题目做出"是"与"否"的回答，若确实不能判定则不作答。然后，根据被试的答案计算分数并进行分析，每一被试均可从各分量表的得分获得一个人格剖面图。MMPI 适用于年满 16 岁，具有小学毕业的文化水平，无影响测验结果的生理缺陷者。在临床工作中，MMPI 常用 4 个效度量表和 10 个临床量表。

（一）效度量表

1. 疑问（question，Q） 对问题不做是否回答及对是否都进行反应的项目总数，或称"无回答"的得分。高得分者表示逃避现实，若在 566 题目的版本中原始分超过 30 分、在 399 题目的版本中原始分超过 22 分，则提示临床量表不可信。

2. 说谎（lie，L）　共 15 个题目，是追求过分的尽善尽美的回答。L 量表原始分超过 10 分时，则测验无效。高 L 分提示被试对症状汇报不真实，因而使测验的效度不可靠。在选择实验的被试时，L 得分在 6 分以上者，最好避免选用。

3. 诈病（validity，F）　共 64 个题目，多为一些比较古怪或荒唐的题目。如果测验有效，F 量表是精神病程度的良好指标，其得分越高暗示着精神病程度越重。正常人如分数高则表示被试不认真、理解错误，表现出一组互相无关的症状，或在伪装疾病。

4. 校正分（correction，K）　也称修正量表，共 30 个题目，是对测验态度的一种衡量，其目的有两个：一是为了判别被试接受测验的态度是不是隐瞒，或是防卫的；二是根据这个量表修正临床量表的得分，即在几个临床量表上分别加上一定比例的 K 分。高分者表明对测验具有较强的自我防御态度。

（二）临床量表

1. 疑病量表（hypochondriasis，Hs）　测量被试对身体功能的异常关心。得分高者即使身体无病，也总是觉得身体欠佳，表现为疑病倾向。量表 Hs 得分高的精神科患者，往往有疑病症、神经衰弱、抑郁等临床诊断。

2. 抑郁量表（depression，D）　测量被试的情绪低落问题。高分表示被试情绪低落，缺乏自信，无望，有自杀观念。得分高者常被诊断为抑郁性神经症和抑郁症。

3. 癔症量表（hysteria，Hy）　测量被试对心身症状的关注，以及敏感、自我中心等特点。高分反映被试以自我为中心、自私、期待更多的爱抚和注意，与他人的关系肤浅、幼稚。若是精神科患者，往往被诊断为癔症。

4. 精神病态性偏倚量表（psychopathic deviation，Pd）　测量被试的社会行为偏离特征。高分反映被试脱离一般的社会道德规范，蔑视社会习俗，社会适应不良，常有复仇攻击观念，并不能从惩罚中吸取教训。在精神科的患者中，多诊断为人格异常，包括反社会人格和被动攻击性人格。

5. 男子气或女子气量表（masculinity – femininity，Mf）　测量男子女性化、女子男性化的倾向。男性高分反映被试敏感、爱美、被动等女性倾向；女性高分则反映粗鲁、好攻击、自信、缺乏情感、不敏感等男性化倾向。在极端的高分情况下，则应考虑有同性恋倾向和同性恋行为。

6. 妄想量表（paranoia，Pa）　测量被试是否具有病理性思维。高分提示被试具有多疑、孤独、烦恼及过分敏感等性格特征。如 T 分超过 70 分则可能存在偏执妄想，尤其是合并 F、Sc 量表分数升高者，极端的高分者极可能被诊断为精神分裂症偏执型。

7. 精神衰弱量表（psychasthenia，Pt）　测量被试精神衰弱、强迫、恐怖或焦虑等神经症特征。高分提示被试有高度紧张、严重焦虑、强迫观念、恐怖及内疚感等反应。Pt 量表与 D 和 Hs 量表同时升高则是一个神经症剖析图。

8. 精神分裂症量表（schizophrenia，Sc）　测量被试思维异常和行为古怪等精神分裂症的一些临床特点。高分提示被试思维怪异、行为退缩，可能存在幻觉妄想、情感不稳。极高分数（T＞80 分）者可表现出妄想、幻觉、人格解体等精神症状及行为异常。几乎所有的精神分裂症患者 T 分都在 80～90 分之间，如只有 Sc 量表高分，而无 F 量表 T 分升高，常提示为类分裂性人格。

9. 躁狂症量表（mania，Ma）　测量被试情绪激动、过度兴奋、易激惹等轻躁狂症的特征。高分反映被试联想过多过快、活动过多、精力过分充沛、乐观、无拘束、观念飘忽、夸大而情绪高昂、情感多变等特点。极高分数者的表现可能有情绪紊乱、反复无常、行为冲动，也可能有妄想。量表 Ma 得分极高（T＞90 分）可考虑为躁郁症的躁狂相。

10. 社会内向量表（social introversion，Si） 测量被试的社会化倾向。高分提示被试性格内向、胆小、退缩、不善交际、过分自我控制等；低分反映被试性格外向、爱交际、健谈、冲动、不受拘束等。

各量表结果采用 T 分形式，可在 MMPI 剖析图上标出。如果 T 分在 70 以上（按美国常模），或 T 分在 60 以上（中国常模），便视为可能有病理性异常表现或某种心理偏离现象。但在具体分析时应结合各量表 T 分高低情况进行综合分析评价。例如精神疾病患者往往是 D、Pd、Pa 和 Sc 分高，在 MMPI 剖析图上呈现出"右高左低"的模式；而神经症患者往往是 Hs、D、Hy 和 Pt 分高，在 MMPI 剖析图上呈现出"左高右低"的模式。

另外，在结果判定时常常根据两点编码进行分析，即在 10 个临床量表中选择超过 60 分（中国常模）以上的两个最高分数组成两点编码，然后依据两点编码组合来分析其临床意义。如 13/31 两点编码多见于神经症的疑病症，68/86 两点编码则多见于偏执型人格、分裂型人格和精神分裂症。

二、卡特尔 16 项人格因素问卷

卡特尔 16 项人格因素问卷（16 personality factor questionnaire，16PF）是美国伊利诺伊州立大学卡特尔教授（R. B. Cattell）根据人格特质学说，采用因素分析法编制而成的一套精确可靠的测验。16PF 属于团体施测的量表，也可以用于个别施测。凡是有相当于初中以上文化程度的青、壮年和老年人都可以适用。

16PF 英文原版有 A、B、C、D、E 共 5 种版本：A、B 为全版本，各有 187 个题目；C、D 为缩减本，各有 106 个题目；E 本有 128 个题目，适合文化水平较低的被试。16PF 主要用于确定和测量正常人的基本人格特征，并进一步评估某些次级人格因素。1970 年经刘永和、梅吉瑞修订，将 A、B 本合并，发表了中文修订本及全国常模。合并本共有 187 个测题，分成 16 个因素，每个因素包括 10～13 个测题。16PF 结果采用标准分（Z 分），每一因素的标准分 1～3 分为低分，8～10 分为高分。根据被试在各因素上的得分，即可了解被试的人格特征。

16 种人格因素及其意义如下：

因素 A：乐群性。高分者外向、热情、乐群；低分者缄默、孤独、冷淡。

因素 B：聪慧性。高分者聪明，富有才识，善于抽象思维；低分者迟钝，学识浅薄，抽象思维能力弱。

因素 C：稳定性。高分者情绪稳定而成熟，能面对现实；低分者情绪激动，易烦恼。

因素 E：恃强性。高分者好强固执、独立积极；低分者谦虚、顺从、通融、恭顺。

因素 F：兴奋性。高分者轻松兴奋、随遇而安；低分者严肃审慎、冷静寡言。

因素 G：有恒性。高分者有恒负责、做事尽职；低分者权宜敷衍、原则性差。

因素 H：敢为性。高分者冒险敢为、少有顾忌，主动性强；低分者害羞、畏缩退却，缺乏自信心。

因素 I：敏感性。高分者细心、敏感，好感情用事；低分者粗心、理智，着重实际。

因素 L：怀疑性。高分者怀疑、刚愎，固执己见；低分者信赖、随和，易与人相处。

因素 M：幻想性。高分者富于想象、狂放不羁；低分者现实、脚踏实地、合乎成规。

因素 N：世故性。高分者精明、圆滑、世故、人情练达、善于处世；低分者坦诚、直率、

天真。

因素O：忧虑性。高分者忧虑抑郁、沮丧悲观、自责、缺乏自信；低分者安详沉着、有自信心。

因素Q1：实验性。高分者自由开放、批评激进；低分者保守、循规蹈矩、尊重传统。

因素Q2：独立性。高分者自主、当机立断；低分者依赖、随群附众。

因素Q3：自律性。高分者知己知彼、自律谨严；低分者矛盾冲突、不顾大体。

因素Q4：紧张性，高分者紧张困扰、激动挣扎；低分者心平气和、闲散宁静。

16PF的优点是高度结构化，实施方便，计分、解释客观。与其他类似的测验相比较，16PF能以同等的时间（约40分钟）测量更多方面主要的人格特质，并可作为了解心理障碍的个性原因及心身疾病诊断的重要手段，也可用于人才的选拔。

三、艾森克人格问卷

艾森克人格问卷（EPQ）是英国伦敦大学艾森克（H. J. Eysenck）夫妇于1952年编制的，其理论基础是艾森克提出的人格三维度理论，分儿童（7～15岁）和成人（16岁以上）两种形式。该问卷经过多次修订，并在不同人群中测试，因而具有较高的信度和效度，在国际上广泛应用。英文原版的艾森克成人问卷中有101个项目，儿童问卷中有97个项目。中国版由龚耀先教授主持修订，修订后的儿童问卷和成人问卷各由88个项目组成。每种形式都包括4个分量表，即E（内外向）量表、N（神经质）量表、P（精神质）量表和L（掩饰性）量表，前三者分别代表艾森克人格结构的三个维度，最后一个为效度量表。

EPQ的常模采用T分数。根据被试的性别和年龄将被试各量表的原始分对照常模表分别转化成T分数，根据各维度T分的高低来判断人格倾向和特征。

各量表得分的意义简要解释如下：

（一）E量表

表示性格的内外倾向。分数高表示性格外向，如好交际，渴望刺激和冒险，情绪易于冲动；分数低表示性格内向，如好静，富于内省，不喜欢刺激，喜欢有秩序的生活方式，情绪比较稳定。

（二）N量表

反映的是情绪的稳定性。分数高表示常常焦虑、郁郁不乐、忧心忡忡，遇到刺激有强烈的情绪反应，甚至出现不够理智的行为；分数低表示情绪反应缓慢且轻微，很容易恢复平静，通常稳重、性情温和、善于自我控制。

（三）P量表

并非指精神病，它在所有人身上都存在，只是程度不同。但如某人表现出明显的程度，则易发展成行为异常。高分者可能是孤独、不关心他人，难以适应外部环境，不近人情，感觉迟钝，对人有敌意，具有攻击性，喜欢干奇特的事情，有冒险的行为；低分者能与人相处，能较好地适应环境，态度温和，善从人意。

（四）L量表

测量被试的掩饰、假托及自身隐蔽，或者测定其朴实、幼稚水平，以识别被试回答问题时的诚实程度。

艾森克还将 N 维度和 E 维度组合，进一步分出外向稳定（多血质）、外向不稳定（胆汁质）、内向稳定（黏液质）、内向不稳定（抑郁质）4 种典型气质。这 4 种典型气质的主要特征如下：

多血质：善于领导，无忧虑，活泼，悠闲，易共鸣，健谈，开朗，善交际。

胆汁质：主动，乐观，冲动，易变，易激动，好斗，不安定，易怒。

黏液质：镇静，性格平和，可信赖，有节制，平静，沉思，谨慎，被动。

抑郁质：文静，不善交际，缄默，悲观，严肃，刻板，焦虑，忧郁。

EPQ 的项目较少，测验手续简便易行。既可以团体施测，也可以个别进行；项目内容较适合中国的国情，在我国是临床应用最为广泛的人格测验之一，但其反映的信息量相对较少，因而所反映的人格特征类型有限。

第四节　神经心理测验

神经心理测验是神经心理学研究的重要方法之一，用于人类脑功能的评估，包括感知觉、运动、言语、注意、记忆、思维等。它可用于正常人，更常用于脑损伤患者的临床诊断和严重程度评估，以便正确预测脑器质性障碍，了解脑器质性功能障碍的性质和程度。

一、神经心理筛选测验

该类测验只有一种项目形式，用于筛查患者有无神经病学问题，并初步判断是器质性或功能性问题，以决定患者是否需要进行更全面的神经心理功能和神经病学检查。

1. Bender – Gestalt 测验（Bender – Gestalt test）　为 L. Bender 于 1938 年编制，主要测查空间能力。要求被试临摹一张纸上的 9 个几何图形，根据临摹错误多少和错误特征判断测验结果。目前此测验常作为简捷的空间能力测查和有无脑损伤的初步筛查工具。我国已有该测验的较大样本常模。

2. Wisconsin 卡片分类测验（Wisconsin card sorting test，WCST）　它所测查的是抽象思维能力，即根据以往经验进行分类、概括、工作记忆和认知转移的能力。检查工具由 4 张模板和 128 张卡片构成。4 张模板上分别为 1 个红三角形，2 个绿五角星，3 个黄十字形和 4 个蓝圆形。卡片上有不同形状（三角形、五角星、十字形、圆形）、不同颜色（红、黄、绿、蓝）、不同数量（1、2、3、4）的图形。要求被试根据 4 张模板对 128 张卡片进行分类，测试时不告诉被试分类的原则，只说出每次测验是否正确。该测验已在我国广泛应用。

3. Benton 视觉保持测验（Benton visual retention test，BVRT）　为 A. L. Benton 于 1955 年所编制，适用年龄为 5 岁以上。本测验有 3 种不同形式的测验图（C 式、D 式、E 式）。我国唐秋萍、龚耀先于 1991 年修订了该测验。此测验主要用于脑损伤后视知觉、视觉记忆、视觉空间结构能力的评估。

4. 快速神经学甄别测验（quick neurological screening test，QNST）　是由马蒂（M. Mutti）等所编，主要用于测量与学习有关的综合神经功能。主要测量运动发展，控制粗大与精细肌肉运动的技巧，运动和计划的顺序性，速度和节奏感，空间组织，视觉、知觉和听觉技巧，平衡和小脑前庭功能，学习相关功能等。程灶火、姚树桥（1994）初步应用该测验结果表明，QNST 对学习困难儿童具有较好的鉴别作用。

5. 皮肤电反应（galvanic skin response，GSR）　测量的是全身最大的器官——皮肤的电阻。GSR 是衡量个体内部状态的较可信参数，从生理角度而言，它能反映汗腺活动及交感神经系统的变化。交感兴奋导致汗腺活动增加，进而引起电阻的增加，电阻的微弱变化，都能通过手掌或指尖的电极反映出来。GSR 也被用于焦虑和紧张水平的研究，还可用作测谎仪的一部分。

6. Stroop 测验（Stroop test）　要求被试看着一系列有色彩含义的词，说出书写或打印这些词所用的色彩。测验分两个阶段进行，第一阶段，词语和色彩是匹配的，第二阶段则是不匹配的，如出现红笔写的"蓝"字，被试应报告"红色"。该测验通过记录两个阶段的反应时间、两者之差、第二阶段的错误率，来测查被试注意力的灵活性、选择性。该测验常用于注意缺陷多动综合征、阿尔茨海默病（Alzheimer disease）等的粗略筛选。

7. 线段中分测验（line bisection test）　要求被试在没有尺子、不把纸对折的条件下，画出 A4 纸上数条水平线段的中点，往某侧的偏移往往指示存在对侧空间的相对忽视。临床研究证实，在某些特殊情况下，单侧大脑病变病人会持续地犯某种方向特异性的错误。如右顶叶病变病人，存在对左侧空间的忽视，在测验时会把中点标在实际位置的右侧。因此，该测验能区分大脑右侧病变、左侧病变、双侧弥漫性病变病人及健康对照，还可作为对疾病预后的评估手段，如急性中风。该测验进行前须考察被试的利手。另外，被试的年龄、性别、文化背景，测验时目测方向，所用的手等因素都会影响对中点的判断。

二、成套神经心理测验

成套神经心理测验（Halsted – Reitan neuropsychological battery，HRB）为 Halsted 所编制，后由其学生 Reitan 进行了修订。该测验是在研究人脑与行为关系的基础上编制出来的，能较全面地测量神经心理功能，是鉴别脑 – 行为障碍患者的一种较可靠的心理测验工具，测验结果有助于诊断脑病变的情况，还能确定某些病例症状群的性质和定位。它一般含有多个分测验，各分测验形式不同，分别测量一种或多种神经心理功能，从而可以对神经心理功能做较全面的评估。此测验有成人、儿童、幼儿三式，我国龚耀先教授主持对其进行了修订。以下是我国修订的 HRB 成人式。

1. 范畴测验（the category test）　要求被试通过尝试错误，发现一系列图片（156 张）中隐含的数字规律，并在反应仪上做出应答。此测验测查被试的分析、概括、推理等能力，此测验有助于反映额叶功能。

2. 触摸操作测验（the tactual performance test）　要求被试在蒙着双眼的情况下，凭感知觉将不同形状的形块放入相应的木槽中。分利手、非利手、双手三次操作，最后使其回忆这些形块的形状和位置。此测验测查被试的触知觉、运动觉、记忆能力，手的协同与灵活性，而左右侧操作成绩的比较有助于反映左右半球功能差异。

3. 节律测验（the rhythm test）　要求被试听 30 对音乐节律录音，辨别每对节律是否相同，测查注意力、瞬间记忆力和节律辨别能力。此测验有助于了解右半球功能。

4. 手指敲击测验（the finger tapping test）　要求被试分别用左右手食指快速敲击计算器的按键，测查精细运动能力。比较左右手敲击快慢的差异有助于反映左右半球粗细运动控制功能的差异。

5. Halsted – Wepman 失语甄别测验（Halsted – Wepman aphasia screening test）　要求被试回答问题，复述问题，临摹图形，执行简单命令，测查言语接受和表达功能，以及有无失语。

6. 语声知觉测验（speech – sounds perception test）　共有 30 个（对）词，要求被试者在听到一个单词或一对单词的发音（录音）后，从 4 个备选词中找出相应的词。测查被试者注意力和语音知觉能力。

7. 侧性优势检查（lateral dominance test）　通过对被试者写字、投球、拿东西等动作的询问和观察，判断其利手或利侧，进一步判断言语优势半球。

8. 握力测验（grip strength test）　要求被试者尽其最大力量，分别用左右手紧握握力计。用于测查运动功能，比较左右握力有助于了解左右半球功能和运动功能差异。

9. 连线测验（trail making test）　测验分甲乙两种形式，甲式要求被试者将一张 16 开纸上散在的 25 个阿拉伯数字按顺序连接；乙式除数字系列外，还有英文字母系列，要求被试者按顺序交替连接阿拉伯数字和英文字母。测查空间知觉、眼手协调、思维灵活性等能力。

10. 感知觉障碍检查（sensory perceptual disturbance test）　包括听觉检查、视野检测、脸手触觉辨认、手指符号辨认和形状辨认等 6 个方面，测查有无周边视野缺损、听觉障碍、触觉和知觉障碍，以及了解大脑两半球功能的差别。

每一分测验有不同的划界常模，即区分有无病理的临界分。根据划入病理范围的分测验分数可计算出损伤指数，即属病理的测验分数除以总测验分数，临床上可依据损伤指数大小辅助判断脑损伤严重程度。HRB 常与其他测验联用，使脑功能评估更为全面。

第五节　临床心理评定量表

临床心理评定量表是一种临床心理卫生领域中经常使用的较简便的心理测评工具。目前临床心理评定量表在临床医疗和研究中已经被广泛应用，包括反映心理健康状况的症状评定量表、典型行为的评定量表及与心理应激有关的生活事件量表等。临床心理评定量表具有数量化、客观、可比较和简便易用等特点。常用的临床心理评定量表有症状自评量表 SCL－90、A 型行为类型评定量表、抑郁自评量表、焦虑自评量表和社会生活事件量表等（见附表一、二、三、四、五）。

一、症状自评量表 SCL－90

症状自评量表（self－reporting Inventory），又名 90 项症状清单（symptom checklist 90，SCL－90），有时也叫作 Hopkin's 症状清单（HSCL）。该量表由德若伽提斯（L. R. Derogatis）编制于 1973 年，在国外应用颇广，20 世纪 80 年代引入我国，随即广泛应用。SCL－90 适用于 14 岁以上的青少年、成年和老年人，并且要求文化程度具有初中及以上水平，以及除痴呆和重度精神病之外的各种心理障碍患者。临床应用证实此量表的评估有比较高的真实性，具有内容大、反映症状丰富、更能准确刻画患者的自觉症状等优点，能较好地反映患者的病情及其严重程度和变化，是当前心理门诊中应用最广的一种自评量表。

SCL－90 由 90 个反映精神症状的项目组成，按照症状群划分为 10 个因子，涵盖了比较广泛的精神病症状学内容，如感觉、思维、意识、情感、行为、生活习惯、人际关系、饮食睡眠等，将未列入的其他 7 项，作为第 10 个因子来处理。SCL－90 的 10 个因子的含义及所包含的项目如下。

1. 躯体化　该因子主要反映主观的身体不适感，包括心血管、消化、呼吸系统的主诉不适和头痛、背痛、肌肉酸痛等其他躯体症状。如"恶心或胃部不舒服；一阵阵发冷或发热"。包括 1、4、12、27、40、42、48、49、52、53、56、58 共 12 项。

2. 强迫症状　该因子主要指那些明知没有必要，但又无法摆脱的无意义的思想、冲动和行为等表现，还有一些比较一般的认知障碍（如"脑子变空了，记忆力不行"）的行为表现。如

"感到难以完成任务；担心自己的衣饰整洁及仪态的端正"。包括3、9、10、28、38、45、46、51、55、65 共10项。

3. 人际关系敏感 该因子主要反映某些个人的不自在感与自卑感，尤其是在与其他人相处时更为突出。如"同异性相处时感到害羞不自在；感到人们对你不友好，不喜欢你"。包括6、21、34、36、37、41、61、69、73 共9项。

4. 抑郁 代表性症状是忧郁苦闷的情感与心境，还以生活兴趣的减退、缺乏动力、丧失活力等为特征，也反映失望、悲观及与抑郁相联系的认知和躯体方面的感受。此外，还包括与死亡有关的思想和自杀观念。如"对事物不感兴趣""感到受骗、中了圈套"或"有人想抓住你"等。包括5、14、15、20、22、26、29、30、31、32、54、71、79 共13项。

5. 焦虑 一般是指烦躁、坐立不安、神经过敏、紧张及由此产生的躯体症状，如震颤等。本因子的主要内容是测定游离不定的焦虑及惊恐发作，还包括一项反映解体感受的项目，如"神经过敏，心中不踏实；感到害怕"。包括2、17、23、33、39、57、72、78、80、86 共10项。

6. 敌对 主要从思想、感情及行为三个方面来反映患者的敌对表现。其项目包括厌烦的感觉、摔物、争论直至不可抑制的冲动爆发等各方面。如"自己不能控制地大发脾气；容易烦恼和激动"。包括11、24、63、67、74、81 共6项。

7. 恐怖 主要反映传统的恐怖状态或广场恐怖症。恐怖的对象包括出门旅行、空旷场地、人群或公共场合及交通工具。此外，还有反映社交恐怖的项目。如"害怕空旷的场所或街道；怕乘电车、公共汽车、地铁或火车"。包括13、25、47、50、70、75、82 共7项。

8. 偏执 本因子是围绕偏执性思维的基本特征而制订，包括投射性思维、敌对、猜疑、关系妄想、被动体验和夸大等精神症状，如"感到大多数人都不可信任；感到有人在监视你、谈论你"。包括8、18、43、68、76、83 共6项。

9. 精神病性 主要反映幻听、思维播散、被控制感等精神分裂症症状，如"听到旁人听不到的声音；旁人能知道您的私下想法"。包括7、16、35、62、77、84、85、87、88、90 共10项。

10. 其他 包括19、44、59、60、64、66、89 共7个项目，未归入任何因子，作为第10个因子来处理，主要反映睡眠和饮食等情况，如"吃得太多；睡得不稳不深"。

SCL-90采用5级（1~5）评分制。即无、轻度、中度、偏重、严重。其中"轻、中、重"的具体含义由受检者自己去体会，不必做硬性规定。计算时，"无"记1分，"轻度"记2分，以此类推。SCL-90评定的时间范围是"现在"或"最近一周"。

统计指标与结果分析：

总分：是指90个项目所得分之和。

总均分 = 总分/90，表示从总体来看，受检者其自我感觉介于1~5的哪个范围内。

阳性项目数：是指评为2~5分的项目数，表示患者在多少项目中呈现"有症状"。

阴性项目数：是指评为1分的项目数，表示患者"无症状"的项目有多少。

阳性症状均分 =（总分 - 阴性项目数）/阳性项目数。表示"有症状"项目中的平均得分，可以看出该患者自我感觉不佳的程度究竟在哪个范围内。

因子分 = 组成某一因子的各项目总分/组成某一因子的项目数。

SCL-90量表的作者并未提出分界值，按照我国常模，总分超过160分，或阳性项目数超过43项，若任一因子分≥2分，可考虑筛查阳性，做进一步检查。

二、A 型行为类型评定量表

A 型行为类型的评定工作是从美国临床医师弗雷德曼（Friedman）等在 20 世纪 50 年代对冠心病患者的性格或行为表现进行系统和科学的观察与研究开始的。目前 A 型行为类型评定量表有很多。国内在张伯源主持下，已修订一个适合我国的 A 型行为类型评定量表，量表采用问卷形式，由 60 个题目组成，包括三部分：①"TH"，有 25 题，反映时间匆忙感、紧迫感和做事快等特征；②"CH"，有 25 题，反映争强好胜、弥漫性敌意和缺乏耐性等特征；③"L"，有 10 题，为测谎题。由被试根据自己的实际情况进行回答，符合时回答"是"，不符合时回答"否"。

计分及评估方法：在"TH" 25 个问题中，第 2，3，6，7，10，11，19，21，26，29，34，38，40，42，44，46，50，53，55，58 题的回答为"是"和第 14，16，30，54 题的回答为"否"的，每题各得 1 分。在"CH" 25 个问题中，第 1，5，9，12，15，17，23，25，27，28，31，32，35，39，41，47，57，59，60 题回答"是"和第 4，18，36，45，49，51 题回答"否"的，每题各得 1 分。在"L" 10 个问题中，第 8，20，24，43，56 题的回答为"是"和第 13，33，37，48，52 题回答为"否"的，每题各得 1 分。在评估时，首先应注意用以考验被试回答真实性的"L"量表得分是否过高，若 L≥7 分，则反映回答不真实，问卷无效。至于 A 型行为类型的评定则是根据行为总分，即"TH"加"CH"的得分多少计算的，并以常人得分的平均分数（27 分）为极端中间型，36 分以上者为典型 A 型，18 分以下者为典型 B 型，28～35 分者为中间偏 A 型，19～26 分者为中间偏 B 型。

三、抑郁自评量表

抑郁自评量表（self - rating depression scale，SDS）是由 Zung 于 1965 年编制的，用于衡量抑郁状态的轻重程度及其在治疗中的变化。SDS 操作方便，易于掌握，能有效地对抑郁状态进行评估，评分标准不受年龄、性别、经济状况等因素的影响，在国内外应用颇广。SDS 于 1985 年引入我国后，在对抑郁症的诊断评估等方面及在流行病学的调查中均得到了较为广泛的应用。

SDS 共有 20 项与抑郁情绪密切相关的问题，采用 4 级评分，主要评定症状出现的频度，其标准为：①没有或很少时间。②小部分时间。③相当多的时间。④绝大部分或全部时间。20 道题目中有 10 项（第 2、5、6、11、12、14、16、17、18 和 20）为反向评分题，按 4～1 计分，其余 10 项按上述 1～4 顺序评分。评定的时间范围是"现在"或"最近一周内"。

统计指标与结果分析：SDS 的分析方法较简单，统计指标为总粗分和标准分。总粗分即将所有项目评分相加；总粗分乘以 1.25 后，取其整数部分，即为标准分。按照我国常模，SDS 总粗分的分界值为 41 分，标准分为 53 分，也就是说当总粗分大于 41 分，标准分大于 53 分时，可认为有抑郁症状，且超过越多，抑郁症状越严重。SDS 的评定也可以通过抑郁严重度指数来反映。抑郁严重度指数 = 总粗分/80。指数范围为 0.25～1.0，指数越高，说明抑郁程度越重。

四、焦虑自评量表

焦虑自评量表（self - rating anxiety scale，SAS）是由 Zung 于 1971 年编制的，适用于有焦虑症状的成人。该量表从量表结构到具体评定的方法，都与抑郁自评量表（SDS）十分相似，能有效地反映具有焦虑倾向的被试的主观感受。国外研究表明 SAS 的效度很高。近年来，SAS 已在咨询门诊中广泛应用。

SAS 共有 20 项与焦虑情绪密切相关的问题，每项采用 4 级评分，主要评定项目所定义的症状出现的频度，其标准为：①没有或很少时间；②小部分时间；③相当多的时间；④绝大部分或全部时间。评定的时间范围应强调是"现在"或"最近一周内"。

统计指标与结果分析：SAS 的主要统计指标为量表总分。将 20 个项目的各个得分相加，即得总粗分，用粗分乘以 1.25 以后取整数部分，就得到标准分。其中，第 5，9，13，17，19 条 5 个项目的计分，必须反向计算。根据我国常模，SAS 总粗分的分界值是 40 分，标准分是 50 分，即标准分高于 50 分就可判定为有焦虑症状，且分值越高，焦虑症状越严重。

五、社会生活事件量表

国内外有多种生活事件量表，国内应用较多的是由杨德森、张亚林编制的生活事件量表（life events scale，LES），由 48 条我国较常见的生活事件组成，包括 3 个方面的问题：

1. 家庭生活方面 包括恋爱或订婚、恋爱失败、破裂、结婚、自己（爱人）怀孕、自己（爱人）流产、与爱人或父母不和等生活方面的 28 条问题。

2. 工作学习方面 包括待业、无业、开始就业、高考失败、扣发奖金或罚款、对现职工作不满意、与上级关系紧张等 13 条问题。

3. 社交及其他方面 包括好友重病或重伤、死亡，被人诬告，发生意外事故、自然灾害等 7 条问题。

4. 空白 2 条项目 被试可填写自己经历过而表中并未列出的某些事件。

生活事件量表是自评量表，可用于对精神刺激进行定性和定量的评估，适用于 16 岁以上的正常人、神经症、心身疾病、各种躯体疾病及自知力已恢复的重度精神疾病患者。施测时由填写者根据自身的实际感受而不是按常理或伦理观念去判断那些经历过的事件对本人来说是好事或是坏事，影响程度如何，影响持续的时间有多久。一次性的事件如流产、失窃要记录发生次数，长期性事件如住房拥挤、夫妻分居等不到半年记为 1 次，超过半年记为 2 次。影响程度分为 5 级，从毫无影响到影响极重分别记 0、1、2、3、4 分。影响持续时间分 3 个月内、半年内、1 年内、1 年以上共 4 个等级，分别记 1、2、3、4 分。

统计指标为生活事件刺激量，计算方法如下：

单项事件刺激量 = 该事件影响程度分 × 该事件持续时间分 × 该事件发生次数

正性事件刺激量 = 全部好事刺激量之和

负性事件刺激量 = 全部坏事刺激量之和

生活事件总刺激量 = 正性事件刺激量 + 负性事件刺激量

生活事件刺激量越高，反映个体承受的精神压力越大。95% 的正常人 1 年内的 LES 总分不超过 20 分，99% 的不超过 32 分。负性事件刺激量的分值越高，对心身健康的影响越大；正性事件的意义尚待进一步的研究。

【复习思考题】

1. 简述临床心理评估的基本程序。
2. 简述临床心理评估的常用方法。
3. 对心理评估者有什么要求？
4. 常用的临床心理评定量表有哪些？

扫一扫，查阅本章数字资源，含PPT、音视频、图片等

【案例】

1个月前，王某5岁的孩子在小区门口玩耍被小车碰到，去医院检查并做了CT扫描，检查结果显示孩子只有一些皮外伤，并无大碍。之后王某听同事说CT扫描有可能给孩子造成一些后遗症，于是非常担心。近一个月来，只要一有空闲他就会忍不住想起这件事，一想起就心乱如麻，不知如何是好，更不能听到他人谈论关于CT检查后遗症的负面信息，否则神经就会绷得很紧，生怕孩子会出现意外。王某每天都在担忧中度过，食难下咽、难以成眠。工作时他也常常分心，时不时就想到这个事情，心烦意乱，工作效率也因此下降。

问题：王某处于何种心理状态？出现了哪些反应？应如何解决？

当今社会，人们身处生活方式急剧改变、知识更新换代加快、社交活动日益频繁等迅速变化的情境之中。如果来不及去认识这些变化并做出相应的调整，就会不可避免地出现持续的心理紧张，这种紧张状态持续下去，就会给人们的心身健康带来损害。系统学习和了解心理应激理论，有助于认识心理社会因素的致病规律，从而维护和提高人们的心理健康水平。

第一节　心理应激概述

一、应激的概念

应激（stress）概念和心理应激（psychological stress）理论经历了较长的历史发展过程。stress一词译为"压力"，原意是指物体对于施加其上的外力所产生的内部响应力。而在生物学或心理学领域，该词译为"应激"。1936年，塞里首先将应激概念引入生物医学领域，他认为应激是机体对外界或内部各种刺激所产生的非特异性应答反应的总和。其后，应激的概念不断发展。心理学家发现，应激不仅是有机体在各种刺激下产生生理反应的过程，而且涉及事件（外部刺激）、个体认知、主观感受、人格特征、应对方式、社会支持等心理社会因素。由此可见，应激是一个多因素的集合概念，包括了生物、心理、社会等多种因素。

现代心理应激理论倾向于构建一个符合整体观和系统论的应激概念，将应激定义为：机体觉察到（通过认知评价）外界环境变化（应激源）对自身构成威胁和挑战时做出的反应和应对的过程。

从心理学研究的角度，对应激概念的理解包含四个方面：①应激是引发机体发生应激反应的刺激或刺激物。这是把应激看作自变量，研究各种有害刺激的特性，如躯体性刺激、心理性刺

激、社会性刺激、文化性刺激等。②应激是机体对有害刺激的反应。这是把应激看作因变量，研究机体在应激状态下的各种反应，如生理反应、心理和行为反应等。③应激是应激源与应激反应之间的中介变量。这是把应激看作中介变量，研究介于刺激与刺激反应之间的各种影响因素，如认知评价、个性特征、应对方式、社会支持等。④应激是一个多因素作用的系列反应过程、从整体观念和系统理论看，心理应激是一个系列的、复杂的反应过程，它包含了使机体发生反应的刺激、机体产生的心身反应及介于二者之间的各种中介因素，而不是指某一刺激、某一反应或某一影响因素。

自 20 世纪以来，由于研究的领域背景不同，侧重点和目的各异，对应激和心理应激概念的界定说法众多，对应激理论的认识和关注程度也不同。因此，应激的概念和心理应激理论仍在不断发展之中。

二、应激的理论模式

应激是一个普遍的心理生理现象。随着医学心理学的发展，许多生理学家、心理学家、社会学家都提出了自己的学说来阐释心理应激。以下介绍几种主要的应激理论模式。

（一）应激的生理学模式

应激的生理学模式代表性人物有加拿大病理生理学家塞里（H. Selye）和美国神经生理学家坎农（W. B. Cannon）。坎农提出了内环境恒定"稳态"的概念和应急学说，塞里提出了一般适应综合征理论和遗传与压力互动发生论。

1. "稳态"和应急学说　坎农在研究实验动物的消化功能时注意到，动物在情绪兴奋时胃肠运动常受到抑制，于是研究集中在强烈情绪对机体的功能和疾病状态的作用上；同时也注意到交感神经系统的作用。坎农发现自主神经的功能在于使体内液体环境保持某种平衡，他用"内稳态"或"自稳态"（homeostasis）一词表示这种状态，后来又进一步阐述了维持机体"自稳态"的生理因素，并指出"机体内生物调节是生理学的中心问题"。当机体遇到严重内外环境干扰性刺激时，自稳态被打破，机体的生理机制出现交感－肾上腺髓质系统激活，肾上腺髓质分泌增加，产生如心率加快、血压升高、心肌收缩力加强、呼吸加快、脑和骨骼肌血流量增加、皮肤黏膜和消化道血流量减少、肝糖原分解等生理效应。坎农把这种严重刺激时机体出现的整体反应，称之为"应急反应"（emergency reaction）或应急的"战或逃"反应（fight or flight reaction），这个反应主要是通过交感－肾上腺髓质轴的激活起作用。坎农的"稳态"和应急学说，为后来的应激研究建立了一个理论和实验框架。

2. 一般适应综合征（general adaptation syndrome，GAS）　塞里通过对患者的观察和大量的动物实验，发现处于失血、感染、中毒及其他紧急状态下的机体体内都产生相同的、特征性的生理生化反应过程和病理生理变化。那些能够引起全身多系统反应的伤害性刺激或需求被称为"应激"，后改称为"应激源"（stressor）。塞里把应激源持续存在而引起机体产生的这种非特异性反应称为"一般适应综合征"或"全身适应综合征"。塞里认为，GAS 与刺激的类型无关，而是机体通过激活下丘脑－垂体－肾上腺轴所引起的生理变化，是机体对有害刺激所做出防御反应的普遍形式。

塞里根据机体应激时的特定生物学标志，如腺体形态变化、应激激素变化及躯体的渐趋枯竭等，将 GAS 分为警戒期、抵抗期和衰竭期三个阶段。

（1）**警戒期（alarm stage）**　机体为了应对外部刺激而唤起体内的防御能力，与应激有关的肾上腺素和皮质醇等都升高，进入"战或逃"反应，可称之为动员阶段。

（2）抵抗期（resistance stage）　如持续暴露于有害刺激下，机体以对应激源的适应为特征，通过提高体内的结构和功能水平以增强对应激源的抵抗程度，具体表现为体重恢复正常，肾上腺皮质变小，淋巴结恢复正常和激素水平保持恒定。

（3）衰竭期（exhaustion stage）　机体的适应能力是有限的，当较高的皮质醇水平对循环、消化、免疫和身体其他系统产生显著效应，如果应激刺激持续太久或过于严重，机体抵抗力下降而转入衰竭阶段，此时机体免疫系统严重受损，导致疾病产生或死亡。

塞里是第一个将外界刺激与疾病和健康联系起来的学者，他的应激理论在应激研究史上占有重要地位，此后许多应激研究都是在此基础上充实和发展起来的。

（二）应激的心理学模式

早期的应激研究侧重于应激的刺激与生理反应。后来的研究发现，个体的认知评价、应对方式等心理社会因素也在心理应激过程中发挥着重要的作用，应激研究的心理学模式的相关理论应运而生。应激的心理学模式主要有拉扎鲁斯的认知性评价理论、埃利斯的非理性信念学说等。

1. 认知性评价理论　20 世纪 60 年代，美国心理学家拉扎鲁斯（R. Lazarus）提出了"威胁性评价"一说；1984 年，拉扎鲁斯与弗克曼（S. Folkman）一起提出认知双重评价学说；1993 年，拉扎鲁斯等又补充了"再评价"的概念，完成了应激认知评价的"初级评价－次级评价－再评价"三步评价模型。

拉扎鲁斯等在从事心理压力的研究中发现，在环境刺激与情绪反应之间，还有认知评价存在。对于同一性质的生活事件或应激源，个体反应的差异很大，不但有反应定量上的差异，而且有反应定性上的差异。通过认知评价，不同个体对同一应激源产生不同的情绪反应和行为，其结果有"积极应激"（eustress）和"不良应激"（distress）。前者可以适当提高皮层唤醒水平、集中注意，调动积极情绪和理性思维，正确使用应对防御机制；后者则过度唤醒大脑导致焦虑、注意分散、自我意识模糊、情绪反应过度或低下、思维非理性、应对策略运用不当等。可见，应激发生于个体察觉或评估一种有威胁的情景之时，具体地说，是个体关于需求及处理需求的能力的察觉和评估，即初级评价和次级评价。认知性再评价是在前两级评价的基础上，对现实情境做出的再度认识，关系到个体最终是否产生应激反应。认知评价理论强调认知评价过程在心理应激中的核心作用。

2. "非理性信念"学说　20 世纪 50 年代由美国心理学家艾利斯（A. Ellis）创立。艾利斯认为，激发事件（activating event，缩写为 A）与个体的情绪和行为结果（consequence，缩写为 C）之间，存在个体信念（belief，缩写为 B）的作用。个体消极情绪和行为障碍结果（C）不是由某一激发事件（A）直接引发的，而是由个体对事件不正确的认知和评价所产生的错误信念（B）所直接引起，此所谓情绪 ABC 理论。"错误信念"也称为"非理性信念"，是引起个体情绪及行为反应的主要原因，是"非理性信念"学说的核心观点。

第二节　应激过程

心理应激是机体在内外因素相互作用下产生系列反应的过程，涉及应激源、应激过程中的中介因素，以及心理、行为和躯体的各种反应。因此，对应激过程的认识，超越了早期侧重于生物性反应过程的研究范畴，当前的应激理论包括医学、心理学、社会学、管理学等多学科的研究成果。

一、应激源

（一）应激源的概念

从应激过程模型来看，应激是由应激源（stressor）引起的。所谓应激源，是指向机体提出适应要求，并可引起应对反应、稳态失衡的客观变化的环境事件或情境，也可称为刺激或刺激物。从这个意义上说，一切变化都是潜在的应激源，如自然灾害、社会变革、文化冲突、经济事件、躯体疾病等。但实际上，只有那些被个体观察到，并对个体本身构成威胁或挑战的刺激物，才能成为有效的应激源。

（二）应激源的分类

按照刺激的属性，应激源可以分为以下几类：

1. 生物性应激源 指直接作用于人的躯体而引发身心紧张状态的刺激物，包括物理的、化学的、生物的刺激物，如高温、低温、辐射、噪声、环境污染、微生物、衰老、疾病等。

2. 心理性应激源 包括不符合客观规律的认知、情绪波动、人际冲突、过高期望或过强需求、能力低下等，反映了个体心理方面的困难、内心矛盾与冲突。

3. 社会性应激源 主要指造成个人生活方式的变化并要求人们对其做出调整和适应的情境与事件。如日常生活变化、家庭人际关系、政治动荡、经济衰退、战争、恐怖事件等。

4. 文化性应激源 指语言、风俗、习惯、生活方式、宗教信仰等改变造成的刺激或情境，就是通常所说的文化冲突或"文化休克"。文化性应激源最常见的是文化性迁移，如迁居、留学、移民等。

（三）生活事件

生活事件（life events）是指生活中发生的干扰人们心理和生理平衡的各种事件。生活事件内容广泛，小到个人生活中的变化，大到社会生活中的重要事件，都可以成为有效的应激源，从而引发个体的应对反应或稳态失衡。

1. 生活事件的分类 常见的分类法如下：

（1）**按事件对个体的影响分类** 可分为：①正性生活事件（positive events），指对个体身心健康具有积极作用的愉快事件，如晋升晋级、立功嘉奖、新婚团圆等；②负性生活事件（negative events），指对个体身心健康具有消极作用的不愉快事件，如降职下岗、患病丧偶、亲人亡故等。

（2）**按事件的现象学分类** 在不同的文化背景下，生活事件的现象学分类具有普遍性，可分为：①工作事件，指与工作有关的职业性应激源，如不良的工作环境、组织激励机制不完善、超出工作者实际能力限度的工作等；②经济事件，包括经济困难、负债、失业、亏损等；③家庭事件，包括失恋、分居、离异、亲人病故、子女教养、老人照料等；④人际关系事件，如与亲人、同事、朋友等他人之间的意见分歧和矛盾冲突；⑤个人健康事件，指疾病或健康问题给个人造成心理威胁，如患病、外伤、怀孕、分娩、心身不适等；⑥自我实现和自尊事件，指个人在人生、事业等方面的失败或挫折；⑦社会和环境事件，指社会环境和自然环境中的各种变化，如政治经济制度变革、知识更新、经济衰退、自然灾害等。

2. 生活事件的量化评估 生活中的重要事件作为应激源会显著地影响人们的身心健康，引起应激相关性疾病。各国学者相继对生活事件的性质、种类、发生频度、持续时间等进行调查研究并做出定量评估，成为应激研究中的一项重要内容。

美国华盛顿大学医学院的精神病学专家霍姆斯（T. H. Holmes）和雷赫（R. H. Rahe）于1967年开创了生活事件的定量研究方法。霍姆斯等通过对5000多人进行社会调查和实验研究，编制了社会再适应评定量表（social readjustment rating scale，SRRS），对生活事件进行评估。SRRS共列出43种生活事件，引入生活变化单位（life－change unit，LCU）的概念，对每个生活事件进行量化评估，用以检测一段时间内的生活事件对个体的心理刺激强度。如丧偶事件的心理刺激强度最高，为100LCU；其他事件的LCU值依次递减，如离婚为73LCU，退休为45LCU等。霍姆斯的研究发现，LCU总量与个体身心健康密切相关：若1年内累积的LCU值小于150，提示下一年基本健康；若1年内累积的LCU值超过300，则下一年有75%的可能性患病；若LCU值介于150～300，则下一年有50%的可能性患病。由生活事件所引发的疾病，在病因方面主要与心理社会因素相关。研究还发现，那些伴有心理丧失感的生活事件对健康危害尤甚，如亲人亡故等。

美国心理学家拉扎鲁斯（R. Lazarus）等提出，应激更多地来自日常生活小事，称之为日常困扰与微应激源（hassles and microstressor）。坎奈尔（L. Kanner）等据此编制了日常生活困扰量表和日常生活振奋事件量表。戴隆基斯（Delongis）于1982年的测试研究表明，被试的健康与日常困扰的频率和强度有关，而与生活事件的数量和严重性相对无关。此研究显示，频繁的日常困扰对近期情绪与躯体健康的预测优于重大生活事件，而重大生活事件对健康有长远的影响。

国内学者杨德森、张亚林等结合我国文化背景进行大样本测试，编制了适合中国国情的生活事件量表（life events scale，LES）。该量表含48条常见生活事件，包括家庭生活、工作学习、社交等3个方面问题，统计指标有单项生活事件刺激量、正性生活事件刺激量、负性生活事件刺激量及生活事件总刺激量。生活事件刺激量越高，反映个体承受的精神压力越大。此外，姜乾金等编制了生活事件问卷（life events questionnaire，LEQ），该问卷包括76项生活事件，涵盖了各种生活事件问卷的条目内容，统计指标有家庭健康事件量表分、工作学习事件量表分、人际及其他事件量表分、经济事件量表分及生活事件量表总分。

然而，生活事件对个体的影响并非简单的量效关系。评定生活事件所致的应激强度和反应的类型除与事件性质、积累性等有关外，还需考虑个体的认知评价、人格特征、应对方式、社会支持、生理素质等因素的影响。

二、应激中介机制

现代心理应激相关研究发现，机体是否在应激源作用之下产生应激反应，不仅取决于应激源的强度、持续时间等，还取决于一系列中介因素的作用。应激的中介机制是指机体将刺激的输入信息（应激源）转化为输出信息（应激反应）的加工过程，是应激过程的中间环节。中介因素则是指上述过程中起调节作用的各种因素，主要有认知评价、应对方式、人格特征、社会支持等。

（一）认知评价

认知评价（cognitive appraisal）是指个体体验到的生活事件或情境对自身构成威胁的一种认知过程，个体从自己的角度对遭遇的生活事件的性质、程度、危险性及自身应对能力等做出的估计。对事件的认知评价直接影响个体的应对活动和心身反应，是应激过程中的关键中介因素之一。

美国心理学家拉扎鲁斯特别强调在相同强度的应激源作用之下不同个体应激反应的差异性，提出了"认知－动机－评价－互动"的中介机制理论解释模型。这个模型将个体对生活事件或应激源的认知评价过程分为初级评价、次级评价和认知性再评价。

1. 初级评价（primary appraisal） 也叫第一评价，指个体对应激源性质的判断。当某一事件发生时，个体立即通过认知活动判断该事件是否与自己有利害关系，是否对自身构成威胁或挑战。如果判断事件与自己无关，则个体进入适应状态；如果评价事件与自己有关，则进入次级评价。

2. 次级评价（secondary appraisal） 也叫第二评价，指个体初级评价判断事件与自己有利害关系后，会立即对事件是否可以改变，即个人能力做出评估，就是次级评价。伴随着次级评价，个体会同时进行相应的应对活动：如果次级评价事件是可以改变的，常采用问题关注应对；如果次级评价是不可改变的，则常常采用情绪关注应对。初级评价和次级评价是相互依存、不可分割的。

次级评价同样受刺激因素的影响，表现为：①有害因素性质的定位，即这是潜在的威胁还是挑战；②改变应对策略的可能性；③情境因素的限制等。

次级评价还受到人格因素的影响，包括：①潜在的损害：应对时个人要付出的代价和获益；②自我意识：个体自身的认识、体验和调节；③应对的规则：个体对拟采用的应对手段的安排。

3. 认知性再评价（cognitive reappraisal） 是指在初级和次级两步评价的基础上，个体对现实情境做出再度认知，判断潜在的应激源是否具有现实意义及其性质。认知性再评价的结果决定是否出现应激反应。

认知评价在生活事件到应激反应的过程中起着重要的中介作用，会直接或间接地影响个体的应对活动和心身反应。影响应激的认知因素可以概括为以下几点：①对应激源的可预测性：一般地，可预测的应激源对机体的影响相对较小，但若可预测的应激源长期存在，则能加重应激反应。②对应激源的控制：若评价认为应激源可控制，则事件的刺激性相对减轻。③对应激源的解释：个体对应激源的解释会增强或削弱应激的作用。认知因素是许多疾病的直接致病因素，也可以与其他因素联合作用而致病，应该给予足够的重视。

（二）应对方式

应对（coping）是指个体对环境或内在需求及其冲击所做的恒定的认知性和行为性努力，又称为应对方式（coping style）或应对策略（coping strategy）。应对是个体对抗应激的一种手段，是一种包含多种策略的、复杂的、多维的态度和行为过程。

1. 应对方式的分类 应对方式有不同的分类方法：①从应对行为的主体来看，应对活动涉及个体的心理活动方式、行为操作方式和躯体反应方式等三个方面。②从应对的指向性看，分为问题关注应对和情绪关注应对两大类。问题关注应对是指应对策略指向事件或问题本身，寻找解决问题的途径；情绪关注应对是指应对策略指向情绪反应，不涉及问题的解决。③从应对的作用效果看，分为积极应对和消极应对两类。有些应对策略利于缓冲应激作用，从而对健康产生有利影响，为积极应对；反之，则为消极应对。

应对方式因个体认知、态度及行为上的差异而有所不同。常见的应对方式有：①盘算问题解决：根据个体的知识、经验，思考摆脱困难情境的具体方法，是一种理智性的应对手段；②寻求支持与疏泄：支持与疏泄有助于抵御生活事件的冲击，缓解烦恼；③焦虑：是对某种预期或潜在的威胁情境所产生的不安、忧虑、紧张甚至恐惧的情绪状态；④退化：个体遭遇持久或重大应激时，原有的正常行为减少或消失，出现幼稚行为的状态；⑤冷漠：面对困难压抑情绪，表现出冷淡、无动于衷的态度；⑥病态固执：不断重复相同的、无意义的行为，不能被更适当的反应所取代；⑦妥协：处于应激状态的个体为降低应激水平而采取的妥协性措施；⑧攻击：将不良情绪或伤害性行为指向自己、他人或其他事物等。

2. 应对方式的量化　应对方式是一个多维度概念，需要进行量化评估以便临床应用。

拉扎鲁斯和福克曼（S. Folkman）等编制了应对方式量表（ways of coping），包含了问题关注应对和情绪关注应对两大类 8 种应对方式：对抗、淡化、自控、求助、自责、逃避、计划和自评。肖计划等（1985）修订的应对方式问卷（coping style questionnaire，CSQ）筛选出 6 种应对方式，包括解决问题、求助、自责、逃避、幻想和合理化。卢抗生等（2000）修订的老年应对问卷（ways of coping for senile，WOCS），包含积极应对和消极应对两类 5 种应对方式，即面对、淡化、探索、幻想和回避。姜乾金等编制了特质应对方式问卷（trait coping style questionnaire，TCSQ），有 20 个条目，分为积极应对与消极应对方式两个维度，并与艾森克人格问卷（Eysenck personality questionnaire，EPQ）的 E 量表分和 N 量表分明显相关。沈晓红等（2000）修订的医学应对模式问卷（medical coping modes questionnaire，MCMQ），包含患者的 3 种应对方式，即面对、回避和屈服。这些应对方式问卷反映了个体遇到威胁时的基本行为方式，具有较好的临床应用和研究价值。

应对研究的意义在于通过加强对压力与应激的认识，转变不良应对方式为积极应对方式，进而改变应激反应的结果，使其朝着有利于人们身心健康的方向发展。

（三）人格特征

人格可以直接或间接地影响其他各种应激因素，进而影响应激过程和结果。人格决定了个体的态度倾向和习惯性的行为方式，影响个体对应激源的认知评价、对外界挑战的应对方式、与他人的关系等，进而改变应激反应的结果。研究发现，人格有缺陷的个体在应激源存在时，更容易产生强烈的应激反应。

1. 应激相关的人格特征　是指人格中那些倾向于增强或削弱应激反应的心理行为特点。按照对应激源的影响程度，人格分为两类，即易感应激人格（stress - prone personality）和抗应激人格（stress - resistent personality）。

（1）**易感应激人格**　此种人格在心理行为特征方面主要有以下倾向：①思维上的刻板倾向。②评价上的缺陷倾向。③情绪上的焦虑倾向。④行为上的逃避倾向。⑤社交上的封闭倾向。⑥内心多冲突倾向。⑦选择与决策的艰难倾向。易感应激人格具有增强个体应激反应的不良影响。

（2）**抗应激人格**　也称为坚韧人格（hardy personality），是一种由奉献、挑战和控制三种成分构成的人格特征，有助于对抗应激与疾病。坚韧人格的特点是：①奉献：指一种心理倾向，能认识到生活和人际关系具有一定的目的和意义，积极参与生活，吃苦耐劳，在应激环境中精力充沛而富有生机。②挑战：指将察觉转变为挑战，迎接生活变化，主动面对不回避，灵活地适应生活的变化，将挑战视为生活的一部分。③控制：指控制个人生活的一种心理活动，具有高度内在控制情感的个体是主动生活者而不是被生活所驱动，对影响自己生活的事件有决定权，并能经受工作中的压力。Kobasa（1979）和 Maddi（2002）等认为，坚韧性人格可以缓冲应激对身心健康的不良影响。

2. 应激相关的行为类型　行为模式与疾病之间存在联系。特定的行为模式容易导致特定的负性情绪反应，影响应激反应的程度，与心身症状发生密切的联系。行为模式可以作为非特异性因素在不同疾病中起作用，也可以成为某种疾病发病的重要条件。

与应激相关的行为类型主要有：

（1）A 型行为模式（type A behavior pattern，TABP）　主要特征为争强好胜、追求成就、时间紧迫感、急于求成、易激惹、不耐烦、无端的敌意等。具有 A 型行为模式的个体表现为高应激反应状态，如中枢神经高唤醒状态、心血管高反应性等。而 B 型行为模式与之相反，主要特征为不争强好胜、对自我无过高的要求、无时间紧迫感、容易满足、与世无争、随遇而安等。具有 B 型行为模式的个体应激感受性低。研究发现，TABP 者冠心病患病率为 B 型的 2 倍以上，因此被认为是冠心病易患性行为模式。

（2）C 型行为模式（type C behavior pattern，TCBP）　主要特征为压抑、不表达情绪、克制愤怒、过分忍耐、回避矛盾等。流行病学调查发现，C 型行为的人肿瘤发病率较非 C 型行为的人高 3 倍。C 型行为者通常免疫功能低下，器官代谢紊乱，易发生各种肿瘤。因此，TCBP 被认为是癌症易感性行为模式。

（四）社会支持系统

社会支持（social support）是指来自社会各方面的精神和物质上的帮助和支持，体现了个体与社会的联系程度，包括亲属、朋友、同事、组织、社团等。社会支持是个体在应激过程中可以利用的外部资源，有缓冲应激的作用。

1. 社会支持的作用机制　社会支持对健康具有保护性作用。研究证明，社会支持与生活事件引起的心身反应成负相关，与心身健康成正相关，拥有较多社会支持的个体具有较高的心身健康水平。关于社会支持的作用机制主要有两种模式学说，即独立作用模式和应激缓冲作用模式。

（1）独立作用模式　认为社会支持通过本身的作用就能够维持个体良好的情绪并促进健康，而不需要在心理应激条件下再发挥作用。比如，情感性支持可以维护个体自尊心并增加归属感。自尊感可以增进人们的自我效益感或自我防御能力，从而有效地缓解应激反应的强度。归属感能提高人们的应付能力，有助于改善消极情绪体验，避免产生应激性心理失调，从而提高心理健康水平。

（2）应激缓冲作用模式　认为社会支持通过提高个体对应激性生活事件的应对能力和适应性而发挥其健康保护作用。社会支持可以促使个体对应激事件重新做出评价，并提供一些可供选择的有效应对策略，增强对应激源的耐受和抵抗能力，缓冲应激事件的负性作用。

2. 社会支持的评估　社会支持的内容非常广泛，包括一个人与社会发生的各种联系。一般认为，社会支持从性质上可以分为两类：一类为客观的、可见的或实际的支持，包括物质上的直接援助和社会网络、团体关系的存在及个体的参与度。各种社会关系中，又有稳定的社会关系和不稳定的社会关系之分，前者如家庭、婚姻、朋友和同事等关系，后者如非正式团体、暂时性社会关系等。这类支持独立于个体的感受，是客观存在的现实。另一类是主观的、体验到的情感上的支持，指个体在社会中受尊敬、被理解、被支持的情感体验和满意程度，与个体的主观感受密切相关。许多学者认为，主观感受到的支持比客观支持更有意义，因为"被感知到的现实"（即心理现实）可以作为实际的变量而影响人的行为和发展。此外，肖水源和杨德森认为，由于个体对社会支持的利用存在着明显的差异，在评估个体的社会支持系统时，除了对客观支持和主观支持进行评估外，还应该评估个体对支持的利用情况。肖水源（1987）编制的社会支持评定量表将社会支持分为主观支持、客观支持和支持利用度 3 个维度，共 10 个条目，其中主观支持 4 条，客观支持 3 条，社会支持利用度 3 条。目前，该量表在临床工作和科学研究中得到广泛的应用。

对社会支持的评估有多种方法，有学者从社会支持的类型、数量、来源等角度进行分类和评估，列举如下：①提供支持的类型：Wilcox（1982）的社会支持调查表（SSI），分为情绪支持、归属支持和实质支持 3 个因子。②支持的数量和态度：Sarason 等（1981）的社会支持问卷（SSQ）包括社会支持的数量（SSQN）和对获得社会支持的满意程度（SSQS）2 个因子。③支持的来源：姜乾金等引进 Blumenthal（1987）的领悟社会支持量表（perceived social support scale，PSSS），从社会支持的不同来源分为家庭支持、朋友支持和其他人支持 3 个因子。

3. 社会支持与应激的关系　社会支持受多种因素的影响，与其他应激中介因素交互作用。认知因素影响社会支持的获得，特别是影响主观支持的质量；反之，社会支持有助于个体重新认知自己所处的环境，改善人际关系，适应社会环境。社会支持能够通过提供有效的应对策略，进而提高个体对生活事件的应对能力。

社会支持与个性特征也有关系。性格孤僻内向的人不易获得并充分利用社会支持。研究表明，社会支持数量（SSQN）与个性问卷的外向分呈正相关，而 SSQN 和社会支持满意度（SSQS）与神经质分均呈负相关，说明性格外向的人比性格内向者获得的社会支持多，同时，性格内向的人比外向者更容易产生应激反应的不适感。

社会支持与应激的关系，可概括为以下几个方面：①社会支持提供的人际关系能够消除某些应激源，对个体适应环境有直接的应激缓冲作用；②社会支持能够改变个体对应激事件的认知评价，提高对再次应激的预测力和耐受力；③社会支持影响个体内部的应对策略，通过恰当运用应对方式和心理防御机制，使个体的行为向有效活动的方向转变；④社会支持有助于减少应激事件对个体自尊和自控感的损害，使个体的负性情绪向积极方向转变；⑤社会支持具有减轻应激反应的作用。总之，社会支持与其他应激因素相互影响，形成一个复杂的反应系统。

三、应激反应

应激反应是指由应激源导致个体产生一系列的生理、心理、行为变化，是个体对变化着的内外环境所做出的一种适应。应激反应分为心理反应、行为反应和生理反应三部分，其中心理反应又可以进一步分成情绪性反应、认知性反应，三者常同时发生并相互影响，几乎所有的应激反应都是综合性的反应。

（一）应激的心理反应

应激的心理反应可以涉及心理现象的各个方面，例如应激可使个体出现认识偏差、情绪激动、行动刻板，甚至影响个体的自我认知。但是与健康和疾病关系最直接的是应激的情绪反应。以下分别介绍应激的情绪反应、某些认知反应和行为反应。

1. 应激的情绪反应　个体在应激情况下会出现以下几种常见的情绪反应：

（1）焦虑（anxiety）　焦虑是个体预期将要发生危险或不良后果时所表现的紧张、恐惧和担心等情绪状态，是应激中最常出现的情绪反应，是情绪的唤起状态。在心理应激条件下，适度的焦虑可提高人的警觉水平，伴随焦虑产生的交感神经系统的激活可提高人对环境的适应和应对能力，是一种保护性反应。

（2）恐惧（fear）　恐惧是一种企图摆脱特定危险的情景或对象时的情绪状态，伴有交感神经兴奋，肾上腺髓质分泌增加，全身动员，但没有信心和能力战胜危险，只有回避或逃跑，过度或持久的恐惧会对人产生严重的不利影响。

（3）抑郁（depression）　抑郁表现为悲哀、寂寞、孤独、丧失感和厌世感等消极的情绪状态，常伴有失眠、食欲减退、性欲降低等，常由遭受重大挫折如亲人丧亡、失恋、失学、失业和长期病痛等重大应激引起。

（4）愤怒（anger）　愤怒是与挫折和威胁有关的情绪状态。由于目标受到阻碍，自尊心受到打击，为排除阻碍或恢复自尊，常可激起愤怒。此时，交感神经兴奋，肾上腺分泌增加，因而心率加快、心输出量增加、血液重新分配、支气管扩张、肝糖原分解，并多伴有攻击性行为。患者的愤怒情绪往往成为医患关系不良的原因之一。

2. 应激的认知反应　轻、中度应激时，个体会出现感知觉增强、警觉性提高、注意力集中、思维活动加快等一系列应对反应。但出现严重或持续应激时，个体的认知反应会出现抑制，可表现为感知混乱、注意狭窄、思维迟钝，甚至出现意识模糊状态。例如，一个平时非常通情达理的人，在应激状态下可能会变得"蛮不讲理"。应激会引起严重的临床后果，如应激性精神障碍，特别是创伤后应激障碍等，往往表现为闪回等病理性认知症状。

（二）应激的行为反应

伴随应激的心理反应，机体在外表行为上也会发生改变。

1. 逃避（escape）与回避（avoidance）　逃避是指已经接触到应激源后而采取的远离应激源的行为；回避是指知道应激源将要出现，在未接触应激源之前就采取行动远离应激源。两者的目的都是为了摆脱应激源和缓解应激情绪。

2. 退化（regression）与依赖（dependence）　退化是当人受到挫折或遭遇应激时，放弃成年人的应对方式而使用幼儿时期的方式应付环境变化或满足自己的欲望。退化行为主要是为了获得别人的同情、支持和照顾，以减轻心理上的压力感和痛苦。退化行为必然会伴随依赖，即事事处处依靠别人的关心照顾，而不是自己去努力完成本应自己去做的事情。

3. 敌对（hostility）与攻击（attack）　两者共同的心理基础是愤怒，敌对是内心有攻击的欲望但表现出来的是不友好、谩骂、憎恨或羞辱他人。攻击是在应激刺激下，个体以攻击方式做出反应，攻击对象可以是人或物，可以针对他人也可以针对自己。例如，临床上某些患者表现的自损甚至自伤行为，如不肯服药或拒绝接受治疗，或自己拔掉引流管、输液管等。

4. 无助（helplessness）与自怜（self-pity）　无助或失助，是一种无能为力、无所适从、听天由命的行为状态，通常是在经过反复应对而不能奏效，对应激情境无法控制时产生，其心理基础包含了一定的抑郁成分。自怜即可怜自己，对自己怜悯惋惜，其心理基础包含对自身的焦虑和愤怒等成分。

5. 物质滥用（substance abuse）　一些人在心理冲突或应激的情况下，会以习惯性的饮酒、吸烟或服用某些药物的行为方式来代替自己对应激的行为反应方式。尽管这些不良行为对应激和自身都没有益处，但能暂时产生麻痹自己、摆脱自我烦恼和困境的作用。

（三）应激的生理反应

应激的生理反应以神经解剖学为基础，可涉及全身各个系统、器官、细胞与分子水平。各种应激源刺激人的感觉器官产生神经冲动，通过神经传导到达中枢神经系统，并通过神经系统、内分泌系统、免疫系统三条途径的相互作用对应激源做出生理性反应。

1. 神经－神经中介机制　主要通过交感神经－肾上腺髓质－儿茶酚胺轴起作用。刺激性生活事件形成神经冲动到达个体的中枢神经系统，经过中枢的加工、处理后将冲动下传，激活交感－肾上腺髓质轴，释放大量的肾上腺素和去甲肾上腺素。这些激素通过兴奋网状结构提高心理上的警觉性，兴奋心血管系统导致心率加快、心肌收缩力增强、血压升高，增加对心、脑、骨骼肌等重要器官血液的供应以应付刺激情境。同时还引起胃肠蠕动减慢、消化腺分泌减少、呼吸加快、出汗、代谢增强、肝糖原和脂类分解加速等反应。直到机体适应刺激情境或刺激情景去除后，这些生理反应才逐渐消失。

2. 神经－内分泌中介机制　主要通过下丘脑－腺垂体－靶腺轴起作用。腺垂体是人体内最重要的内分泌腺，而肾上腺皮质是腺垂体的重要靶腺之一。持久而强烈的刺激传入中枢神经系统，在强烈激活交感神经－肾上腺髓质轴的基础上，进一步促进下丘脑合成促肾上腺皮质激素释放因子分泌，刺激垂体前叶释放促肾上腺皮质激素。促肾上腺皮质激素再刺激肾上腺皮质，促进肾上腺皮质激素特别是糖皮质激素的分泌。糖皮质激素作用于机体，发挥抗炎、升高血糖、促进脂肪和蛋白质分解、增强机体对内毒素抵抗力的作用。盐皮质激素分泌增多则引起水钠潴留，排钾增多。研究表明，预期手术、亲人亡故、破产等应激情况下均有上述系统的激活。

在应激反应中，胰腺和甲状腺等内分泌腺也发挥一定的作用。实验证明，在应激状态下，分解代谢类激素如肾上腺皮质激素、肾上腺髓质激素、甲状腺素和生长激素分泌增多，而合成代谢类激素如胰岛素、睾丸素分泌减少；在恢复阶段，这些变化正好相反。这些生理变化为机体在应激情况下适应环境提供了一定的物质基础。

3. 神经－免疫系统中介机制　在应激过程中，免疫系统与中枢神经系统进行着双向性调节。大脑皮质、边缘系统、下丘脑及众多神经核团在内的中枢神经系统广泛参与了免疫功能的调节，应激会导致胸腺和淋巴组织退化或萎缩，抗体反应出现抑制，巨噬细胞活动能力下降，嗜酸性粒细胞减少和中性粒细胞向炎症部位移动受抑等。一般认为，短暂而不太强烈的应激不影响或略增强免疫功能；长期较强烈的应激会损害下丘脑，造成皮质激素分泌过多，使内环境严重紊乱，影响免疫系统功能。例如，有学者曾经对澳大利亚一次火车失事死亡者的配偶进行研究，发现丧亡后第5周，这些配偶的淋巴细胞功能抑制十分显著，比对照组低10倍。考试压力及婚姻不和等情感性应激刺激常伴有自然杀伤细胞的百分比率和活性的降低。另外，精神疾患伴有免疫功能失调亦是公认。

四、应激对健康的影响

（一）心理应激对健康的积极作用

应激并不都是有害的。首先，适度的心理应激是人成长和发展的必要条件，应激反应更是个体对变化着的内外环境最直接的适应性变化，这种变化是生物界赖以发展的原始动力。其次，适度的心理应激是维持人体正常功能活动的必要条件。对于个体来说，一定的应激反应可以看成是个体对自身与环境的及时调整，而且这种应激性锻炼有利于个体人格的健全，也有助于维持人的正常生理、心理功能，从而为将来的环境适应提供素质条件。可见，应激有助于人类适应环境。有研究表明，早年的心理应激经历可以提高个体成年后在生活中的适应和应对能力，更好地耐受各种心理压力和致病因素的侵袭。

（二）心理应激对健康的消极影响

长期的、超过个体应对能力的心理应激会损害健康，导致疾病。许多证据显示，目前严重影响人类健康的疾病当中，多数与心理应激因素的长期作用有关，这是病理心理学的重要研究领域。应激对健康的影响表现在以下三个方面：

1. 急性心理应激　指强烈而突然的应激。此类应激常有较强烈的心理和生理反应，会引起急性焦虑反应，使心身功能和社会功能迅速出现障碍，如强烈的情绪唤醒、过度使用心理防御机制、各种躯体症状，严重者出现攻击行为、心理障碍甚至自杀等危及生命的行为。

2. 慢性心理应激　指持久的慢性应激。此类应激会持续消耗个体的心理和生理储备资源，引起持续的适应不良或退行性行为，从而导致心身疾病、神经症、精神病等疾病的出现。慢性心理应激下的人常常感到疲劳、头痛、失眠和消瘦，可以产生各种各样的躯体症状和体征。现代社会的职业枯竭现象也可视为长期慢性应激的结果。

3. 多次未转向良好适应的应激　此类应激会削弱甚至破坏个体的原有适应力，造成适应能力的下降，甚至在遇到新应激时出现退缩反应、过度反应或漠然等"无反应"。

心理应激下的心理和生理反应，特别是较强烈的消极反应，可加重一个人已有的疾病，或造成复发。心理应激还会对已有的精神疾病造成不良影响。有调查发现，神经症患者的心理应激程度同疾病的严重程度呈线性相关关系。

（三）心理应激对各系统的影响

急性或慢性应激对各系统的健康均会有所影响。例如：①神经系统：头晕、头昏、头痛、耳鸣、无力、失眠、惊跳、颤抖等；②循环系统：心动过速、心律失常、血压不稳等；③呼吸系统：胸闷、气急、胸部压迫感、呼吸困难等；④消化系统：恶心、呕吐、腹痛、腹胀、腹泻、食欲下降或增加等；⑤泌尿系统：尿频、尿急等；⑥生殖系统：月经紊乱、性欲下降、阳痿、早泄等；⑦内分泌系统：甲状腺素升高或降低、血糖升高或降低等；⑧皮肤：脸红、出汗、瘙痒、忽冷忽热等。如果应激状态持续，有可能进一步发展为心身疾病（详见心身疾病章节）。

第三节　应激的评估与管理

一、应激因素的临床评估

（一）评估方法

1. 晤谈、观察与调查　对应激有关因素的基本评估通常采用晤谈、观察和调查的方法。半结构式晤谈可评估生活事件、认知特点、应对方式、社会支持、个性和应激反应等因素。

观察一般状态与行为，观察有无厌食、胃痛、多食、疲乏、失眠、睡眠过多、头痛或胸痛等应激所致的生理反应；有无记忆力下降、思维混乱、解决问题能力下降等应激所致的认知改变；有无焦虑、抑郁、无助和愤怒等情绪反应；有无行为退化或敌对、物质滥用、自杀或暴力倾向等应激所致的行为反应。

2. 量表　选用合适的量表，分别评定生活事件、应对、社会支持、个性、心身症状量表等各种应激相关因素。如生活事件问卷（LEQ）、特质应对方式问卷（TCSQ）、压力反应问卷（SRQ）等。

3. 实验　应激评估中涉及的生物学因素，如应激的生理反应、应激心身中介机制的某些生化学指标、神经电生理指标等。

（二）分析与判断

通过晤谈、观察、调查和量表测查，或结合相关的临床检验指标，对应激因素做出判断。注意个体的生活事件、认知评价、应对方式、社会支持、个性特征和应激反应各因素是否存在偏离。

对量表的测量结果，应根据医生自己的知识、理论和经验（主要针对晤谈、观察、调查到的信息）进行分析，或者与常模做比较（主要针对量表评定或实验结果），分别判定各项应激因素是否在正常水平。同时，还要注意多项应激因素异常往往比单项应激因素异常更有实际意义。

二、应激的管理

应激管理（stress management）就是个人和组织采取策略和方法来处理和应对应激问题的过程。过强或持续过久的应激往往对人们的生活及健康起消极作用。因此，心理应激必须加以控制，或者使用妥善的办法加以应对。应激干预可以从以下三方面着手：①改变个体的外部生存环境，减少应激的来源；②改变内部条件，增强人们对抗应激的能力；③选择心理、社会和生物学的干预手段，减轻或消除应激反应。

（一）针对应激源的管理

针对各种应激性生活事件的管理，应根据生活事件的性质、程度和影响，分别选择解决、回避、缓冲等不同的管理策略进行管理。解决就是指导来访者解决应激事件，所谓"大事化小、小事化了"，如人际间的矛盾冲突，解决重大的考试等。回避是指与应激性生活事件隔离，即指导当事人暂时脱离应激事件现场，避免触景伤情，以利于当事人内部转机的出现，如灾难时劝导当事人离开灾难现场，老年丧偶时劝其到儿女家去住一段时间等。缓冲或接受是指对于某些生活事件，人类原本就无法抗拒或回避，或者个体自身条件导致无法摆脱，则需要指导来访者接受它，为重新振作带来缓冲期。

（二）针对认知评价的管理

认知评价对应激过程的影响至关重要。然而，人们对事物的认知评价会受心理、社会和环境刺激多维度因素的影响而变得复杂而多变，并难免出现认知偏差或歪曲。艾利斯的合理情绪疗法、贝克的认知疗法等都是非常实用的认知评价管理手段（参见第十章心理干预的相关内容）。

（三）针对应对方式的管理

指导个体通过"问题解决"的应对方法，消除应激源所带来的影响。对于实际问题的解决，可以采用麦克纳马拉（McNamara）的问题解决应对技术。首先，清晰地判断问题的原因和影响问题解决的因素，这是关键的一环；其次，在清晰判断的基础上，需要尽可能地多角度考虑问题，提出尽可能多的解决方案，经权衡比较找出最佳行动方案；最后就是积极行动，解决问题。也可采用焦点解决疗法、理性情绪疗法等心理治疗方法，帮助患者解决影响"问题解决"的心理问题。

（四）针对社会支持的管理

个体如果拥有一个完善的社会支持系统，就可以承受更强烈的应激并保持心理平衡状态。通过提供客观支持，改变主观支持和加强家庭支持，帮助来访者改善社会支持水平。对那些家庭内或家庭外社会支持水平过低，或社会支持的利用度不足，或主观社会支持缺乏的来访者，应该在提高其社会支持水平上多给予手段和途径方面的指导。例如，积极参加社会活动，多与人交往，以提高其家庭外社会支持水平；加强亲友之间的定期活动和联系，以拓展其家庭内社会支持水平；参加定期和不定期的集体活动，以增加团体成员之间的主观支持程度。

（五）针对个性特征的管理

人格特征是应激过程的核心因素，与其他中介因素均有交互影响，如有的负性生活事件的产生和个体的人格特征密切相关，并且人格特征还影响着社会支持和来访者对社会支持的主观利用度。因此，培养健康的人格往往能更好地增强自身的适应能力和抗挫折能力。由于人格特征的相对稳定性，若有突出的人格方面的问题，则需要进一步心理治疗。

（六）针对应激反应的管理

根据压力的心身反应特点，即应激的心理行为反应和生理反应，可选择多种心理、社会与生物学的干预手段。如应激情境下出现焦虑、恐惧、抑郁等负性情绪，严重影响患者的社会功能，加剧应激反应，可通过释放、转移注意力、情绪宣泄等方法缓解负性情绪。具体如下：

1. 释放　指导来访者通过倾诉、移情等正当途径，宣泄消极情绪。但需要注意，宣泄方式应适度。例如，若长期都是通过哭泣来宣泄消极情绪的人，往往与其性格的脆弱性形成有关。宣泄时还需要关注来访者的心理反应及人格特征。

2. 转移　可指导来访者通过各种运动、音乐、兴趣爱好等"玩物不丧志"的活动形式，转移对负性生活事件的注意，缓解消极情绪反应。

3. 放松训练　放松技术目前在国外被广泛应用于缓解或消除应激，是指通过专业指导下的放松训练来缓解不良应激反应。常用的放松方法有渐进式肌肉放松法、呼吸放松、想象放松、音乐放松等。

4. 药物　在应激反应明显时，可合理用药。借助药物可以有效阻断心身反应的恶性循环。短期应用抗焦虑、镇静药物有助于缓解应激引起的不良情绪，但长期应用容易形成依赖性并可能产生不良反应。因此，须向来访者透彻讲解其原理及注意事项。

除了上述应激管理之外，还可以通过均衡营养、体育锻炼、改善睡眠等方法强健体魄，身体健康的人能够承受更高的应激强度。此外，也可进行时间管理。时间是人们的应对资源之一。时间管理并不是要把所有的事情做完，而是帮助人们改变不良的做事习惯，更有效地运用时间，减少工作学习方面的应激。

【复习思考题】

1. 简述心理应激的定义、原因及反应。
2. 应激对机体健康有哪些影响？
3. 面对应激事件，应如何采取应对方法？
4. 应激的中介机制有哪些？

临床研究表明，一些疾病的发生、发展及预后都与心理社会因素密切相关，单纯的躯体治疗效果有限，或反复发作，或迁延不愈。有调查统计表明，在国内综合性医院就诊的初诊患者中，原发性高血压、糖尿病等典型的心身疾病患者所占比例高达30%以上；心身疾病在西方发达国家中的发病率高达60%。心身疾病已成为当前威胁人类健康的重要疾病。因此，心身疾病的相关研究日益引起医学及心理学界的重视。

第一节　心身疾病概述

【案例】

李某，女，61岁，慢性腹泻3年余。经问诊，知其缘于家中失窃后怒气顿生，终日愤世怨言，致家人畏惧避烦，逐渐孤独寡言，情绪低落，自语晦气，然触景即心烦易怒。症见面色萎黄，胁腹作胀，肠鸣腹痛即大便泄泻，泻后痛缓，日行2～3次，食欲缺乏。查肝功能、血脂血糖、甲状腺功能测定均正常，血压120/68mmHg。西医诊断为"肠易激综合征、抑郁状态"。

问题：该患者的病情与心理社会因素有关吗？

一、心身疾病的概念、特点及分类

（一）心身疾病的概念

心身疾病（psychosomatic disease）或称心理生理疾病（psychophysiological disease），是介于躯体疾病和神经症之间的一类疾病，其概念有广义和狭义之分。广义上的心身疾病是指心理社会因素在疾病的发生、发展过程中起重要作用的躯体器质性疾病和躯体功能性障碍。与心理社会因素密切相关的躯体功能性障碍常习惯称之为心身障碍（psychosomatic disorder），因其虽有生理功能的紊乱，但未出现躯体器质上的改变。因此，狭义上的心身疾病指心理社会因素在疾病的发生、发展过程中起到重要作用的躯体器质性疾病，例如原发性高血压、溃疡等。需要注意的是，在心理社会因素引发躯体疾病的过程中，有一种常见的现象就是心身反应。心身反应是指机体处于应激状态下出现的一系列短暂的生理反应，例如受到惊吓时的心跳加快、呼吸急促，血压增高、面色苍白等，当应激状态解除后，上述生理反应随之消退。所以心身反应是机体正常的、短暂的常态反应，但长期的、剧烈的心身反应，就有可能发展为心身疾病。现在，心身疾病所包含的内容已成为并列于躯体疾病和精神疾病的第三类疾病，心身相关的理念也成为生物－心理－社会医学模式的精髓。

（二）心身疾病的特点

心身疾病往往具有以下几个特征：①以躯体症状为主，有明确的病理生理过程。②疾病的发生发展与心理社会因素有关。③生物或躯体因素是某些心身疾病发病的基础，心理社会因素起"扳机"的作用。④某种人格特质是疾病发生的易患因素，如 A 型人格、C 型人格等。⑤心身疾病一般发生在自主神经支配的系统或器官。⑥心身综合治疗效果较好。对该病采用单纯的生物学治疗，效果不理想。

（三）心身医学与心身疾病

心身医学（psychosomatic medicine）是一门研究心理社会因素同人体健康和疾病之间关系的科学。人们对于心身关系的关注和论述，最早可以追溯到公元前的古希腊时期和中国的古代医学典籍中，例如中医典籍《黄帝内经》中就有非常多的关于"形""神"关系的论述。1818 年，德国精神病学家亨罗斯（J. Heinroch）在一篇论述睡眠障碍的论文中首次将"心身的（psychosomatic）"一词引入医学文献中，明确提出睡眠障碍跟心理因素有关。1922 年，德国学者 F. Deatsch 正式提出了"心身医学"这一名词。

20 世纪 20 年代是心身医学诞生时期。早期的心身医学主要受到弗洛伊德心理动力学理论的影响，以美国学者亚历山大（F. Alexander）和邓巴（H. F. Dunbar）为代表，具有鲜明的精神分析理论取向。他们用精神分析理论解释一些躯体疾病的病因学，认为潜意识心理冲突和器质性原因并存，从而导致个体躯体功能障碍或损害。因此，提出心身医学应研究心理社会因素同生物因素间相互作用对健康与疾病的影响。通过研究，亚历山大提出了七种典型的心身疾病，包括溃疡病、溃疡性结膜炎、甲状腺功能亢进、局限性肠炎、类风湿性关节炎、原发性高血压及支气管哮喘，称为"神圣七病（holy seven）"。1939 年，精神分析学家邓巴主持创刊了著名的《心身医学》杂志，1954 年，她又牵头创立了美国心身医学学会，对心身医学作出了独特贡献。这一时期是心身医学的心理动力学取向时期。20 世纪 30 年代后，随着美国生理学家坎农（W. B. Cannon）、巴德（P. Bard）和加拿大生理学家塞里（G. Selye）等对心身关系的创新性研究，以及其他一些理论派系，例如行为学习理论等，对心身研究的进一步深入，使心身医学的研究方法、对象和内容有了不断的扩展。到了 20 世纪 50 年代，应激理论成为心身医学研究的主要理论之一，标志性事件是塞里在 1950 年出版了一部 1025 页的巨著，书名为《应激状态下的生理与病理》，全面阐述了应激和全身适应综合征。除了生理方面的描述外，他将焦虑、认知等神经心理性因素列为重要的应激源，提出在适应过程中，个体会出现认知、记忆、情绪、挫折等方面的变化，适应不良就有可能导致心身疾病。这表明人们对心理社会因素在躯体疾病发生发展中的作用有了更深入的认识。这就是所谓的心身医学心理生物学取向。此外，行为主义学习理论提出的经典条件反射和操作性条件反射，对心身医学的发展也起到了重要作用。

20 世纪 70 年代，恩格尔（G. L. Engel）提出医学模式应由生物医学模式转变为生物－心理－社会医学模式，迅速地被人们接受。这一新模式要求医学要更加注重心理社会因素对健康和疾病的影响，为此，心身医学获得了快速的发展。1980 年，美国心身医学研究所把这类和心理社会因素有关的躯体疾病正式命名为心身疾病，至此，心身疾病成为并列于躯体疾病和精神疾病的第三类疾病。可见，心身疾病与心身医学联系十分紧密，是心身医学研究的主要对象。

（四）躯体疾病的心理反应

躯体疾病本身作为应激源同样能导致心理反应。

1. 躯体疾病引起患者的心理反应　包括：①自我意识转变；②对疾病的认知反应；③情绪反应。

2. 躯体疾病对患者生活质量的影响　包括：①原发性心理障碍，是指功能障碍引起的心理症状，如抑郁障碍、焦虑障碍等。②继发性社会后果，是指患病后社会关系改变引起的后果，如患病后与家人的关系、对学习工作的影响等。

3. 躯体疾病对心理的影响　不同的躯体疾病可通过对神经系统的直接或间接作用而影响心理活动。如脑血管意外或心脏病引起的焦虑，高血钾可致知觉异常，高血钙可致淡漠、幻觉等。

（五）心身疾病的分类

参考世界卫生组织的《国际疾病分类》第 10 版（ICD－10）、美国精神病学协会《精神疾病诊断和统计手册》第 5 版（DSM－V）和日本心身医学会有关心身疾病的分类，结合我国医学界目前的一些分类，提出以下分类标准：

1. 心血管系统　原发性高血压、原发性低血压、冠状动脉粥样硬化性心脏病（冠心病）阵发性心动过速、心律不齐等。

2. 消化系统　消化性溃疡、溃疡性结肠炎、过敏性结肠炎、神经性呕吐、呃逆、神经性厌食、贲门痉挛、幽门痉挛、直肠刺激综合征、习惯性便秘等。

3. 呼吸系统　支气管哮喘、过度呼吸综合征、心因性呼吸困难、神经性咳嗽、变态反应性鼻炎等。

4. 神经系统　偏头痛、紧张性头痛、自主神经失调症、癫痫、心因性知觉异常等。

5. 内分泌系统　甲状腺功能亢进症、糖尿病、自发性低血糖、艾迪生病（Addison disease）、垂体功能减退症、肥胖病等。

6. 泌尿生殖系统　阳痿、早泄、过敏性膀胱、心因性排尿困难、神经性夜尿症、游走肾等。

7. 肌肉骨骼系统　全身性肌肉痛、类风湿性关节炎、痉挛性斜颈、面肌痉挛、书写痉挛脊椎过敏症、颈肩腕综合征等。

8. 皮肤科　全身瘙痒症、局部瘙痒症（肛门瘙痒症、外阴瘙痒症）、神经性皮炎、多汗症、慢性荨麻疹、慢性湿疹、银屑病、圆形脱发、白癜风、痤疮等。

9. 妇产科　痛经、月经不调、功能性子宫出血、心因性闭经、经前期综合征、更年期综合征、女性性功能障碍（性感缺乏、性欲减退、功能性阴道炎、习惯性流产、心因性不孕）等。

10. 儿科　遗尿症、继发性脐绞痛、神经性厌食、夜惊症、心因性发热、站立性调节障碍、异食癖、口吃、多动综合征等。

11. 外科　心因性疼痛、肠粘连、倾倒综合征、多次手术综合征等。

12. 耳鼻喉科　梅尼埃综合征、咽喉部异物感、心因性发音障碍、癔症性失音、耳鸣、耳聋、晕车等。

13. 眼科　原发性青光眼、眼肌疲劳、眼肌痉挛、中心性视网膜炎等。

14. 口腔科　特发性舌痛症、复发性口腔溃疡、口臭、唾液分泌异常、咀嚼肌痉挛、颞下颌关节紊乱综合征等。

15. 其他全身性疾病　自身免疫病（如系统性红斑狼疮、皮肌炎、硬皮病、结节性动脉周围炎等）、恶性肿瘤等。

二、心身疾病的发病机制

心身疾病的发病机制比较复杂，主要理论有精神分析理论、心理生理学理论、行为学习理论、综合心身疾病发病机制等。

（一）精神分析理论

以精神分析学说为基础，代表人物有亚历山大和邓巴。亚历山大重视潜意识心理冲突在心身疾病发生中的作用，认为心身疾病的发病有3个要素：①未解决的心理冲突；②身体器官的脆弱易感倾向；③自主神经系统的过度兴奋。心理冲突多出现于童年时代，常常被压抑到潜意识之中。在后来所遇到的生活变故或社会因素的激发下，这些冲突会重新出现。如果这些复现的心理冲突找不到恰当的出口借以疏泄，就会通过过度兴奋的自主神经系统而释放，从而引起自主神经系统功能障碍和它所支配的脆弱器官的损伤。例如：哮喘的发作被认为是试图消除被压抑的矛盾情绪或避开危险物，是以躯体症状——哮喘来表达；溃疡病是由于患者企图得到他人喂食与款待的潜意识欲望被压抑；原发性高血压是由于对自己的攻击性的潜意识压抑等。因而他们认为，只要查明致病的潜意识心理冲突，即可弄清发病机制。精神分析理论发病机制的不足是夸大了潜意识的作用。

（二）心理生理学理论

心理生理学机制的研究重点在于，何种心理社会因素通过何种生理学机制作用于何种状态的个体，导致何种疾病的发生。近几十年有关这方面的研究相当活跃，但由于机制的复杂性，至今尚无法完全阐明心理生理学详细的发病机制。以坎农的生理学、塞里的应激学说及巴甫洛夫的条件反射研究与"皮质内脏相关学说"为基础，注重通过心理生理学的实验来探讨有意识的心理活动同身体的生理与生化变化间的关系，从而揭示心理因素导致心身疾病的心理生理机制。1920年，坎农发现了情绪与器官变化间的某些关系。马森（J. W. Mason）和塞里均证实，心理社会刺激能引起生理的应激反应。恩格尔（G. L. Engel）探讨了机体在紧张性刺激反应下的生理变化及其同某些疾病间的联系。沃尔夫（H. G. Wolff）系统地研究了应激期间身体器官的功能变化，如不同情绪状态下胃酸的分泌量和胃黏膜血流量的变化。

根据心理生理学研究，心理神经中介途径、心理神经内分泌途径和心理神经免疫学途径是心理社会因素造成心身疾病的三项形态学意义上的心理生理中介机制。不同的疾病可能存在不同的心理生理中介途径。

（三）行为学习理论

行为学习理论的基础是经典条件反射、操作条件反射学说，主要代表人物是米勒（G. A. Miller）等心理学家。该理论认为，某些社会环境刺激引发个体习得性心理和生理反应，由于个体素质上的，或特殊环境因素的强化，或通过泛化作用，使得这些习得性心理和生理反应被固定下来，而演变成为症状和疾病。

米勒等关于"内脏学习"的一系列实验研究——小鼠可以通过增加心率或降低心率获得奖赏，不仅为人类许多疾病的治疗开创了一条新的途径，而且为心身疾病的产生提供了一种新异的解释——人类的某些具有方向性改变（例如血压升高或降低、腺体分泌能力的增强或减弱、紧张性头痛、过度换气综合征、肌肉收缩等）的疾病可以通过学习的方式而获得，自然也可以通过学习去除掉。目前，基于上述研究而提出的生物反馈疗法和其他行为治疗技术已被广泛地应用于心身疾病的治疗中，并已取得了较好的效果。

（四）综合的发病机制理论

目前心身疾病的研究不再拘泥于某一学派，而是综合精神分析理论、心理生理学和行为理论而形成。其发病机制主要涉及以下过程：

1. 心理社会刺激物传入大脑 心理社会因素作为刺激物被大脑皮层接受，通过认知评价等中介因素的作用得到加工处理和储存，从而将现实刺激转换成抽象观念。在此环节中，人格特征、观念、社会支持、应对资源等因素也起着非常重要的作用。

2. 大脑皮层联合区的信息加工 联合区将传入信息通过与边缘系统的联络，转化为带有情绪色彩的内脏活动；通过与运动前区的联络，构成随意行动传出。

3. 传出信息触发应激系统引起生理反应 当传出信息作为冲动传递到下丘脑时，两大应激系统被激活，包括促皮质素释放激素（CRH）的释放及蓝斑 – 去甲肾上腺素（LC – NE）/自主神经系统变化，进而影响垂体 – 肾上腺皮质轴及自主神经支配的组织，表现为神经 – 内分泌 – 免疫系统的整体变化。

4. 心身疾病的发生 机体储存的能量是有限的，能够适应那些短暂的心理应激。如果这些刺激过于强烈、持久，则会导致机体能量的耗竭，从而促使心身疾病的发生。

无论哪种理论对心身疾病进行解释，均强调了心理、社会因素对于躯体的影响，而这也正是生物 – 心理 – 社会医学模式的核心思想。目前，传统的心身疾病名单已经逐渐淡化于临床之中，但心身疾病的精髓却已随着新的医学模式的转变，逐渐深入到临床各个范围。

三、心身疾病的诊断与防治原则

人类的很多疾病都受到生物、心理、社会因素的影响，因此，心身疾病的诊断和预防原则需要兼顾个体的心理、身体和社会三方面。

（一）诊断原则

1. 疾病的发生包括心理社会因素，明确其与躯体症状的时间关系。
2. 躯体症状有明确的器质性病理改变，或存在已知的病理生理学变化。
3. 排除神经症或精神病。

（二）心身疾病的治疗和预防

1. 心理干预目标 心理干预的目标是消除或减弱心理、社会刺激因素的影响，改善情绪状态，提高治疗遵从性和生活质量，帮助患者建立有效的社会支持体系。

2. 心身同治原则 心身疾病应采取心身相结合的治疗原则。对急性发病、躯体症状严重者应以躯体对症治疗为主，辅之以心理干预。例如对于更年期综合征和慢性消化性溃疡患者，除了给予适当的药物治疗外，应重点做好心理和行为指导等各项工作。

（三）心身疾病的预防

心身疾病的预防应同时兼顾心身两方面。

1. 有明显心理素质弱点者，及早通过心理指导健全其人格。
2. 有明显行为问题者，用心理行为技术予以指正矫正。
3. 有明显应激源者，减少或消除心理刺激。
4. 出现情绪危机的正常人，应及时进行心理疏导。
5. 有心身疾病遗传倾向或心身疾病先兆者，应加强心理预防工作。

第二节　常见的心身疾病

【案例】

胡某，男，49 岁。由于近期工作压力大，近 2 年来反复出现胸闷、心悸、心前区疼痛。病前性格急躁，易激动。先后在各大医院就诊。心电图示：房性期前收缩，ST 段压低，T 波倒置；超声心动图提示：心肌缺血；肝肾功能正常，血脂偏高。诊断为"冠心病"。给予硝酸甘油、阿司匹林、复方丹参等药物，治疗 8 个月症状无明显改善、并出现睡眠差、情绪不稳、易烦躁、心神不定等。

问题：该患者病情治疗效果不显著与心理社会因素有关吗？如果有关的话，应该如何干预？

一、原发性高血压

原发性高血压，又称高血压病（hypertension），是最早确认的一种心身疾病，占高血压患者的 90% 左右。其主要的病理变化是全身细小动脉在初期发生痉挛而在后期发生硬化。其发病率工业化国家高于发展中国家，城市高于农村，男性高于女性，脑力劳动者高于体力劳动者。目前普遍认为，高血压与心理社会因素有密切关系，对高血压患者尤其是早期高血压患者进行心理社会干预，效果较好。

（一）心理社会因素

1. 应激　应激性生活事件与原发性高血压有关。在第二次世界大战期间，被围困在圣彼得堡达 3 年之久的人，原发性高血压患病率从战前的 4% 上升到 64%。慢性应激状态较急性应激事件更易引起原发性高血压。所谓的"白大衣综合征"现象就是心情紧张造成的血压异常变化，手术患者手术当日血压明显高于手术前。

流行病学调查发现，在城市高应激区（按社会经济状况、犯罪率、暴力行为的发生、人口密度、迁居率、离婚率等因素来区分）居民发病率高于低应激区。生活变故及创伤性生活事件与持久性高血压有关，且与疾病恶化有关。

注意力高度集中、精神紧张而体力活动较少的职业，以及对视觉、听觉形成慢性刺激的环境，如空中交通管理员及纺织工人，原发性高血压发病率高。

2. 人格特征　高血压患者多具有急躁、易怒、孤僻、刻板、主观、爱生闷气等性格特点，具有这些特征者占 74.5%。1982 年，Grentry 发现，血压偏高者大多易生闷气，其表达方式为将愤怒指向自身。

3. 婚姻状态　根据弗明汉（Framingham）的资料显示，寡妇和鳏夫原发性高血压的发病率高于配偶健在者。有研究结果显示，离婚者在前 10 年内的血压要高于未离婚者。

4. 不良行为　流行病学调查发现，原发性高血压的发病率与高盐饮食、体重超标、肥胖、缺少运动、大量吸烟及饮酒等因素有关。而这些不良行为因素又直接或间接地受心理或环境因素影响。

（二）高血压患者的心理反应

由于原发性高血压常常隐匿发病，患者在刚发现血压高时常紧张焦虑，随后常见的反应是忽视疾病。当疾病导致机体代偿能力下降而再次产生症状时，会再度使患者呈现紧张焦虑的状态。

（三）心理社会干预

心理社会干预是原发性高血压的基础疗法。

1. 松弛训练 患者通过长期反复训练，掌握全身主动放松时的个体体验，并逐渐做到很容易地再呈现这种心身状态。临床试验证明，长期的松弛训练可降低外周交感神经活动的张力，达到降低血压的目的。

2. 生物反馈 是内脏学习的过程，让血压成为一种能被患者"随意"操作的内脏行为，从而达到降压的目的。

3. 运动疗法 多数研究指出，耐力性运动训练或有氧运动训练均有中度降压作用。轻型原发性高血压患者，可达到降低血压的目的，又有减肥和减少心脏并发症的作用。但患有中、重型原发性高血压者，应避免参加竞争性体育运动项目。

4. 改变生活习惯 减重、限盐、戒烟和控制饮酒是降压的有效措施。

5. 焦虑抑郁的治疗 需要采用有针对性的中西药物治疗和心理治疗。

综合性的心理行为干预是高血压治疗的常用方法，是指在内科生物学治疗的同时，采用心理疗法、运动疗法及其改变生活习惯等多种方法相结合的综合治疗干预方法。这种综合性干预方法治疗高血压的特点是系统、规律、有效，但需长期坚持。

二、冠状动脉粥样硬化性心脏病

冠心病（coronary atherosclerotic heart disease，CHD）是指冠状动脉粥样硬化使血管腔狭窄或阻塞，或因冠状动脉功能性改变导致心肌缺血、缺氧或坏死而引起的心脏病。大量研究表明，冠心病的发病、发展，与心理、社会等诸多因素有关。

（一）心理社会因素

1. 慢性应激

（1）**工作压力** 低收入、缺乏社会支持的人群更易产生工作压力。研究发现，事业中有过4次或更多次重大挫折者，比未受重大挫折者的冠心病发生率高4倍。

（2）**婚姻、家庭压力** 女性冠心病患者面临婚姻压力时可使预后恶化。瑞士的研究显示同时伴有家庭和工作压力的女性，患冠心病的危险性是不存在上述两种压力女性的5倍。54岁以上的丧偶男子6个月之内死于冠心病的要比对照组高67%。

（3）**社会经济状况** 研究证实，社会经济状况与冠心病呈负相关，女性更明显。社会经济状况低下的人群是冠心病发生的高危人群，因其交际活动少、经济负担重、面对更多的生活压力，所以此类人群中吸烟、不健康饮食、居住条件恶劣和缺乏运动的人数比例较高。

（4）**社会支持** 社会支持可以减轻生活压力事件的负性作用，而缺乏社会支持的个体更容易产生心理上的无助感与悲伤感。缺乏社会支持可使冠心病发生的相对危险度增加2～3倍。

2. 情绪障碍

（1）精神紧张 精神紧张是导致冠心病的重要心理因素。紧张情绪会激起交感神经兴奋，释放去甲肾上腺素和肾上腺素至血流中；儿茶酚胺会使大量游离脂肪酸从脂肪组织释放进入血液中，沉积在血管壁上，造成动脉粥样硬化或冠心病。大量的儿茶酚胺还会使血小板聚集，造成小动脉阻塞，产生冠心病的症状。

（2）抑郁与焦虑 抑郁是冠心病的一种独立预测性危险因素，同时也影响冠心病的预后。近期研究显示，抑郁症患者患心血管疾病的危险性增加 2～4 倍。冠心病与抑郁相关联的可能机制为：动脉粥样硬化是一种慢性炎症性过程，抑郁可以促发炎症过程从而诱发冠心病。大规模研究证明，焦虑可以使室性心律失常的发生阈值降低，从而增加了猝死的发生率。

3. 人格特征

A 型行为模式与冠心病的发生有密切关系。1959 年弗里德曼（M. Friedman）与罗森曼（R. Rosenman）率先提出 A 型人格的人容易发生冠心病；1977 年国际心、肺及血液病学会确定 A 型人格是引起冠心病的一个独立危险因素。

（二）冠心病患者的心理反应

1. 情绪障碍 发生心肌梗死或恶性心律失常时，将直接威胁患者的生命，产生焦虑、抑郁或恐怖状态。当得知病情危重时患者产生沮丧、绝望、恐惧等情绪反应，并伴随一系列自主神经系统功能紊乱。

2. 认知特点与心理防御反应 频繁的心绞痛、心悸及胸闷等使心理失去平衡；错综复杂的治疗、陌生的病房和人际关系致使患者心理活动紊乱，出现感知觉激惹状态、行为能力受限或退缩、自觉退出工作竞争等。

3. 合理化与否认 由于恐惧冠心病，因而对于出现的症状以其他不重要的原因解释（如将胸痛说成是胃部不适），强调客观因素，竭力寻找不可能患冠心病的理由，不相信也不承认自己会患冠心病而拒绝就诊，或延误治疗。

（三）冠心病的心理社会干预

1. 患者教育 针对患者的不同症状和心理反应，做好患者的教育指导工作。这些措施对帮助患者认识疾病、减少焦虑有良好效果。

2. 危险行为矫正 矫正 A 型行为一般采用综合方法，如松弛训练、改变期望、时间管理指导、人际交往训练等。

3. 改变生活方式和应对方式 对患者不良生活方式的改变需要长期的、逐步的改变。积极的应对方式有助于提高患者的行为能力。

4. 焦虑抑郁的治疗 需要采用有针对性的中西药物治疗和心理治疗。

三、糖尿病

糖尿病（diabetes mellitus，DM）是一组以糖尿和高血糖为特征的多因性内分泌代谢障碍，是胰岛素缺乏或靶细胞对胰岛素敏感性降低所引起的障碍。不良心理因素可以促发和加剧糖尿病。心理因素可通过大脑边缘系统和自主神经影响胰岛素的分泌，诱发糖尿病。

（一）心理社会因素

1. 情绪应激 欣克尔（S. Hinkle）对糖尿病患者和非糖尿病患者所做的一项研究发现，在情绪应激条件下所有的人都可以显示出糖尿病的某些病状，如血糖和尿糖、酮增多。当移除应激源后，非糖尿病患者很快恢复正常，而糖尿病患者不能恢复到正常水平。辛普森（J. A. Simpson）的研究表明，情绪应激可以影响糖代谢过程。

2. 生活事件　如果细心了解糖尿病患者的病史，常常可以发现糖尿病发作前有灾难性生活事件作为先导。Slawson 等曾进行了比较广泛的研究，发现在一定时间内累计的生活变化单位与糖尿病的发作和严重程度有关。

3. 人格因素　邓巴等（1936）通过对糖尿病患者人格特点的调查发现，大多数具有被动性、依赖性、不成熟性、适应不良、缺乏安全感、优柔寡断，以及受虐狂的某些特征。

4. 生活方式　一项研究表明，当印第安人的食谱由大量吃玉米转为白面、糖以后，35 岁以上的成年人中有一半以上患有糖尿病。

（二）糖尿病患者的心理反应

1. 抑郁　糖尿病是一种慢性长期疾病，长期的饮食控制、血糖监测、胰岛素的服药或注射，都极大地降低了患者的生活质量，从而导致糖尿病患者心理压力大，容易产生抑郁情绪。糖尿病成为一种需要行为改变的应激源。

2. 儿童、青少年患者的心理反应　严重的糖尿病常常使患儿难以脱离对父母的依赖，从而会造成亲子间对隔离和控制问题的矛盾。当青少年患严重的糖尿病时，就会发现在个人现状与理想间存在着巨大的距离，因此导致愤怒、恐惧、忧郁、失望和孤独等情绪反应，可能加剧糖尿病。

3. 成年患者的心理反应　糖尿病可以成为一个严重的打击，不只限于生理方面，心理因素也将加重糖尿病患者的病情。当病情严重发展到心肾功能不全、神经功能紊乱和需截肢时，患者常常会感到巨大的痛苦，甚至出现精神症状。

（三）糖尿病患者的心理社会干预

要点是改善患者的情绪，帮助患者合理地安排生活和遵从医嘱。

1. 患者教育　针对患者的不同症状和心理反应，做好患者的教育指导工作。这些措施对患者认识疾病、减少焦虑有良好的效果。

2. 行为治疗　可帮助患者遵从药物治疗和饮食控制计划，包括行为协议、自我监测、示范法、行为塑造法、刺激控制法、强化和惩罚疗法等。

3. 缓解不良情绪　糖尿病患者的焦虑、抑郁情绪均可导致血糖波动，影响糖尿病的稳定。轻者可通过生物反馈疗法与松弛训练来降低血糖；重者需遵医嘱服用抗焦虑、抗抑郁药物。

4. 糖尿病并发症的治疗　对反复出现复杂并发症的糖尿病患者，在进行有效临床治疗的同时，还应及时向患者提供心理支持。

四、支气管哮喘

哮喘（asthma）是一种以嗜酸性粒细胞、肥大细胞反应为主的变态反应性疾病。发病特点是阵发性的肺气体交换阻塞。哮喘病因主要为外源性过敏原、内源性感染等，其次为社会心理因素。有学者认为心理因素占 30%，由于心理因素所导致的强烈情绪可改变呼吸系统的生理功能，影响机体的免疫机制，而诱发支气管哮喘。

（一）心理社会因素

1. 情绪因素 多数患者在具有明显的过敏或感染的基础上，又遭遇强烈的情绪体验或受到精神刺激而引发哮喘。Luparello 通过对比实验，认为哮喘患者极易受暗示，这是心理刺激诱发疾病的重要原因。卡尔（Carl）等发现，对哮喘症状不利后果的认知导致惊恐发作，从而加重哮喘症状，负性生活事件可诱发哮喘。

2. 人格特征 格瑞尔（Greer）指出，过度依赖、敏感和过于被动、神经质倾向是本病的人格因素。

3. 家庭因素 家庭因素对儿童哮喘患者的影响日益受到重视。Rureall（1969）指出，情绪因素较高且对致敏原过敏的儿童留在家里，当父母亲离开家时，结果即使致敏原依然存在，但这些儿童并不发生哮喘；患儿离开父母，在医院内由医护工作者照顾，支气管哮喘也很少会发作。据此可以推测，家人的过度关注、过高要求和保护可能诱发本病。

（二）支气管哮喘的心理反应

由于患者的心理特点和疾病的痛苦体验，哮喘患者会出现各种心理问题，主要表现在以下几个方面：

1. 紧张焦虑 哮喘发作时呼吸困难，患者会产生濒死感，出现极度紧张、焦虑和恐惧状态，而焦虑和恐惧的情绪又会加重哮喘，形成恶性循环。在未发作时，也会因担心再次发作而紧张焦虑。特别是在接触过敏原、气候转冷等外在条件下，紧张焦虑加重，反而促发了哮喘的发作。

2. 恐惧抑郁 恐惧是哮喘患者的不良情绪之一，由于哮喘反复发作，患者容易产生恐惧情绪。同时因过分担心疾病的预后，易产生抑郁、悲观、感情脆弱、易于冲动、过分敏感和疑病倾向而加重病情。

3. 自卑感和依赖感 在学龄儿童和青少年哮喘患者中，普遍存在自卑感和依赖感。由于家长不当的教育方式，儿童对自己缺乏信心，对父母过分依赖，患病的现实又加重了患者的自卑感和依赖感。哮喘的突然发作常常使患者不能适应，更加感到恐惧和无助，而依赖感和自信心的丧失常导致患者需要永久性的药物治疗。

4. 心理社会层面的交互影响 哮喘患者的心理、社会各方面因为患病而变化。由于患病使患者回避应该面对的问题，缺乏应有的锻炼，心理依赖增强，自立能力不足。如儿童因为患病，被限制与小朋友玩耍，体育运动不能参加，与同学接触减少，在心理上就丧失了独立的机会。儿童患者在父母的支配下生活，使患者适应社会生活时出现困难。

（三）哮喘的心理社会干预

支气管哮喘的治疗原则是去除病因、控制发作和预防复发。1994 年，世界卫生组织提出"哮喘全球防治战略"，认为药物治疗不是哮喘唯一的治疗途径，必须全面考虑生物、心理及社会因素在哮喘防治中的作用。

哮喘患者首先要对哮喘的一般知识有一个深入的了解，提高自我认知水平，克服悲观情绪，树立哮喘可以治疗、可以控制的信心。患者应该学会自我心理调适，懂得运用相对应的理性观念来对抗并取代非理性观念，形成良好的心境模式。此外，情绪因素对支气管哮喘有一定的影响，因此，心理治疗常能取得一定效果，如催眠疗法、松弛疗法、系统脱敏疗法等。

1. 降低暗示性、顺从性，增强主动性、自主性 采用支持、鼓励等技术促进患者更加独立、自主；缓解不良情绪，调节心神。同时针对患者高暗示性的特点，采用暗示、催眠治疗。

2. 改变认知 通过认知技术改变糟糕至极等情绪，调节情绪体验，是防止哮喘反复发作的重要措施。

3. 家庭治疗 家庭冲突是本病的主要应激源，特别是母子之间的矛盾。同时，也与父母行为、家庭习惯有关。

五、消化性溃疡和功能性胃肠病

（一）消化性溃疡

消化性溃疡（peptic ulcer）发生于胃和十二指肠部位，分为胃溃疡和十二指肠溃疡。消化性溃疡是遗传、环境及社会心理因素共同作用的结果。胃肠道被认为是最能表达情绪的器官。实验研究发现，心理因素可影响胃液的分泌、胃黏膜血管充盈的程度以及胃壁蠕动的变化。大量的临床实践也证实，心理社会因素与溃疡病的发生有直接的关系。

1. 心理社会因素

（1）应激 战争、日常生活的重大变故会增加个体患溃疡病的可能性或使病情加重。第二次世界大战时纳粹对伦敦的空袭，造成人群溃疡穿孔的发生率增加。国内学者发现，政治运动的冲击和亲人丧失等生活变故是导致消化性溃疡病的重要因素。在应激所致消化道溃疡鼠的大脑隔区及纹状体内发现五羟色胺增高，血中该物质的代谢产物及儿茶酚胺增加，这些激素会导致胃肠运动功能紊乱。

（2）人格因素 1930 年，邓巴等总结溃疡患者具有责任感、进取心、强烈的依赖愿望、易怨恨不满、常常压抑愤怒等易感人格。Alp 等发现，溃疡患者中具有孤独、自负与焦虑、易抑郁、内向及神经质等个性者多于健康人。

（3）情绪 焦虑和抑郁情绪伴随着消化性溃疡，这些情绪异常可能是造成溃疡病的原因，也可能是由于长期患病、备受折磨使患者表现出的一种情绪体验。用抗抑郁药来治疗消化性溃疡，发现 4 周有效率达到 16%~86%，有些顽固、难愈性的溃疡也有好转，很可能与缓解或消除了抑郁情绪有关。

（4）不良行为 心理因素通过危害健康行为影响消化性溃疡的发生或病程。危害健康行为包括吸烟、酗酒、过度使用非甾体抗炎药、饮食不规律、失眠等。

2. 消化性溃疡的心理反应

焦虑和抑郁情绪常伴随着消化性溃疡患者。这些情绪异常可能是造成溃疡病的原因，也可能是由于长期患病、备受折磨后，患者表现出的一种情绪体验。溃疡患者常伴有抑郁症状，应激时的抑郁情绪也很容易致溃疡病的发生。

3. 消化性溃疡的心理社会干预

（1）会谈或心理评估 了解患者的情绪障碍水平、人格特点、心理反应和应激水平。用症状自评量表（SCL-90）了解患者的一般心理状况，用各种抑郁和焦虑量表评估情绪障碍，用艾森克人格问卷（EPQ）评估人格特点，用心理防御量表和社会再适应量表调查患者的心理防御反应和应激水平。

（2）心理治疗

①心理支持治疗：解释、鼓励与安慰、保证、指导和积极暗示，对患者当前问题给予指导、鼓励和安慰，以消除来访者的心理问题或情绪困扰。②认知治疗：改变患者固定化的错误信念和

习惯化的不良认知方式。③生物反馈治疗：治疗目的是训练患者在不用药的情况下，减少胃酸的分泌，配合心理治疗效果更好。④药物治疗：溃疡患者常伴有抑郁或焦虑症状，应激也很容易致溃疡病的发生。可采用抗抑郁或焦虑药物治疗，如盐酸舍曲林、盐酸氟西汀等。

（二）功能性胃肠病

胃肠道功能紊乱，又称功能性胃肠病（functional gastrointestinal disorder），是一组胃肠综合征，多伴有精神因素的背景，以胃肠道运动功能紊乱为主，而在生物化学和病理解剖学方面无器质性病变。本病相当常见，青壮年更多见。在普通人群中的发生率达到23.5%～74%。包含有癔症、心理性呕吐、神经性嗳气、肠易激综合征等，常伴有失眠、焦虑、注意力不集中、健忘、头痛等功能性症状，过度疲劳、情绪紧张、家庭纠纷、生活工作困难等长期得不到合理解决，都可以成为病因之一。其病情随情绪变化而波动。42%～61%的功能性胃肠病患者存在心理障碍。

心理社会因素对本病有显著的影响。竞争、压力、负性事件和应激事件，性格和人格等，幼年时期恶劣环境的刺激，以及遗传因素的影响，可引发功能性胃肠病的脑-肠轴的途径。还有研究表明，心理应激影响胃肠动力机制及中枢内分泌机制和异常的自主神经调节活动。

可采用心理治疗，心理治疗的关键在于让患者宣泄及恰当应对所面临的问题，让患者了解疾病的性质、起因、良好的预后，提高治疗信心。如伴有抑郁或焦虑症状，必要时可采用抗抑郁或焦虑药物治疗。

六、肿瘤

在大多数国家，肿瘤（tumor）的发病率和死亡率正在逐年增加，甚至已取代心脑血管疾病，成为最常见的死因。肿瘤是机体在各种致癌因素作用下，局部组织的某些细胞在失去对其生长的正常调控，导致其异常增生而形成的新生物。学界一般将肿瘤分为良性和恶性两大类。

多数肿瘤的病因复杂，除遗传、环境和生物因素外，也包括错误的生活方式，如不良的饮食习惯、缺乏运动、吸烟、酗酒、肥胖等，还与心理社会因素如应激等心理因素密切相关。肿瘤行为学的研究起源于1977年，英国学者发现压抑消极情绪，会导致人体淋巴细胞功能减退，免疫力低下，易生癌瘤。以后经过许多学者的研究，认识到社会因素、心理因素通过脑、神经递质，内分泌影响人体全部生理机能与免疫系统活动。近十年来大量动物实验及临床试验均证实压抑愤怒将导致脑、神经递质、内分泌、免疫细胞、各种生理活动的变化与癌的发生有关。

（一）心理社会因素的作用

1. 应激性生活事件　早在16世纪初，英国医生Gendron就注意到生活上的挫折可以影响肿瘤的发生。有研究显示，肿瘤患者发病前负性生活事件发生率比其他患者高，其中尤以家庭不幸等方面的事件，例如丧偶、近亲死亡、离婚等，更为显著。

2. 应对方式、人格特征　Baltrusch（1988）首先提出C型行为，所谓C型行为就是容易使人患癌症的心理行为模式，主要表现是过度压抑情绪，尤其是不良的情绪，如愤怒、悲伤等，不让它们得到合理的宣泄。肿瘤患者多有C型行为模式，故又称为癌症行为模式。

3. 社会支持　有研究发现，肿瘤患者多数缺少社会交往、社会支持少。

（二）心理社会干预与肿瘤预后

心理社会干预对肿瘤患者非常有益。例如，有研究提示，团体心理治疗能改善患者的情绪、疼痛和生活质量；放松训练和认知行为治疗能减轻肿瘤患者的焦虑和抑郁情绪；还可增强患者生活的意义及丰富他们的精神生活。

具体可采用的心理干预方法包括认知行为治疗、团体治疗、支持性心理治疗、应激管理、问题解决咨询等。社会心理干预则更可能影响肿瘤患者的生活"质量"而不是其"数量"。

肿瘤患者常伴有抑郁或焦虑症状，在治疗原发疾病的同时必要时可采用抗抑郁或焦虑药物治疗。

【复习思考题】

1. 简述心身疾病的诊断标准。
2. 常见的心身疾病有哪些？请举例。
3. 简述与心身疾病有关的心理社会因素。

异常心理与不良行为所致障碍

个体的心理与行为，都是随着自身的发展和成长及环境的变化而不断地发生着变化，并逐步趋向成熟。个体的心理与行为的这种发展变化既受生物因素的影响，也受自然和社会环境因素的制约，生物与环境因素的相互作用促进了个体心理与行为的不断发展与成熟。然而，生物与环境因素的相互作用有时会阻碍个体的心理与行为发展成熟，导致心理与行为发生挫折或不同程度的功能障碍，甚至形成异常心理和不良行为。

第一节　异常心理概述

【案例】

某高三男生，平时学习认真，成绩在全班名列前茅。高考前三个月因感冒发热影响了学习，导致一次模拟考试成绩不理想。为了弥补生病耽误的功课，该男生平时学习更加发奋努力，每天课后不停地做作业，课外活动几乎全部停止，夜间也常常持续到12点后才睡。1个月后经常出现头晕、上课注意力不集中、记忆力减退、食欲不振、全身疲乏、睡眠质量下降，同时情绪很烦恼，常为一些琐事而发怒，与多名同学关系紧张，学习成绩逐步下降，为此经常沉默少语，有时哭泣、自责，甚至敲打自己的头部等。

问题：该同学有心理问题还是心理异常？心理问题和心理异常如何判断？

随着社会经济的发展，人们的生活中面临各种生存、竞争和发展的挑战也越来越多。人际关系冲突、职业竞争压力、生活环境变迁、社会期望增加、自然灾害威胁、突发事件冲击、躯体疾病影响等在日常生活中都无时无刻地给人们的心理带来冲击和造成压力，导致不同程度的心理困扰和心理健康水平降低，表现出各种心理问题、心理障碍和不良行为。

一、心理问题概述

心理问题（mental trouble）是指由于各种心理社会因素引发的内心冲突，导致心理活动处于失衡状态。临床上关于心理问题的理解有狭义和广义两种。狭义的心理问题是指由现实的心理社会因素所引发的心理冲突导致心理活动的暂时失衡，属于正常心理中的不健康状态。广义的心理问题是指各种心理社会相关因素引发的心理活动失衡和社会功能受损的状态。广义的心理问题还包含心理障碍和心理疾病，即异常心理。本章所指的心理问题是指狭义的概念。

（一）心理问题

人类正常的心理活动具有三大功能：①能保障人作为生物体顺利地适应环境，健康地生存发展；②能保障人作为社会实体正常地进行人际交往，在家庭、社会团体、机构中正常地肩负责任，使社会组织正常运行；③能使人正常地、正确地反映、认识客观世界的本质及其规律性，创造性地改造世界，创造更适合人类生存的环境条件。

我们通常用"健康"和"不健康"来讨论"心理正常"水平的高低和程度。健康的心理活动是一种处于动态平衡的心理过程，但在有害因素的影响下，心理活动会变得相对失衡，而且对个体的生存发展和生活质量有着负面作用，这时的心理活动便成为"不健康心理"状态，即狭义的心理问题。但"健康"和"不健康"两个概念统统包含在"正常"中，因此不健康不一定有病，要与异常心理相区分。

目前根据严重程度，可将心理问题划分为一般心理问题、严重心理问题和神经症性心理问题。

1. 一般心理问题　由一般现实生活刺激引发的情绪失衡状态。当事人为此而感到痛苦，常常表现出厌烦、后悔、懊丧、自责等。一般心理问题引发的负性情绪可持续存在一个月、逐渐引发或间断出现的负性情绪可达两个月，个体虽有情绪烦恼但能够在理智的控制下，保持行为不失常态，基本维持日常生活、工作或学习、社会交往等功能的正常状态，但效率有所下降。

2. 严重心理问题　由强烈的、创伤性的、对个体威胁较大的现实刺激引发，当事人常常沉浸在严重现实刺激的痛苦中，表现为悔恨、冤屈、失落、恼怒、悲哀等，甚至对刺激相关的其他事件也出现强烈反应而表现出轻度的泛化；痛苦情绪的体验常常持续两个月以上，但不超过半年，情绪和行为有时会暂时地失去理性控制而产生冲动，对生活、工作和社会交往有一定程度的影响，造成暂时性社会功能轻度缺损。

3. 神经症性心理问题　这类心理问题，内心冲突是变形的，已接近神经症的症状，也可以说是神经症的早期阶段，但是常因时间不足三个月，达不到神经症的诊断标准，故被判断为神经症性心理问题。

心理问题的划分是相对的，它们之间可以相互转化。同时，如果在出现"严重心理问题"后的一年之内，求助者在社会功能方面出现严重缺损，那么我们必须提高警惕，应作为神经症性心理问题或者其他精神障碍对待。三者的区别参见表7-1。

表7-1　一般心理问题、严重心理问题和神经症性心理问题的区别

	一般心理问题	严重心理问题	神经症性心理问题
刺激因素	由现实生活、工作压力等因素引发的内心冲突	由较强烈的、严重的或对个体威胁较大的现实刺激引起	鸡毛蒜皮的小事
情绪反应	不良情绪反应与刺激因素密切相关，有现实意义且带有明显的道德色彩	引发的情绪反应强烈，难以平息，痛苦体验较深刻	不良反应与现实情境无关，无明显道德色彩，痛苦，常人难以忍受
持续时间	求助者的情绪体验持续时间未超过2个月	情绪体验超过2个月，但未超过半年，不易自行化解	情绪体验不足3个月
社会功能	不良情绪反应在理智控制下，不失常态，基本维持正常生活、社会交往，但效率下降，没有对社会功能造成影响	反应较强烈。多数情况下，会短暂失去理智控制，难以解脱，对生活、工作和社会交往有一定程度的影响	失控，对生活、工作和社会交往有一定程度的影响
泛化程度	无	稍有	明显

（二）心理障碍

1. 心理障碍 心理障碍（psychological disorder）是指个体因各种生理、心理或社会因素引发的心理功能失调和行为异常现象。心理障碍常常给个体造成不同程度的精神痛苦、社会功能损害。即任何因素导致个体的心理行为显著偏离常态，出现精神痛苦或不能适应社会生活的异常状态，临床上又称之为精神障碍（mental disorder）或心理行为障碍。

2. 正常心理与异常心理的区分和判别 正常的心理不是永恒不变的，会受到个体的年龄、性别、健康状态、生活经历、文化习俗、教育水平、社会环境等因素的影响，不同个体之间的心理活动存在着明显的差异，因而判断个体的心理异常需要充分考虑这些因素的影响。只有当个人的心理和行为活动与相同身份和文化背景的绝大多数人相比较，出现显著偏离常态和不适应时，方可认为有心理异常。

人类的体内外环境存在着各种影响人心理状态的因素，在有害因素的影响下，人的心理活动会出现不同程度的损伤，导致心理活动的完整性、心理与外界环境的统一性遭到破坏，出现心理活动的偏离，进而丧失正常心理活动的三大功能，出现异常的心理活动。目前，对异常心理的一般性解释是：异常心理是指个体的心理活动过程或个性心理特征偏离正常状态，导致心理社会功能下降或紊乱，或是指人对客观现实反应的失常或歪曲。其既反映为个人自我概念和某些能力的异常，也反映为人际关系和个人生活上的适应困难。

临床上对于心理障碍的诊断至少需要关注四方面的因素：①应激因素，即当事人是否存在足以引起心理异常的生物、心理与社会因素；②心理异常的表现形式与内容，即心理异常的具体表现，以及是否与应激因素相关；③心理异常是否造成当事人精神痛苦或社会功能损害；④心理异常的持续时间及影响因素。

3. 心理障碍的分类 目前在临床上使用的主要有三种分类：一种是世界卫生组织编写的《国际疾病分类》（ICD）中的精神与行为分类，现已修订到第 11 版（ICD - 11）。这是比较全面，在国际上有很大影响的分类系统。另一种是美国精神医学会编写的《精神障碍诊断和统计手册》（DSM），现已颁布了第五版，即 DSM - 5。这个分类系统在国际上也颇有影响。再有一种是我国参考了 ICD 和 DSM，经中华医学会精神科分会通过的《中国精神障碍分类方案与诊断标准》，其第 3 版即 CCMD - 3。这三种精神障碍分类与诊断系统都是结合病因和症状进行分类，使用描述性原则实现的，且在分类中尽量不受各派学说的影响。

4. 心理障碍的理论解释 心理学是一门独立而年轻的学科，发展至今，对心理活动的认识还有许多未解之谜。对异常心理的原因和机制尚处在研究和探索阶段，各学派分别从生理学、心理学和社会文化因素等不同角度出发，研究并解释异常心理活动发生、发展、变化的规律，得出了不同的看法和结论，为其下一个明确的定义仍非常困难，由于研究角度不同，各家对其的定义也存在差异。

（1）生物学的解释 古希腊医学家希波克拉底（Hippocrates）曾将人的情绪等心理问题解释为因人体内四种体液的不平衡所致。古罗马时期的盖仑（C. Galen）则把心理障碍解释为是由于大脑缺陷所造成的。随着生物学和其他相关学科的发展，人们对健康与疾病的认识发生了很大的变化。从生物学理论的角度出发，认为异常心理的产生和发展都与生物学因素有关。生物学因素包括个体素质缺陷、先天遗传、脑或机体因感染受损、理化因素或药物作用、代谢失调，以及生理、生化指标异常等。在治疗上强调以物理、化学方式为主的躯体治疗。但是这种理论忽略了人的心理性和社会性，有较大的片面性。生物学理论虽然可以解释脑器质性精神病、躯体疾病伴发精神障碍、感染和中毒所致精神障碍等异常心理产生的原因，但临床上还有很大一部分异常心理和精神疾病至今尚未找到明确的生物学证据。

（2）精神分析理论　以弗洛伊德为代表的精神分析学说认为，被压抑在潜意识中的负性情绪和心理冲突是导致心理异常的主要动力性原因；其心理动力的内心冲突在童年时期就开始了，儿童的早年经验尤其是父母的教养态度对其将来的心理健康起关键性作用。潜意识中的生物性本能欲望和社会化文明道德规范的冲突，自我在协调矛盾时无法达到心理平衡就会发生心理障碍，过度地采用心理防御手段进行矛盾协调而形成人格变态。治疗上倡导以精神分析方法查找和释放压抑在潜意识中的负性情绪和心理冲突。心理动力学的理论解释虽被很多学者认同，但如何寻找、测量和确定潜意识中的心理冲突却非易事。

（3）行为主义学习理论　行为主义的学习理论认为，社会环境对人的行为影响很大，人类的一切行为都是后天学习获得的，异常行为也是后天习得的，并不断地得到强化而固定形成。行为主义学习理论中巴甫洛夫的经典条件反射、斯金纳的操作性条件反射及班杜拉的社会学习理论和实验都支持以"学习理论"解释各种异常行为。行为主义学习理论还认为，不良行为和心理障碍可以通过"重新学习"的方式加以矫正，使其恢复正常。

（4）人本主义心理学理论　人本主义理论认为，人天生具有生存发展和充分发挥自己潜能的"自我实现倾向"，即在合适的自然和社会环境中，每个人都能发挥自己的潜能，实现自我价值。如果现实生活环境存在阻碍和削弱的因素，就会导致心理和行为的问题和紊乱。临床干预的对策主要是提供良好和谐的社会和人际关系，促使个体恢复与自己真实情感的沟通理解。

（5）社会文化理论　个体在各种社会文化关系的综合影响下，逐渐形成了各自的心理品质和行为方式，并且以相对稳定的形式固定下来。社会文化理论强调社会文化环境在心理障碍发生中的重要作用，认为人的心理活动的异常主要是社会文化环境作用的结果，异常行为是一个人对社会文化生活的反应。每个人所遭遇的生活事件、人际关系、风俗习惯、道德评价标准等不同，其适应性的反应也不同。如果某些社会文化发生变化，其强度和速度超出了人的承受能力，就会出现社会文化关系失调的现象，习得性行为方式显得无所适从，由此而引发心理问题或障碍。如果一个人得到较好的社会支持和帮助、遇到的不良生活事件少、人际关系较好就有可能保持健康的心理状态。因此，稳定社会秩序，改善社会的经济福利和文化设施，创造一个健康、公正与和谐的社会，对于减少异常心理的产生和矫正异常心理都是有益的。

上述几种理论各自从不同的侧面阐述了异常心理的发生机制，各有所长，但都不能完满地解释各种异常心理产生的原因。随着心理学研究的不断深入，各家学派逐渐趋向于采用整合的观点解释异常心理的发生机制。

二、不良行为概述

行为（behavior）是人类在生活中表现出来的生活态度及具体的生活方式。如同生理因素、心理因素、环境因素一样，行为直接影响个体的健康。健康行为对健康有促进作用，不良行为或者嗜好影响健康甚至导致疾病的发生。

（一）健康行为

健康行为（health behavior）又称促进健康的行为，指人们为了增强体质和维持身心健康而进行的各种活动。如充足的睡眠、平衡的营养、定期查体、预防接种和适量的运动等。健康行为不仅能不断增强体质，维持良好的心身健康和预防各种行为、心理因素引起的疾病，而且也能帮助人们养成健康习惯。

健康行为可以分为以下五大类：

1. 基本健康行为　指日常生活中一系列有益于健康的基本行为，如平衡膳食、适当活动、适量睡眠与积极的休息等。

2. 戒除不良嗜好　不良嗜好是指对健康有危害的个人偏好，如吸烟、酗酒与滥用药物等。戒除不良嗜好的行为就是戒除行为。

3. 预警行为　指能预防事故发生及能在事故发生后正确处置的行为。如驾车使用安全带，溺水、车祸、火灾等意外事故发生后的自救和他救行为。

4. 避免环境危害行为　即避开不利于健康环境的行为，如离开污染的环境、采取措施减轻环境污染、积极应对引起人们心理应激的紧张生活事件等。

5. 合理利用卫生服务　指有效、合理地利用现有卫生保健服务维护自身健康的行为，如定期体检、预防接种、患病后及时就诊、遵从医嘱、配合治疗、积极康复等。

健康行为的特征是有利性、规律性、和谐性、一致性和适宜性。

（二）危害健康行为

危害健康行为（health-risky behavior），即不良行为，是个体或群体偏离个人、他人、社会的期望方向，客观上不利于健康的行为。危害健康行为通常可分为日常危害健康行为、致病性行为模式、不良生活方式与习惯，以及不良疾病行为。有研究表明，多发病、常见病的发生多与行为因素和心理因素有关，而且各种疾病的发生、发展最终都可找到行为、心理因素的相关性；通过改变人的不良行为、不良生活习惯，养成健康习惯，可预防疾病的发生。因此，健康行为是保证身心健康、预防疾病的关键所在。

危害健康行为的特点是危害性、稳定性和习得性。

常见的危害健康行为归纳为下列四类。

1. 不良生活方式与习惯　饮食过度，高脂、高糖、高钠（食盐）和低纤维素饮食，挑食，嗜好致癌性食物。

2. 不良疾病行为　它是指个体从感知到自身有病到疾病康复全过程所表现出来的一系列不良行为，包括疑病行为、恐惧、讳疾忌医、不及时就诊、不遵从医嘱、迷信、放弃治疗而自暴自弃等。

3. 日常损害健康行为　包括吸烟、过度饮酒、吸食毒品、网络手机过度使用、不安全性行为。

4. 致病性行为模式　它是导致特异性疾病发生的行为模式，例如，A 型行为和 C 型行为。

本章将对不良的进食行为、酒精使用行为和游戏使用行为分别所致的进食障碍、酒精依赖和游戏障碍进行重点介绍。

（三）影响健康行为的因素

任何健康行为都受到以下三类因素的影响：

1. 倾向因素　倾向因素先于行为，是指产生某种行为的动机、愿望，或是诱发某行为的因素，包括知识、信念、态度、价值观等。

2. 促成因素　是指促使某种行为动机或愿望得以实现的因素，即实现某行为所必需的技术和资源。其包括医疗、交通、保健技术等，也包括卫生、法律政策的支持等。

3. 强化因素 是指使行为维持、发展或减弱的外界因素。例如，用奖励或惩罚使某种行为得以巩固或增强、淡化或消除。

第二节 异常心理

一、异常心理的概念

什么是异常心理呢？我们知道，人的心理状态几乎每时每刻都随着外界环境的改变而改变，并且随着某些内在的生理心理环境的改变而变化。无论从人类生命发展历程的纵向观察，还是从心理现象展开的横断面观察，都不存在心理上始终处于一成不变完美无缺状态的人。同样，在心理活动的所有方面完全异常的人基本上不存在，即使是最严重的精神病患者也往往保留着不同程度的正常行为。正常心理和异常心理是一种相互交叉、相互移行、相互转化和不断演变的动态变换。所以说正常心理和异常心理是相对的。时至今日，由于研究的角度不同，对其看法和定义也存在差异，目前，对异常心理的一般性解释也有广义和狭义之分。广义的异常心理泛指健康心理的偏离，是对轻重不一的各种心理行为异常的总称；狭义的异常心理是指这种异常达到的严重程度已明显影响了个人的正常生活、职业功能或自感痛苦，通常达到医学上当作疾病考虑的症状或综合征，即具有"诊断意义"的异常。

二、正常心理与异常心理的区别

人类心理与行为的正常与异常是相对的，绝对的健康和正常很难找到，即便是有心理障碍的人，他们的心理活动也并不全是异常的。而且，心理的异常与正常之间的差别也是相对的，两者之间在某些情况下可能有本质的差别，但在更多的情况下又可能只是程度的不同。所以判断一个人心理是否异常及心理异常的程度如何等问题，目前还没有完全统一和简洁的标准。

但在进行区分时，一般的方式都是：把某人的心理状态和行为表现放到当时的客观环境、社会文化背景中加以考虑，通过与社会认可的行为常模进行比较，以及与其本人一贯的心理状态和人格特征加以比较，从而判断此人有无心理异常，以及心理异常的程度如何。

如果一个人能够按社会认为适宜的方式行动，其心理状态和行为模式能为常人所理解，即使他有时出现轻度情绪焦虑或抑郁现象，也不能认为其心理已超出正常范围。也就是说，心理正常是一个常态范围，在这个范围内允许有不同程度的差异存在。如常说的"烦恼"或"心理问题"，就是人们在生活中经常遇到的、与个人发展有关的心理方面的困惑，如求职择业、社会适应、感情婚恋、人际纠纷、家庭关系等问题，虽然个体会为这些问题苦恼，且对自己的生活、学习和工作造成一定的影响，但因其持续的时间短、程度较轻、较易解决，并且多数人未伴随躯体症状，无需药物治疗，故这种暂时的心境不佳不属于疾病的范畴，不称之为心理异常。

由于不同的学者，从不同角度，按照不同的经验，在不同学科领域中，按照不同的标准去看待心理的正常和异常，所以，各有自己不同的区分方式。这里介绍几种近年来我国较常用的对心理异常进行区分的方法和判断标准。

1. 常识性的区分 即非专业人员对正常与异常心理的区分，主要依据日常生活经验。尽管这种做法不太科学，但也不失为一种方法。假如出现以下几种情况，可考虑为心理异常：①出现离奇怪异的言谈、思想和行为时；②呈现过度的情绪体验和表现时；③自身社会功能不完整时；④影响他人的社会生活时。

2. 心理学的区分　我国心理学家郭念锋教授根据心理学对心理活动的定义，提出了确定心理正常与异常的三条原则：

（1）主观世界与客观世界的统一性原则　因为心理是客观现实的反映，所以任何正常心理活动或行为，其形式和内容必须与客观环境保持一致，否则就是异常，如一个人说他看到或听到了什么，但当时的客观世界中并不存在引起他这种知觉的刺激物，那么就可认为，这个人的精神活动不正常，产生了幻觉。另，如果一个人的思维内容脱离客观现实，或思维逻辑背离客观事物的规律性，则可认为他出现了思维障碍。

（2）心理活动的内在协调性原则　人类的心理活动被心理学家们人为的分为认知、情绪情感、意志行为等部分，但它自身是一个完整的统一体，各种心理过程之间具有协调一致的关系，这种协调一致性，保证人在反映客观世界过程中的高度准确和有效。如一个人遇到一件令人愉快的事，就产生愉快的情绪，手舞足蹈、欢快地向别人述说自己的内心体验，这是正常的心理与行为；如果这个人用低沉的语调，向别人述说令人愉快的事，或者对痛苦的事，做出快乐的反应，则可说他的心理过程失去了协调一致性，称为异常状态。

（3）人格的相对稳定性原则：每个人在长期的生活道路上形成的自己独特的人格心理特征，有相对的稳定性，在没有重大外界变革的情况下，一般不易改变。如果在没有明显外部原因的情况下，一个人的个性相对稳定性出现问题，也需怀疑这个人的心理活动出现了异常。如，一个用钱很仔细的人，突然挥金如土，或一个待人接物很热情的人，突然变得很冷淡，而在他的生活环境中，找不到足以促使他发生改变的原因，那么可以说，他的精神活动可能偏离正常轨道。

3. 心理异常的判断标准　正常和异常心理是一个渐变的连续体，其区别往往是相对的，但是，两者之间存在着相对的界限，通常按以下几条标准进行判断：

（1）内省经验标准　包括两方面，一是指病人的主观体验，即病人自己觉得有焦虑、抑郁或没有明显原因的不舒适感，或自己不能适当地控制自己的情绪或行为时，主动寻求他人的支持和帮助，或在心理医师的帮助下能明了自己确实存在问题，其特点是有主观的"自知之明"。但是，在某些情况下若没有这种不舒适感反而可能表示有心理异常，如亲人丧亡时，如果一点不悲伤或忧郁，也需考虑其有心理异常。二是从观察者而言，即观察者根据自己的经验做出心理正常还是异常的主观判断，其标准因人而异即不同的观察者有各自评定行为的常模。但由于接受过专业教育及通过临床实践的经验积累，专业的观察者们（如精神医生）多形成了大致相近的评判标准，故对大多数异常心理仍可取得一致的看法，但对少数病人则可能有分歧，甚至截然相反。

（2）统计学标准　在普通人群中，对人们的心理特征进行测量的结果常常显示正态分布，居中的大多数人属于心理正常，而远离中间的两端被视为异常。因此判断一个人的心理正常或异常，就以其心理特征偏离平均值的程度来决定。心理异常是相对的，它是一个连续的变量，偏离平均值的程度越大，则越不正常。当然正常与异常的界限是人为划定的，以心理测验结果的统计数据为基础。但这种标准也存在缺陷，如智力超常或有非凡创造力的人在人群中是极少数，但很少被人认为是病态。再者，有些心理特征和行为也不一定成常态分布，而且心理测量的内容同样受社会文化的制约。所以统计学标准也不是普遍适用的。

（3）生物学的标准　也称为症状、体征与实验室检查阳性的标准。主要是对大脑的生理功能和结构进行检查，如发现了某一方面的阳性证据，同时发现有相应的心理异常表现，就用大脑生理和组织的检查指标作为标准来判定心理异常的存在。适合于对躯体器质性疾病伴发的心理障碍的判断。

（4）社会适应标准　一般情况下，心理正常的人能够调整自身的需要、动机、情感和愿望，以适应社会准则、伦理道德、风俗习惯等社会要求，达到人与社会生活环境的协调一致。如果一个人由于器质的或功能的缺陷或两者兼而有之使得个体能力受损，不能按照社会认可的方式行事，致使其行为后果对本人或社会是不适应的时候，则认为此人有心理异常。这里的正常或异常主要是与社会常规模式比较而言的。

可见，上达每一种标准都有其根据，对于判断心理正常或异常都有一定的使用价值，但不能单独用来解决全部问题。因此，应互相补充，并通过大量的临床实践，对各种心理现象进行科学分析，还应考虑其他的因素如年龄、地域、时代、社会习俗及文化的影响等，才能比较准确地判断是否有心理异常。

三、异常心理的表现

异常心理的表现多种多样，既可以表现在心理活动的各个过程中，也可以表现为人格心理特征的若干方面。

（一）认知障碍（cognitive disorder）

认知障碍包括感知障碍、思维障碍、注意、记忆与智能障碍、自知力障碍。

1. 感知障碍（perceptual disorder） 感知活动与外界客观刺激不相一致。感知障碍通常分为感觉障碍、知觉障碍、感知综合障碍。

（1）感觉障碍（disorders of sensation） 在反映刺激物个别属性的过程中出现困难和异常。常见的表现有：

感觉过敏（hyperesthesia），感觉阈值降低，对外界一般强度刺激感受性增高，多见于神经症、更年期综合征等。

感觉减退（hypoesthesia），感觉阈值增高，对各种刺激的感受性降低，多见于抑郁症、癔症等。

内感性不适（senestopathia），躯体内部产生各种不舒适、难以忍受的感觉，如牵拉、挤压、游走感等，多见于焦虑症、抑郁症、精神分裂症等。

（2）知觉障碍（disorders of perception）

错觉（illusion），对客观事物的整体属性歪曲的错误感知，多见于精神分裂症。

幻觉（hallucination），一种虚幻的知觉。

根据产生的来源，幻觉可分为真性幻觉和假性幻觉。

根据产生的感觉器官，幻觉可分为幻听、幻视、幻嗅、幻味、幻触和本体幻觉。

根据产生的条件，幻觉可分为功能性幻觉、反射性幻觉、心因性幻觉和入睡前幻觉。

（3）感知综合障碍（psychosensory disturbance） 在感知某一现实事物时，对事物的整体认知正确，但对其某些属性如形象、大小、颜色、位置、距离等产生与实际情况不相符合的感知。

2. 思维障碍（thought disorder） 可分为思维形式障碍、思维内容障碍。

（1）思维形式障碍（disorders of the thought form） 主要包括联想障碍、逻辑障碍。临床常见的表现有：

思维奔逸（flight of thought），主要指思维活动量的增加和思维联系速度加快。患者表现为特别健谈，说话滔滔不绝，涌如潮水，内容丰富生动，与周围现实相关而不荒谬，但内容往往不深刻，给人以信口开河之感。多见于躁狂状态。

思维迟缓（inhibition of thought），表现为思维联想速度受到抑制，患者思考问题感到困难，

"想不起来"，话少而内容单调，但患者智力与判断理解能力正常。多见于抑郁症。

思维贫乏（poverty of thought），指联想数量减少，概念与词汇贫乏。患者表现为寡言少语，自我感觉脑子空洞无物，没有什么东西可想可说。多见于精神分裂症，也可见于脑器质性精神障碍和精神发育迟滞。

思维散漫（looseness of thought），是指思维的目的性、连贯性和逻辑性的障碍，表现为联想松弛、内容混乱，对很简单的问题也很难说清楚，交谈困难。

思维破裂（splitting of thought），不能表达一个完整的句子，言语支离破碎，多见于精神分裂症。

思维云集（pressure of thought），又称强制性思维（forced thinking）：是指思潮不受患者意愿的支配，强制性的大量涌现在脑内。内容往往杂乱无章。患者也感到意外，甚至是厌恶的。常突然出现、迅速消失。多见于精神分裂症。

思维中断（blocking of thought），指思维联想过程突然发生中断。表现为患者在无意识障碍，又无外界干扰时，言语突然停顿，片刻之后又重新开始，但所谈主题已经转换。多见于精神分裂症。

病理性赘述（circumstantiality），指思维联想活动迂回曲折，联想枝节过多。表现为患者对某种事物做不必要的过分详尽的描述，言语啰唆，但最终能够回答出有关问题。如果要求患者简明扼要，患者无法做到。见于癫痫、老年痴呆等。

病理性象征性思维（symbolic thought），是患者用无关的、不为人理解的具体概念来代表抽象概念，不经患者解释旁人无法理解的思维。

语词新作（neologism），是指患者自创符号、图形、文字、语言来表达一种离奇的概念，常表现出概念的融合、浓缩，无关概念的拼凑。如"犭市"代表狼心狗肺，"%"代表离婚。多见于精神分裂症。

（2）思维内容障碍（disorders of thought content）

妄想（delusion），是在病理基础上产生的歪曲信念、病态的推理和判断，既没有事实根据，也与个体所处的背景和文化中公认的信念不一致，用事实、说理都无法纠正。

妄想按照其逻辑结构可划分为系统性妄想和非系统性妄想，系统性妄想是指内容连贯且比较接近真实、结构严谨，逻辑性强，内容固定，不易识破的妄想，多见于偏执性精神病。非系统性妄想是指内容不连贯且较荒谬、明显脱离现实、不符合逻辑、常不固定易泛化，常人较易识破的妄想，多见于精神分裂症。

妄想按照其起源可划分为原发性妄想和继发性妄想。原发性妄想是在没有任何心理事件发生的情况下突然出现的、并且坚信不疑的妄想。继发性妄想是指继发于其他病态心理活动的妄想，如患者先有幻听，听人议论后产生被害妄想。

妄想按照其所涉及的内容可划分为多种类型，有关系妄想、被害妄想、夸大妄想、罪恶妄想、嫉妒妄想、钟情妄想、非血统妄想、疑病妄想和内心被揭露妄想。

3. 注意、记忆与智能障碍

（1）注意障碍（disorders of attention）　是指精神活动的指向性、选择性、集中程度发生障碍。临床常见的表现有：

注意增强（hyperprosexia），主动注意显著增强，对特定的事物过度关注和警觉。病态的注意增强多与妄想有关，如有被害妄想的患者十分注意所怀疑人的一举一动，对微小细节都保持高度注意和警惕。有疑病妄想者则过分关注自身健康状态的某些变化。

注意减退（hypoprosexia），为主动及被动注意的兴奋性减弱和注意稳定性降低，表现为注意力难以唤起和维持。多见于抑郁发作、精神分裂症等。

注意涣散（aprosexia），指患者不能把注意专注于某一事物并坚持一段时间。多见于神经衰弱及精神分裂症。

注意狭窄（narrowing of attention），注意范围明显缩小，且固定于一个狭小的范围内，对范围外的事物一概没有反应。多见于应激相关障碍、器质性精神障碍。

（2）记忆障碍（memory impairment）　临床常见的表现有：

记忆增强（hypermnesia），表现为患者对病前已经遗忘且不重要的事都能重新回忆起来，甚至包括事件的细节。多见于躁狂发作和精神分裂症等。

记忆减退（hypomnesia），近事记忆减退主要见于老年人及脑器质性精神障碍者早期，远事记忆减退主要见于痴呆。

遗忘（amnesia），患者对某一事件或某一时期内经历的记忆丢失。

顺行性遗忘（anterograde amnesia）主要是近记忆减弱。患者只能回忆病前的经历，而病后的事随即忘却，难以回忆。主要见于脑器质性病变。

逆行性遗忘（retrograde amnesia）可发生在头部外伤后，神志清醒后患者对受伤前一段时间内的经历无法回忆。

错构（paramnesia），是对于过去实际经历过的事物，在其发生的时间、地点、情节上，有记忆障碍。

虚构（confabulation），指在遗忘的基础上，患者对过去所历过的事件，在发生的地点、情节、特别是在时间上出现错误的回忆，并坚信不疑。

（3）智能障碍（intellectual disability）　主要有：

精神发育迟滞（mental retardation），是指先天或发育成熟以前（18岁以前），由于各种原因影响智能发育所造成的智能低下和社会适应困难状态。随着年龄增长，患者的智力水平可能有所提高，但仍明显低于正常同龄人。

痴呆（dementia），慢性或进行性的大脑疾病导致的综合征，意识清晰状态下，出现涉及广泛的高级皮质功能紊乱，包括记忆、思维、定向、理解、计算、学习能力、语言和判断等众多方面。患者的控制能力、社交行为或动机的衰退常与认知损害相伴随，同时有明显的生活和社会功能损害。

（二）情感障碍（affective disorder）

常见的情感障碍有：

1. 情感高涨（elation）　指过度心情愉快，与现实环境明显不相称。常伴有其他改变，如自信心增强和自我感觉良好、活动增多及警觉水平提高。多见于躁狂症患者。

2. 情感低落（depression）　是负性情感活动的明显增强。表现为忧愁、苦闷、唉声叹气、暗自落泪等，有时感到前途灰暗，没有希望，严重时可因悲观绝望而出现自杀企图及行为。多见于抑郁发作。

3. 情感淡漠（apathy）　是指患者对外界任何刺激缺乏应有的情感反应，即使面对与自己有密切利害关系的事情也无动于衷。对周围事物漠不关心，内心体验极为贫乏或缺如。面部表情呆板、冷淡。见于精神分裂症、脑器质性精神障碍。

4. 焦虑（anxiety）　是指在缺乏相应的客观刺激情况下出现的内心不安状态。表现为患者顾虑重重、紧张恐惧，坐立不安，严重时可表现为搓手顿足，惶惶不可终日，似有大祸临头的感觉，常伴有心悸、出汗、手抖、尿频等自主神经功能紊乱症状。多见于焦虑障碍。

5. 恐怖（phobia）　是指对外界实际不具危险的客体表现出明显的害怕和恐惧，常常伴有回避行为，患者明知不必要但不能控制，因而自觉很痛苦。多见于恐怖性神经症。

6. 易激惹（irritability）　是指情感不稳定，稍不如意就易动怒发脾气，攻击性强。多见于精神分裂症、躁狂状态和神经症。

7. 情感倒错（parathymia）　心境与患者的言行、周围处境严重不协调，如在谈及别人在迫害他时，面露愉快之色。或嬉笑着讲父母的死亡经过。多见于精神分裂症。

（三）意志行为障碍（volitional behavior disturbance）

意志是人自觉地确定目的，并根据目的调节支配自己的行动，克服各种困难，以实现预定目的的心理过程，因而意志障碍常常伴有行为障碍。

1. 意志障碍（disorder of volition）

意志增强（hyperbulia），指意志活动增多。患者的意志活动具有病态的顽固性，在病态情感或妄想支配下，顽固地支持某些行为。

意志减退（hypobulia），指意志活动的减少或缺乏。患者在日常生活中缺乏主动性要求与行动，对任何事物缺乏兴趣，多见于抑郁症和慢性精神分裂症。

意志缺乏（abulia），指意志活动缺乏。表现为对任何活动都缺乏动机、要求，生活处于被动状态，处处需要别人督促和管理。多见于精神分裂症、智力发育障碍和痴呆。

意向倒错（parabulia），指意向要求违背常情、常理，以致患者的某些活动或行为使人感到难以理解。多见于精神分裂症。

2. 动作行为障碍（disorder of movement and behavior）

（1）精神运动性兴奋（psychomotor excitement）　是指整个精神活动增强，分为协调性精神运动性兴奋与不协调性精神运动性兴奋两类。

协调性精神运动性兴奋（coherent psychomotor excitement），指与患者的思维、情感状态协调一致的精神运动性兴奋，并和所处环境关系密切，动作和行为都具有明确目的性，易被人理解，即患者的整个精神活动是协调一致的。

不协调性精神运动性兴奋（incoherent psychomotor excitement），患者言语动作增多与思维情感活动不匹配，动作单调杂乱，无动机，无目的，使人难以理解，与外界环境也不相协调。多见于精神分裂症青春型、紧张型及脑器质性精神障碍。

（2）精神运动性抑制（psychomotor inhibition）　是整个精神活动的降低。常见表现有：

木僵（stupor），以缄默、随意运动减少或缺失及无精神运动反应为特征的状态。严重时患者保持固定姿势，不语不动，不进饮食，不主动排便，对刺激不起反应。意识程度因病因不同，可清晰，也可有障碍。多见于精神分裂症紧张型、严重的抑郁症和脑器质性精神障碍。

蜡样屈曲（waxy flexibility），患者的精神运动完全抑制，肢体任人摆布成任何姿态，毫不抗拒，即使处于极不自然的姿势，也可长时间保持不变。如患者僵卧在床上，抽去头下枕头后，仍持续在好似枕着枕头的姿势躺着，即使很长时间也不自动纠正，称"空气枕头"。

违拗症（negativism），患者对所有外来吩咐或要求的一种不自主的抗拒，并非有意的不合作。分主动性违拗与被动性违拗两型。被动性违拗是拒绝执行任何吩咐，对别人的要求，一概加以抗拒。主动性违拗不但不招待吩咐，并做出与要求全然相反的动作。

（3）作态（mannerism）　患者做出古怪的、愚蠢的、幼稚做作的动作、姿势、步态与表情。可见于精神分裂症。

（4）刻板动作（stereotyped act）　无休止的重复，多见于器质性精神障碍。

（5）强迫动作（compulsive act）　指患者明知没有必要，却难以克制的去重复做某种动作行为，多见于强迫障碍，也见于精神分裂症等。

第三节　临床常见异常心理

【案例】

李某，女，42岁。曾在10年前生产之后出现过情绪低落，自认为没有能力照顾儿子，容易悲伤哭泣，话少，兴趣减退，曾经说过做人没意思的话，当时未诊治，家人给予精心照顾，上班之后情绪逐渐好转。2个月前无明显诱因再次出现情绪低落，寡言少语，不愿工作，不愿做家务，经常感觉没能力，活着痛苦，兴趣减退，认为活着没意义，经常出现想死的念头。3天前写好遗书，表示对不起家人，担忧自己死后母亲没人照顾会受罪，趁家人不在时，掐死母亲后自己从6楼跳下，身上多处骨折，被送往医院抢救治疗。起病后食欲缺乏，体重减轻。睡眠差，常在凌晨2～3点醒来不能再入睡。二便无殊。有明显的消极观念和行为。

问题：该患者可以诊断为哪种心理障碍？具体的临床表现有哪些？

一、精神分裂症

精神分裂症（schizophrenia）是一组以感知、思维、情感和行为等多方面障碍及精神活动的不协调为临床特征的精神病性障碍。症状必须至少持续一个月，才能确诊精神分裂症。本病多起病于青壮年，常缓慢起病，患者通常意识清晰，智能尚好，但在疾病过程中可出现认知功能障碍。病程多迁延，呈反复加重或恶化，甚至发展为精神衰退，但部分患者可保持痊愈或基本痊愈状态。

（一）临床表现

精神分裂症的基本症状为知、情、意的不协调症候群和思维障碍、情感障碍、矛盾症状及内向症状，附加症状为幻觉、妄想和行为意志障碍。

1. 感知觉障碍　最典型的感知觉障碍是幻觉（hallucination），幻觉也是精神分裂症的常见症状，其发生率为50%，尤其是言语性幻听。内容与患者有关且令患者不快，如威胁患者，或命令患者做这做那（命令性幻听），将患者的想法大声地说出来（思维鸣响），有时两种以上的声音以争论的语气来议论患者（议论性幻听），或对患者的行为进行评论（评论性幻听）。其中命令性幻听和评论性幻听对精神分裂症有诊断意义。患者的行为常常受到幻听的影响，或与幻听对话，或做侧耳倾听状，或沉溺其中自语、自笑。部分患者可以出现触、嗅、味或内脏幻觉，常会引发被害妄想、疑病妄想等。

2. 思维障碍　思维障碍（thinking disorder）是精神分裂症的核心症状，常见思维散漫、思维破裂、语词新作、象征性障碍等思维形式障碍和以妄想为主的思维内容障碍。其中以思维散漫和思维破裂较多见，患者的口头和书面语言，轻症时虽然语句文法正确，但语句之间、概念之间、上下文之间缺乏内在意义的联系，严重时言语支离破碎。临床上常见的妄想有被害妄想、关系妄想、物理影响妄想、嫉妒妄想、非血统妄想等。多数患者不能识别其自身的认知活动障碍，缺乏自知力，拒绝治疗。

3. 情感与意志行为障碍　精神分裂症的情感障碍主要表现为情感不协调或情感淡漠，患者对周围的人和事的情感反应不恰当，可以表现出不恰当的冷漠、敌视、焦虑、抑郁、欣快、淡漠等。意志行为障碍主要为意志减退、行为怪异，做事缺乏意愿和动力，对前途不关心，工作、学习和社交兴趣减退，生活懒散，部分可以有病理性意志增强。常表现为不协调性精神运动兴奋或精神运动抑制。

（二）治疗及预后

精神分裂症防治的目的是控制各种症状、预防复发和恢复社会功能。治疗的主要方法有抗精神病药物治疗、电休克治疗和心理社会干预等，其中以抗精神病药物治疗为主，精神分裂症病程的各个阶段均需要药物治疗（全程治疗），电休克治疗能够快速有效地控制急性期症状，康复期结合支持性心理治疗及心理社会干预有助于促进社会功能的全面康复。治疗预后与性别、发病年龄、临床类型、治疗是否及时、治疗措施是否到位、社会支持情况等因素有关。

二、抑郁障碍

抑郁障碍（depressive disorder），以心境低落为主，与其环境不相称，可伴有思维缓慢和运动性抑制，患者表现为自我感觉不良、情绪低落、兴趣减退、思维迟缓、言语动作减少，甚者发生木僵。可伴有自卑、自责和自罪观念，某些病例则有显著焦虑和运动性激越。严重者可出现幻觉、妄想等精神病性症状。患者每次发作至少持续 2 周以上，且常常伴有社会功能损害。引起抑郁障碍的因素包括遗传因素、体质因素、神经生化因素、心理社会因素等。抑郁障碍患者的自杀风险极大。

目前将抑郁障碍的表现归纳为核心症状、心理症状群、躯体症状群三个方面。

1. 核心症状　主要包括：①心境低落，指自我感受或他人观察到的显著而持久的情绪低落和抑郁悲观，表现为整日闷闷不乐、高兴不起来，忧愁伤感，甚至悲观绝望，且这种低落情绪几乎大部分时间都存在，一般不随外界环境变化。②兴趣减退，对各种过去喜爱的活动或事物丧失兴趣或兴趣下降，做事提不起劲，严重时什么事也不愿去做。③快感缺失，体验快乐的能力下降，不能从日常活动中体验到乐趣，即使从事以往喜欢的活动或工作也体验不到快感。

2. 心理症状群　主要包括思维迟缓、主动言语减少、注意记忆下降、紧张不安、行为和言语活动显著减少或显著增加，严重患者可有自责自罪，甚至出现幻觉妄想等精神病性症状，此时常常失去自知力。严重患者常有自杀倾向，有研究表明，在所有自杀者中约 50% 可能符合抑郁障碍的诊断，且抑郁障碍患者中约五分之一会最终死于自杀。

3. 躯体症状群　主要包括：睡眠紊乱，如不易入睡、睡眠浅、早醒是特征性症状；食欲紊乱和消化功能紊乱，如食欲下降、胃痛胃胀；慢性疼痛，为不明原因的头疼和全身疼痛；性功能减退、性欲下降；其他非特异性症状，如头昏脑涨、周身不适、肢体沉重、心慌气短等。症状表现常晨重夜轻。

抑郁症的治疗以抗抑郁药物治疗为主，严重抑郁伴有自杀自伤或木僵的患者可采用电休克治疗，轻、重度患者均可以采用心理治疗。为改善预后，降低复发可能性，现提倡进行覆盖急性期（8～12 周）、巩固期（4～9 个月）和维持期（至少 2～3 年）的全病程治疗。

三、焦虑障碍

焦虑障碍以广泛和持续性焦虑或反复发作的惊恐不安为主要临床特征。常伴有自主神经功能紊乱、肌肉紧张和运动性不安。起病并非由实际威胁或危险所引起，其紧张或惊恐的程度与现实处境并不相称。临床上分为广泛性焦虑障碍和惊恐障碍。

1. 广泛性焦虑障碍　广泛性焦虑障碍（generalized anxiety disorder，GAD）又称慢性焦虑症，是焦虑障碍中最常见的表现形式。常无明显诱因，缓慢起病。

主要临床表现为：①担心和心烦，经常的或持续的、无明确对象或固定内容的紧张不安，对现实生活中某些问题的过分担心，这种担心与现实很不相称，比如担心身体健康的父母突然暴毙，担心上小学的孩子过马路时被车撞。整日处于大祸临头的模糊恐惧和高度警觉状态，惶惶不可终日。②运动性不安，搓手顿足、来回走动、坐立不安、手指震颤、全身肉跳等。③自主神经功能亢进，表现为心悸、出汗、胸闷、呼吸急促、口干、便秘、腹泻、尿急、尿频、周身肌肉酸麻胀痛、头与呼吸有紧压感等，甚至出现阳痿、早泄、月经失调。④对外界刺激易出现惊跳反应，注意力难于集中，有时感到脑子一片空白，常伴有入睡困难、易惊醒等睡眠障碍。

2. 惊恐障碍　惊恐障碍（panic disorder）又称急性焦虑发作，是指以反复出现的惊恐发作为原发的和主要临床特征，并伴有持续地担心再次发作或发生严重后果的一种神经症。惊恐障碍大多在成年早期发病，年龄范围为 15～40 岁，平均发病年龄是 25 岁。

主要临床表现为：①惊恐发作。惊恐障碍的核心症状是惊恐发作，它是突然、短暂而极度恐惧的一种状态，并伴濒死感、失控感及严重的自主神经功能紊乱，患者会为此惊叫呼救。其自主神经症状主要有：心脏症状，胸闷、心动过速、心跳不规则；呼吸系统症状，呼吸困难或过度换气；神经系统症状，头痛、头昏、眩晕、四肢麻木和感觉异常；其他症状，出汗、发抖或全身无力。一般历时 5～20 分钟，迅速终止。但可频繁发作。②预期焦虑。惊恐发作期间始终意识清晰，高度警觉，发作后仍心有余悸，产生预期性焦虑，担心再次发作。③回避。3/4 的患者由于担心发病时得不到帮助，因而产生回避行为，如不敢单独出门，不敢到人多热闹的场所，即伴有场所恐怖症。

四、躯体形式障碍

躯体形式障碍（somatoform disorder），又称 Birquet 综合征。临床表现为反复出现、多种多样、经常变化的躯体不适和疼痛；常起病于 30 岁以前，病程持续至少 2 年以上；各种医学检查均不能证实存在可以解释其躯体症状的器质性病变，但患者仍长期反复就医，伴有显著的社会功能障碍。常见的症状有：慢性疼痛，反酸、恶心、腹胀、腹泻等胃肠道症状，共济失调、肢体无力、咽部梗阻、失音、失明、失聪、抽搐等假性神经系统症状，阳痿、性冷淡、勃起和射精障碍、经期紊乱等性功能障碍。

躯体形式障碍的主要临床类型有：

1. 躯体化障碍　躯体化障碍（somatization disorder），临床主要表现为反复陈述多种多样、经常变化的躯体症状，无器质性病变的证据；症状至少涉及两个系统，最常见的是胃肠道不适（如疼痛、打嗝、反酸、呕吐、恶心等），异常的皮肤感觉（如瘙痒、烧灼感、刺痛、麻木感、酸痛等），皮肤斑点，性及月经方面的主诉也很常见，常存在明显的抑郁和焦虑。病程多慢性波动，持续 2 年以上。

2. 疑病症　疑病症（hypochondriasis）是最常见的躯体形式障碍之一，以担心或相信罹患严重躯体疾病的持久性优势观念为主，患者总是反复就医，但各种体检的阴性结果均不能消除对疾病的疑虑。常伴有焦虑或抑郁，多数为缓慢起病，无明显诱因。大多数患者疑病症状单一固定，也有个别患者的症状多种多样。病程冗长，常导致社会功能受损，治疗效果较差。

3. 躯体形式的自主功能紊乱　躯体形式的自主功能紊乱（somatoform autonomic dysfunction）是一种主要因自主神经支配器官系统发生躯体障碍所致的神经症样综合征。常涉及心血管系统、消化系统、呼吸系统等，被称为相应系统的功能紊乱，如"心血管系统功能紊乱"，过去多被临床各科医生诊断为相应器官的神经官能症，如"心脏神经官能症"。

4. 持续性躯体形式疼痛障碍　持续性躯体形式疼痛障碍（persistent somatoform pain disorder）是一种不能用生理过程或躯体障碍予以合理解释的持续、严重的慢性疼痛。情绪冲突或心理社会问题直接导致了疼痛的发生，经过检查未发现相应主诉的躯体病变。病程迁延，常持续 6 个月以上，并使社会功能受损。

5. 躯体变形障碍　躯体变形障碍（body deformation obstacle）主要见于青少年或成年早期。患者坚信自己的身体外表，如鼻子、嘴唇等部位存在严重缺陷，或变得很难看，要求实行矫形手术。但实际情况并非如此，即使其外貌有轻度变异，也远非患者认为得那么难看。这类观念不为解释所动摇，带有明显的情绪色彩。对这类病例，治疗较难，预后不佳。

五、强迫症

强迫症（obsessive – compulsive disorder，OCD）以强迫症状为主要临床表现。常在青少年期发病，多数缓慢起病，无明显诱因，其基本症状为强迫观念或强迫意向，常伴有强迫动作或行为，可以一种为主，也可为几种症状兼而有之。多数患者病程迁延，有波动性。一般而言，急性起病、诱因明显、无强迫人格者预后较好，否则预后较差。

主要临床特征为：①症状反复、持续出现，患者完全能够觉察；②有意识的自我强迫与反强迫同时存在，二者的尖锐冲突使患者焦虑和痛苦，患者体验到冲动或观念系来自自我，但违反他的意愿，虽极力抵抗和排斥，但无法控制；③症状往往令自己内心焦虑、痛苦。

主要临床表现：①强迫观念，是 OCD 的核心症状，指反复进入患者意识领域的思想、表象或意向。常见强迫思维、强迫表象、强迫性恐惧和强迫意向。②强迫行为，又名强迫动作，是指反复出现的、刻板的仪式化动作，患者感觉到这样做不合理，别人也不会这样做，但却不能不做，常见强迫洗涤、强迫检查、强迫询问、强迫计数、强迫整理、强迫仪式行为和强迫性迟缓。

六、人格障碍

（一）概述

人格（personality）指一个人的整体精神面貌，是诸多具有一定倾向性、稳定性的心理特征的总和。而人格障碍（personality disorder）是指人格特征具有明显偏离正常的模式，使患者的社会功能受到明显影响，有适应不良的性质。患者通常没有智能方面的缺损，能够应对日常生活和工作，但经常会在人际互动中与人发生冲突，且很难从中吸取教训加以纠正。人格障碍通常始于童年、青少年或成年早期，且将持续到成年乃至终生。

（二）常见类型及临床表现

1. 偏执型人格障碍　偏执型人格障碍（paranoid personality disorder）以猜疑和偏执为特点，

男性多于女性。表现为：①对挫折和拒绝过分敏感；②容易长久记仇，不肯原谅他人对自己的侮辱、伤害或轻视；③猜疑，将他人无意的或友好的言行误解为敌意、轻蔑；④好斗，容易与人争辩、对抗，执着于个人权利；⑤常有病态嫉妒，无根据地怀疑恋人、配偶不忠；⑥过分自负，自视过高；⑦常将外界事件解释为阴谋，过分警惕。

2. 分裂型人格障碍 分裂型人格障碍（schizoid personality disorder）的特点是举止怪异、服饰奇特、情感冷漠和人际关系明显缺陷，男性略多于女性。表现为：①几乎从所有活动中都体验不到愉快感；②情感冷淡，待人冷漠，缺乏热情和幽默感，难以共情，也难以表达对他人的温情、愤怒等；③对批评和表扬都无动于衷，毫不在意别人对其看法；④过分沉湎于幻想和内省；⑤缺乏亲密、信任的人际关系，回避社交；⑥无视社会常规和习俗，导致行为怪异；⑦对与他人发生性接触毫无兴趣。

3. 反社会型人格障碍 反社会型人格障碍（antisocial personality disorder）的特点是不遵守社会规范，常漠视或侵犯他人权利，待人冷酷，男性多于女性。表现为：①不关心他人感受，缺乏正常的友情、爱情、亲情，待人冷酷无情，即使对骨肉至亲也缺乏爱和责任心；②缺乏责任感，无视社会规范，经常破坏规则、违法乱纪；③难以长久维持人际关系；④很容易责怪、迁怒他人；⑤难以忍受挫折，微小的刺激就可以引起其攻击，甚至实施暴力行为；⑥无内疚感，不能从惩罚中吸取教训。

患者常在成年前就出现品行问题，如经常说谎、逃学、吸烟、酗酒、夜不归宿、偷窃、赌博、斗殴，无视家教、校规、社会道德礼仪，故意破坏他人的或公共的财物，虐待动物或弱小同伴，过早发生性行为，甚至有性犯罪。可能曾被学校停学、开除，或曾被公安机关拘留、管教。

4. 边缘型人格障碍 边缘型人格障碍（borderline personality disorder）以极不稳定的情绪、行为、人际关系和自我形象为特点，女性多于男性。表现为：①情绪不稳定，短时间内波动极大，被人评判或阻止冲动行为时极易引起强烈的愤怒乃至暴力行为；②人际关系不稳定，时好时坏且表现极端，害怕孤独和被抛弃，因此疯狂地寻找伴侣；③自我形象、偏好等常常模糊不清或扭曲，缺乏持久的自我同一性；④行为不计后果，缺乏事先计划能力，易冲动。

5. 表演型人格障碍 表演型人格障碍（histrionic personality disorder）也曾被称为癔症性人格障碍，特点是凭个人好恶或情绪冲动行事，或以夸张的言行吸引他人注意。患者情绪不稳定，受暗示性和依赖性强，女性多于男性。表现为：①做作、夸张地表达情绪情感，表情矫揉造作；②情感肤浅而易变，感情用事，喜怒哀乐皆形于色；③易受他人影响；④追求刺激，爱表现，过分参加以自己为注意中心的活动；⑤渴望受赞赏，情感易受伤害；⑥外表和行为表现出不恰当的挑逗性；⑦对自己的容貌过分关心；⑧自我中心，不为他人着想。

6. 强迫型人格障碍 强迫型人格障碍（obsessive-compulsive personality disorder）的特点是过分谨小慎微、严格要求、完美主义和内心的不安全感。男性多于女性2倍。表现为：①过分疑虑及谨慎，常有不安全感，常穷思竭虑、反复核对；②对细节、秩序等过分关注，以致使优柔寡断或忽视全局；③完美主义，对任何事物都要求过高，以致影响工作完成；④道德感过强，拘泥于习俗常规，甚至迂腐；⑤刻板固执，不合情理地坚持要求他人严格按自己的方式行事。

7. 回避型人格障碍 回避型人格障碍（avoidant personality disorder）也称为焦虑型人格障碍，特点是常感到紧张、不安全和自卑，对拒绝极其敏感和社交回避。表现为：①持续和泛化的紧张感和忧虑；②自卑，认为自己在社交上没有吸引力、不如别人；③过分担心被人拒绝、排斥、批评，因而回避与人密切交往的社交活动；④除非肯定受人欢迎，否则不肯与人打交道；⑤习惯性夸大日常生活中的潜在危险，出于躯体安全的需要而在生活方式上给自己设限，回避某些活动。

8. 依赖型人格障碍　依赖型人格障碍（dependent personality disorder）以过分依赖为特征，女性多于男性。表现为：①请求或顺从他人为自己生活中的大多数重要事情做决定；②将自己的需求附属于所依赖的人，过分顺从他人的意志；③即使是合理的要求也不敢向所依赖的人提出；④过分害怕无人照顾自己，独处时总感到不安或无助；⑤深陷于被抛弃或被遗忘的恐惧之中，不断要求他人就此作出保证；⑥缺乏自信，总认为自己无依无靠，没有能力。

七、睡眠障碍

睡眠具有恢复精力、体力的功能，可以帮助个体完成清醒时尚未结束的心理活动。正常人每隔约 24 小时有一次觉醒与睡眠的节律性交替。睡眠量常依年龄不同而异，新生儿需睡 18～20 小时，儿童 12～14 小时，成人 7～9 小时，老年人一般只需 5～7 小时。梦是睡眠中在某一阶段的意识状态下所产生的一种自发性的心理活动。在此心理活动中，个体身心变化的整个历程称为做梦（dreaming）。

睡眠障碍（sleeping disorder）指各种心理社会因素引起的非器质性睡眠与觉醒障碍。包括失眠障碍、嗜睡症和某些发作性睡眠异常情况（如梦魇、夜惊、梦游症等）。

（一）失眠障碍

失眠障碍（insomnia disorders）的特征是频繁而持续的入睡困难或睡眠维持困难，并导致睡眠满意度不足。失眠障碍常影响日间社会功能，为临床最常见的睡眠障碍。

失眠的表现包括：入睡困难；不能熟睡；早醒、醒后无法再入睡；频频从噩梦中惊醒，自感整夜在做噩梦；睡过之后精力没有恢复；容易被惊醒，有的对声音敏感，有的对灯光敏感。同时，失眠还会引起疲劳感、不安、全身不适、无精打采、反应迟缓、头痛、记忆力不集中等。很多失眠者喜欢胡思乱想，可引起患者焦虑、抑郁或恐惧心理，并导致精神活动效率下降，妨碍社会功能。

（二）夜惊

夜惊（night terror），又称睡惊，是指睡眠中突然惊醒，一声尖叫，两眼直视，表情紧张恐惧，呼吸急促，心率增快，有时会突然坐起，伴有显著的自主神经症状，如心跳、呼吸加快、大汗淋漓。有强烈的恐惧、焦虑感和窒息感，偶然有幻觉，如见鬼一般。每次发作持续 1～2 分钟，早上醒后一般无所记忆，这一点和梦魇不同。儿童多见，大多数在长大后自愈。

（三）梦游症

梦游症（somnambulism），又称睡行症，指一种在睡眠过程中尚未清醒而起床在室内或户外行走，或做一些简单活动的睡眠和清醒混合的状态。梦游症患者一般不说话，询问也不回答，多能自动回到床上继续睡觉。通常出现在睡眠的前 1/3 段的深睡期，不论是即刻苏醒或次晨醒来均不能回忆。多见于儿童少年。

（四）发作性睡病

发作性睡病（narcolepsy）是嗜睡障碍中典型的一种，是以不可抗拒的短期睡眠发作为特点的一种疾病。白天过度嗜睡是发作性睡病首先出现的症状，患者表现为突然出现无法预计的过度睡意和无法抗拒的睡眠发作。多于儿童或青年期起病。多数患者伴有猝倒症、睡眠麻痹、睡眠幻觉等其他症状，合称为发作性睡病四联征。

第四节　临床常见不良行为及其所致障碍

【案例】

叶某，女，16 岁，某重点高中一年级学生。自入学后，学习时间紧张，很少运动，突然一天发现肚子上的肉增多，于是和同学相约减肥。开始减少中午饮食，每天晚上跑步半小时。坚持一段时间后，效果不甚明显，自此，减少晚饭食量。4 个月后，患者体重已减轻 20 余斤。此时患者已不用刻意控制饮食，因为其对食物已基本没有欲望，身体不断消瘦，并出现闭经和乳房萎缩的现象。但是其对自己的身材仍不满意，瞒着家人偷吃减肥药，并且情绪状况越来越糟糕，稍微吃点东西就觉得自己又胖了，常常对父母大发雷霆。来就诊时，身高 165cm，体重 37.5kg。

问题：患者的心理行为是否正常？如何诊断？

一、不良进食行为与进食障碍

进食障碍（eating disorder）是一组以进食行为异常为主的精神障碍，主要包括神经性厌食和神经性贪食，两者都以严重异常的进食态度及行为为特征，害怕发胖和对体形、体重的歪曲认识与期望是神经性厌食症和神经性贪食症共同的重要心理病理特点。在近 30～40 年中，这类障碍的患病率明显增高。根据西方的流行病学研究，神经性厌食症的发病率为 0.2%～1.5%，神经性贪食症的发病率为 1%～3%，女性的发病率比男性高 10 倍；神经性厌食症发病的高峰期为 14～19 岁，神经性贪食症发病的高峰期为 15～21 岁。

（一）神经性厌食症

神经性厌食症（anorexia nervosa）的主要临床表现为主动拒食或过分节食，导致体重明显低于正常标准，且患者有体象障碍，即对自身身体的歪曲认识，例如即使骨瘦如柴却仍认为自己过胖，并且有神经内分泌的改变。该病一般起病缓慢，部分患者起病时稍胖，并对体重指数非常敏感，喜欢苗条身段，整日专注于自身的体重、体形控制，严格限制每日的进食量。之后，进食量逐渐减少，虽然已骨瘦如柴，但仍认为肥胖，有的患者由于过度节食，可出现间歇贪食，但在饱餐之后立即自行引吐、导泻以致营养不良，皮肤干燥，血压和体温下降，脉搏迟缓，严重者出现水电解质紊乱，且易并发其他感染。体重减轻超过正常平均体重的 15% 以上，或者 Quetelet 指数（体重千克数/身高米数的平方）为 17.5 kg/m^2 或更低（近年通常采用 BMI 即身体质量指数，计算方法相同）。由于节食引起内分泌功能紊乱，女性可出现月经稀少或闭经，男性可出现性欲减退。如果于青春期之前发病，则表现为第二性征发育延迟，并可出现精神症状，如焦虑不安、抑郁悲观、失眠、注意力不集中、易激怒等。

本症并非躯体疾病所致的体重减轻，患者节食也不是其他精神障碍的继发症状。其发病原因主要是心理因素，人格的易感性有一定作用，社会文化、生物学因素与该病的发生也有关系。治疗比较困难，主要是患者合作不够或拒绝治疗。针对本症，治疗首先应纠正营养不良，同时或稍后开展心理治疗、家庭治疗、药物治疗，并注意追踪随访、巩固疗效和防止复发等。

（二）神经性贪食症

神经性贪食症（bulimia nervosa）主要临床表现为反复发作的不可抗拒的摄食欲望和行为，

一般在短时间内（约 2 小时内）摄入大量食物，且进食时常避开人，在公共场合则尽量克制。过后因担心发胖或为了减轻体重，反复地自我引吐、服用泻药或利尿剂、节食及大量运动；随着病情的进展，患者甚至可根据自己的意愿吐出食物。反复呕吐会导致机体电解质紊乱和躯体并发症（手足抽搐、癫痫发作、心律失常、肌无力、月经紊乱、皮肤及口腔溃疡等）。患者常有情绪改变，暴食后出现厌恶、内疚、担忧，有的为此而产生自杀意念及行为。发作间期食欲多数正常，仅少数食欲下降。

贪食是一种危险的行为模式，可出现各器官功能的严重损害，伴有自我催吐、导泻者则更危险，可因消化道出血和其他并发症而死亡。

贪食症与厌食症的治疗方案基本相似。二者的起因往往都与对体重的不满有关，常伴有呕吐、导泻等行为。不同的是厌食症患者体重下降至异常水平，贪食症患者的体重常在正常范围内，且患者有主动求治行为。

二、过量饮酒与酒精依赖

（一）概述

酒精摄入可影响躯体健康，增加肝损伤、脑损伤、胎儿酒精综合征、痛风、心血管疾病、多种癌症的风险。饮酒没有"安全值"，只要摄入酒精就会对健康产生不良影响。出于减少酒精危害的考虑，世界卫生组织对成年的男性和女性建议，每日饮酒量上限分别为含 20g 和 10g 纯酒精的酒精饮料。《中国居民膳食指南（2022）》也建议，成年人若饮酒，一天饮用的酒精量不超过 15g，儿童青少年、孕妇、乳母、慢性病患者等人群不应饮酒。饮酒还可导致严重的社会和心理功能损害，如意外伤害、自杀、家庭暴力、严重人际关系冲突、失业失学、抑郁、酒精依赖等。

酒精是早已公认的成瘾性物质，酒精依赖（alcohol dependence）即酒精成瘾，是指长期反复饮酒所致对酒精渴求的特殊心理状态，以及停饮后出现的心理、躯体的特殊反应。依赖（dependence）是一组认知、行为和生理症候群，使用者尽管明白滥用成瘾物质会带来问题，但仍然继续使用。传统上将依赖分为躯体依赖（physical dependence）和心理依赖（psychological dependence）。前者又称为生理依赖，主要表现为耐受性增加和戒断症状；而后者又称精神依赖，指成瘾物质带来的愉快感、满足感及相关记忆驱使使用者为寻求这些感觉而反复用药，表现出渴求（craving）。

（二）酒精依赖的诊断

根据 ICD-11，酒精依赖是一种因反复或持续使用酒精而引起的酒精使用调节紊乱。其特点是有强烈的饮酒内在驱动力，表现为控制饮酒的能力受损，饮酒越来越优先于其他活动，以及不顾伤害或负面后果坚持饮酒。这些经历往往伴随着主观冲动或渴望使用酒精的感觉。还可能存在依赖性的生理特征，包括对酒精影响的耐受性，停止或减少使用酒精后的戒断症状，或反复使用酒精或药理上类似的物质以防止或减轻戒断症状。依赖性特征通常在至少 12 个月的时间内是明显的，但如果连续（每天或几乎每天）饮酒至少 3 个月，就可以诊断为酒精依赖。

而在 DSM 体系中，相比于 DSM-IV 中将酒精滥用和酒精依赖描述为两种不同的障碍，DSM-5 中将上述两者整合为了单种的酒精使用障碍（Alcohol Use Disorder），并根据症状的数量分为轻度（2 至 3 种症状）、中度（4 至 5 种症状）和重度（6 种症状或以上）。在 DSM-5 中，要诊断酒精使用障碍，个体必须具有一种有问题的酒精使用模式导致显著的具有临床意义的损害或痛苦，在

12 个月内表现为下列至少 2 项：①酒精的摄入常常比意图的量更大或时间更长。②有持久的欲望或失败的努力试图减少或控制酒精的使用。③大量的时间花在那些获得酒精、使用酒精或从其效果中恢复必要活动上。④对使用酒精有渴求或强烈的欲望或迫切的要求。⑤反复的酒精使用导致不能履行在工作、学校或家庭中的主要角色的义务。⑥尽管酒精使用引起或加重持久的或反复的社会和人际交往问题，但仍然继续使用酒精。⑦由于酒精使用而放弃或减少重要的社交、职业或娱乐活动。⑧在对躯体有害的情况下，反复使用酒精。⑨尽管认识到使用酒精可能会引起或加重持久的或反复的生理或心理问题，但仍然继续使用酒精。⑩耐受。⑪戒断症状。

（三）酒精依赖的神经生理机制和影响因素

1. 成瘾的神经生理机制　有研究者认为，成瘾的神经生化过程其核心在于药物激活了大脑内的"快乐通路"，多巴胺通路是药物在脑内作用的中心。多巴胺通路参与情绪、记忆及愉悦感的调控，而酒精通过刺激该区域，使人产生愉悦感。

2. 生理易感性　近年来，许多文献提出了遗传因素影响酒精使用和酒精依赖的证据。对双生子和寄养子的研究表明，酒精使用和滥用至少有一定的遗传性。

3. 心理因素　研究者认为其心理因素有如下几个方面：①父母教养及亲密关系。父母的生活方式、性格特点、物质使用情况和对物质使用的态度及忍耐程度，家庭关系的好坏，兄弟姐妹中的物质使用情况，以及不良家庭教养方式等都会与子女的物质使用有关。有较少亲密关系或者支持的成年个体，在心情低落或者是其他负性情绪时，更可能采取饮酒的方式。②心理易感性。一些心理学家认为，存在一种"酗酒者人格"，表现为无主见、缺乏自尊、孤僻不自信、无自我调节或自我控制力、反传统、焦虑、情感紊乱、好奇心、冒险性、好冲动、过度敏感、脆弱、对环境顺应不良、缺乏社会责任感等。③认知态度。有研究显示，过分看重当前的享乐和获取，"今朝有酒今朝醉"的人生哲学，忽视未来，或胸无大志的青少年，更可能使用和滥用物质。

4. 社会文化因素　文化和民族传统会对物质使用产生一定的影响。如在某些社会文化环境中，饮酒作为一种社交场合下欢迎朋友、贵宾必不可少的礼仪而存在。另外，不良同伴对酗酒与酒精成瘾也有较大影响。

（四）早期干预

对危险饮酒者和有害饮酒者进行早期健康教育和干预，主要包括：

1. 加强健康教育和健康信息传播　利用媒体宣传酗酒对自己、对家庭、对他人、对社会造成的危害，使他们树立正确的人生观、行为观和健康观。

2. 加强学校教育　将有关健康教育内容强制性列为学校健康教育内容。

3. 对高危人群提供关怀　对行为不良的青少年、待业者、无业游民、解除劳教而表现仍差者及低文化层次者，提供强制性教育和干预并提供精神和物质上的关怀与帮助。

4. 提供可供选择的多种业余文化活动　改善枯燥的生活环境，帮助建立健康的生活方式，减少酒精依赖的产生。

5. 进行安全饮酒的指导　包括饮酒数量、饮酒安全等。

（五）心理治疗

1. 行为矫正　通常包括厌恶疗法、行为替代法和系统脱敏疗法。

（1）厌恶疗法　对酗酒成性者可采用药物性厌恶疗法或电击的方法，如用阿朴吗啡、吐根碱和痫特灵等。

（2）系统脱敏法结合奖励强化法　采取心理学的行为矫正法中的系统脱敏法，逐渐减轻个体对酒精的依赖。

2. 认知 - 行为疗法　可以使用合理情绪疗法，将酒精依赖者的不良认知"喝酒才像男人""酒越喝越近"转变成"喝酒害人害己""喝酒不仅伤身体，还是经济上的浪费"，从内心拒绝对酒精的依赖，达到戒酒的目的。

三、过度游戏与游戏障碍

（一）概述

基于电子设备和网络进行的游戏行为已成为流行的娱乐方式，但过度使用游戏将产生不良后果，游戏成瘾就是其中的典型问题。游戏成瘾曾被认为是网络成瘾的一种类型，与网络关系成瘾、网络色情成瘾等并列，但目前学界仅对于将游戏成瘾作为一种精神障碍形成了较充分的共识。世界卫生组织在 2019 年发布的《国际疾病分类》第十一次修订本中（ICD - 11），已将游戏障碍（Gaming Disorder）作为新增疾病，纳入"成瘾行为所致障碍"疾病单元。

游戏障碍可导致多方面的问题和损害。躯体问题包括睡眠不足、昼夜节律紊乱、营养不良、胃溃疡、癫痫发作等，严重者可因久坐形成下肢静脉栓塞引发肺栓塞而猝死；精神行为问题包括焦虑、抑郁、易怒、攻击行为、负罪感等；社会功能损害包括拒绝上学和社交活动，家庭冲突增多，重要人际关系丧失，学业成就、职业绩效受损等。

（二）游戏障碍的诊断

根据 ICD - 11，游戏障碍是（"数码游戏"或"视频游戏"的）游戏行为呈现出的一种持续的或反复出现的模式，具体表现为：①对游戏行为的开始、频率、强度、持续时长、结束、所在场合等失去控制；②游戏优先于其他生活兴趣和日常活动；③尽管已经因游戏产生负面后果，但依然继续游戏或加重游戏行为。这种游戏行为模式可能是持续性的，也可能是呈阶段性而反复发生的。这种游戏行为的模式导致了明显的痛苦，或在个人、家庭、社交、教育、职业或其他重要功能领域中造成损伤。要诊断为游戏障碍，通常需要个体的游戏行为和上述表现持续至少 12 月，但是如果所有的诊断特征都已出现且症状严重，也可缩短所要求的时长。

（三）游戏障碍可能的影响因素和发生发展机制

游戏障碍是一种新确定的精神障碍，其影响因素和发生发展机制是近年研究热点。

1. 心理因素　游戏障碍患者可能具有高冲动性、高神经质、内向等性格特点。有些可能具有攻击性和暴力问题。还有的存在情绪调节能力不足、孤独、自尊较低、自我效能感较低、生活满意度较低等问题。游戏障碍常与焦虑、抑郁等障碍共病。

2. 社会和家庭因素　在被欺凌者、欺凌者、有游戏成瘾朋友的人群中，游戏障碍发生率较高。社会支持和人际沟通不足、师生关系或同学关系不良、学校氛围较差等也与游戏障碍的发生相关。父母采用的教养方式、家庭结构是否完整、家庭成员关系是否和谐等也可能影响游戏障碍的发生。

3. 生物学因素　游戏障碍患者的脑影像学表现类似于物质成瘾患者和赌博障碍患者，在额叶多个区域、腹侧和背侧纹状体等脑区存在结构和功能异常。相应的心理和行为功能异常包括执行控制功能下降、对损失的敏感性降低、对游戏相关刺激的反应增强等，且患者在决策时有更强的冲动性，认知灵活性也可能降低。但这些脑功能异常与游戏障碍间的因果关系尚待进一步研究阐明。

（四）游戏障碍的预防和治疗

在青少年等人群中开展筛查评估，做到对游戏障碍的早期识别、早期诊断、早期干预，对于游戏障碍的预防和治疗至关重要，可改善干预效果、提高成本效益，也可减少患者及其家庭的痛苦和负担。同时，应对疑似患者进行全面评估，包括躯体健康问题和其他精神健康问题、社会功能情况等。诊断和治疗游戏障碍还需要区分游戏障碍与正常游戏行为，避免过度诊断和过度治疗。

干预的总体原则是坚持预防为主，进行基于证据、符合伦理的个体化综合干预措施。治疗方面，目前尚无权威的游戏障碍治疗指南，近年常用的治疗手段包括：

1. 社会心理干预　认知行为治疗、动机激励访谈、家庭治疗等社会心理干预对减少失控性的游戏行为、促进长期康复有效。

2. 药物治疗　目前没有针对游戏障碍的具有临床适应证的药物，但患者可能存在的精神、躯体健康问题及共病需要药物对症治疗。

3. 物理治疗　目前研究者在积极探索重复经颅磁刺激等物理治疗手段对于游戏障碍的疗效，但目前仍缺乏较可靠的证据。

【复习思考题】

1. 心理问题按严重程度可分为哪几类？请解释说明。

2. 健康行为的概念是什么？健康行为可分为几种类型？请举例说明。

3. 抑郁障碍的核心症状是什么？请解释并举例说明。

4. 如果有家长向你咨询"孩子玩游戏时间长，是不是成瘾了"，应如何回应并给予建议？

扫一扫，查阅本章数字资源，含PPT、音视频、图片等

患者的心理状态对疾病的发生、发展和转归有着重要影响。因此，作为医务工作者应该了解患者的心理特征及心理问题。同样，良好的医患关系可使医患双方保持积极的情绪状态，有利于患者疾病的治疗和康复。因此，了解医患关系的特点、影响因素及如何建立良好的医患关系是十分重要的。

第一节　患者心理概述

【案例】

张某，女，40岁。因手发肿到医院就诊，后诊断为系统性硬皮病。自己上网查询相关疾病知识后，极度恐慌，认为自己全身皮肤很快会变硬，最后萎缩致死。于是终日以泪洗面，重度抑郁，甚至放弃治疗。

问题：患者处于何种心理状态？如何解决？

医疗工作的主要目标是增进和保持健康、诊断与治疗疾病，以促进患者恢复其正常的躯体、心理和社会功能。为此，必须了解患者的角色、一般心理特征及特殊状态患者的心理问题。

一、患者概念与患者角色

（一）患者的概念

人们一直认为，患病的人就是患者（patient）。这个理解不确切，只看到了"病"，而没有重视人本身。因为人的社会文化因素制约着人的心理活动，有些患有疾病的人可能没有求医行为，自己不认为自己是个患者，社会也没有将他列入"患者"的行列；有些人并不存在躯体疾病，只是由心理社会因素的作用而产生"病感"，便寻求医生的帮助；还有些人既无疾病，又无病感，但为了某些目的，也寻求医生的诊断，成为"患者"。可见，人们对"患者"这一概念，在不同的情境中赋予不同的含义。本书将患者概念定义为，患有各种躯体疾病包括生理功能障碍、心理障碍或精神性疾病的个体，不论其求医与否，均统称为患者，此为广义的患者概念。

（二）患者角色

美国社会学家米德（G. H. Mead）于20世纪30年代将原本是戏剧术语的"角色"一词引入社会心理学领域，认为每一个人在社会中扮演不同的角色，一个人就是所扮演的各种社会角色的

总和。社会角色（social role）是与人的社会地位、身份相一致的一整套权利、义务和行为模式。人的社会地位与身份在不同的社会条件下会有所不同，所以一个人可以同时或相继扮演不同的社会角色。

患者角色是最初由美国社会学家帕森斯（T. Parsons）于1951年提出。他提出了患者角色的四个要素：第一，患者可以从常态的社会角色中解脱出来，免除其原有的社会责任和义务；第二，患者对其陷入疾病状态没有责任，疾病是超出个体自控能力的一种状态，也不符合患者的意愿，他无须对此负责；第三，患者要努力使自己痊愈，有接受治疗、努力康复的义务；第四，患者要求得到有效的帮助并在治疗中积极配合，主要是寻求医生的诊治并与医生合作。

作为一种社会角色，患者角色享有其特殊的权利，并承担相应的义务。我国学者将患者的权利和义务概括如下：

1. 患者的权利 患者的权利主要有以下几个方面。

（1）受到社会尊重、理解的权利 患者是社会成员，是具体的社会人，在疾病状态下受到痛苦的折磨，产生不同的心理改变，需要社会、医务人员的尊重和理解，帮助患者减轻痛苦，体谅他们的处境。

（2）享受医疗服务的权利 患者到医疗部门看病挂号，就取得了医疗服务的权利。他们有权利要求医务人员为自己所患疾病进行诊断、治疗和护理。对于不尊重患者权利和不负责任的医疗服务行为，患者有权批评、拒绝甚至向上级有关部门反映。

（3）保守个人秘密的权利 出于诊断与治疗的需要，患者将个人隐私告诉医务人员，有权要求医务人员给予保密。

（4）免除或部分免除健康时的社会责任的权利 当一个人患病后，为了治疗的需要必须部分或全部免除其健康时的社会责任，减轻患者的生理和心理负担，利于康复，以便以后继续承担社会责任。

2. 患者的义务 患者的权利和义务是相辅相成的，社会给予患者权利的同时，要求患者担负一定的社会义务。患者的义务主要有：

（1）及时就医，早日康复的义务 一个社会成员的健康与全社会成员联系在一起，个人属于社会，为了全社会的利益，患者必须及时就医，这是一种社会责任。

（2）寻求有效医疗，认真遵守医嘱的义务 患者应到社会的正规医疗部门就诊，获得科学的医疗；为保证疗效，必须遵守医嘱，主动配合医护工作。

（3）遵守医疗部门的规章制度的义务 如门诊、病房、探视等方面的制度，有秩序地诊治疾病，还要按不同费用标准按时付费。

3. 患者的角色转换 个人在社会中扮演多种角色，其行为亦应随时间、环境的不同而进行调整，这就是角色转换。在角色转换过程中，个体如果能随着角色的变化改变行为，符合角色要求，就是角色适应；如不符合角色要求，则会出现角色适应不良。常见的患者角色转换问题如下：

（1）角色行为缺如 患者未能进入患者角色，表现为意识不到自己有病，或否认自己有病（精神病除外）。其原因可能与患者的人格、家庭经济状况或社会文化有关。由于患病意味着社会功能下降，与求学、就业和婚姻等涉及个人利益问题有关，致使病人不愿接受病人角色；部分患者也可能使用"否认"的心理防御机制，以减轻对患病的过度焦虑。

（2）角色行为冲突 同一个体在同一时间段经常会扮演多种社会角色，患病后患者仍难以放弃原有的角色，从而陷入角色冲突之中。角色冲突多见于承担了较多社会和家庭责任，而且责任感强、事业心重的人。

（3）**角色行为减退** 个体进入患者角色后，由于某种原因又重新承担起本应免除的社会角色的责任，放弃患者角色去承担其他角色的活动，表现出对病情不够重视，影响治疗。

（4）**角色行为强化** 患者对患者角色呈现过度的适应，安于现状，依赖性增强，自信心下降，不愿从患者角色中走出来。导致角色强化是由于某些患者惧怕回到充满矛盾与挫折的现实社会角色中，以退化机制应对现实环境。另外，有些患者强化是因为继发性获益，患者角色满足了患者的某些心理需要。

（5）**角色行为异常** 患者患病后不能接受患病的现实，夸大疾病的影响和可能的严重后果，对治疗悲观失望，出现病态固执、抑郁、厌世甚至自杀等异常心理和行为。多见于慢性病长期迁延不愈或治疗困难的患者。

二、患者求医与遵医行为

患者行为主要包括求医行为和遵医行为。

（一）求医行为

求医行为指人们发觉症状后寻求医疗帮助的行为。它是患者角色行为的主要方面，也是一种社会行为，一旦采取求医行为，就是向社会认可自己是患者。

1. 求医的原因

（1）**躯体原因** 当自我感觉不适或者病痛影响社会生活、机体器官损害与疼痛而个人又无法解除时，寻求医疗机构的帮助。

（2）**心理原因** 现实社会生活中受到某些精神刺激，产生心理反应，如过度紧张、焦虑、抑郁、恐惧等通过心理治疗才能解决的心理问题，导致求医行为。

（3）**社会原因** 社会公害病、传染病等对社会保健产生现实性或潜在性的危害，或出于卫生保健需要而进行的各种检查和预防，产生求医行为。

2. 求医的类型 求医的决定，可以由患者做出，也可以由他人或社会做出。由此，可以把求医行为分成如下三种：

（1）**主动求医型** 当个体产生不适感或病痛时，自觉地做出决定而产生的求医行为。大多数患者的求医行为属于这类情况。

（2）**被动求医型** 由患者的家长、家属或他人做出求医的决定而产生求医行为，如婴儿、儿童、昏迷状态的患者、缺乏自知力的患者等。

（3）**强制求医型** 某些传染患者本人不愿就医，但对社会人群健康构成严重危害的，由社会做出决定强制求医，给予治疗。如性传播疾病，尤其是艾滋病。

3. 影响求医行为的因素

（1）**对症状的认知与评价** 症状是一种异常的感受状态，是一种主观的经验。症状对一个人的意义，取决于其对症状的认知，而认知又与症状的一些特点有关。症状方面的特点包括：①症状的强度与持久性；②症状对人身心功能的干扰程度；③症状发生的部位；④症状对人正常社会生活的影响。

（2）**患者的心理社会特征** ①人格：例如抑郁质的人多关注身体方面的变化，C 型人格者多会压抑自己的情绪，A 型性格者时常忽视症状。②心理状态：处于激情状态中的人易忽视症状。③社会文化背景：某些症状（如神经性厌食症的消瘦症状）在有些文化背景下不被视作异常。④

关于疾病的教育与经验：缺乏医学知识的人可能忽视有明显预警意义的症状，也可能将正常的生理现象当作重病的象征。

（3）医院系统的特点 医院系统特点中的可用性和可接近性尤为突出。在缺医少药的边远山区常常无法得到有效的救治。即使在有良好医疗设施和优秀医务人员的城市，患者也会由于排号、长时间的候诊、复杂而痛苦的检查及交通等问题而对去医院看病感到焦虑和不安，这就是我们常说的"看病难"问题。

（4）社会经济水平 经济收入影响着求医行为。收入高的人有条件就医，可以出于保健目的，没病而有求医行为，有病时能尽早就医；收入低的人由于经济紧张，可能有病也不去求医，或病重才有求医行为。享受公费或社保待遇的人和自费医疗的人在求医行为上也有差异。

（二）遵医行为

遵医行为指患者遵从医务人员的医嘱进行检查、治疗和预防疾病的行为。患者是否遵从医嘱常常决定了治疗的效果。调查显示，不遵医行为的发生率在19%~72%。因此，医务工作者不可低估问题的严重性。

1. 影响遵医行为的因素 主要有：①患者的人口统计学特点，包括年龄、性别、教育、经济、职业、婚姻、民族和宗教信仰等；②所患病的特点，包括严重程度、持续时间及症状的严重程度；③治疗计划的特点，如用药方式、所要求行为改变的程度、治疗方案的复杂程度及费用；④医患关系的特点，包括患者对医生的信任、满意度，医务人员的指导与监督情况等；⑤患者的社会行为特点，如患者对治疗效果的看法、对疾病和过去治疗的经验、智力及家庭的影响等。

2. 提高遵医率的方法

（1）为患者营造安全受保护的空间，建立融洽的医患关系，取得患者的充分信任与尊重，鼓励患者主动参与治疗，共同商订诊疗方案。

（2）纠正患者对检查及防治措施的错误认识和不正确的态度。

（3）耐心解释、反复说明，提高患者对医嘱的理解与记忆程度。

（4）简化治疗方案与程序，避免同时开列过多药物或进行不必要的手术。

（5）采用行为技术，包括：①同患者订立行为协议，其内容包括治疗的总目标、子目标、步骤、措施、患者及医生的权利和义务；②行为监测，让患者自己观察和记录自己的有关医疗活动，供医生督促检查；③刺激控制法，在患者的生活环境中增设遵医行为的"控制刺激"，撤除不遵医的强化刺激；④奖励与惩罚，对遵医行为给予奖励，包括口头肯定、赞扬与注意，对不遵医行为给予惩罚（包括批评）以消退之。

三、患者的心理需要

人们在健康时往往能够主动满足自己的各种需要，患病后往往无法按照通常的方式去满足需要，而且，因社会角色的变化还会产生新的需要。所以，医务人员了解并帮助患者满足其心理需要是提高医疗服务质量的重要前提。

（一）被认识和接纳的需要

患者入院后与亲友分离，进入一个陌生的环境，他需要被新鲜的群体接纳，需要与病友沟通，需要医务人员和亲人的关怀、同情和理解。医务人员应主动自我介绍，并把他及时介绍给同病房的其他患者，努力营造温暖、接纳的氛围。

（二）接受信息刺激的需要

一方面，患者需要了解关于自身疾病的信息。例如，自己得了什么病、治疗过程有没有危险、预后如何等。其次，患者需要了解医院的信息。如医院对患者的基本要求、医院的作息制度、医院的查房制度等。再次，患者需要了解关于院外的相关信息。如家庭情况、单位情况及社会变化等，以减少与世隔绝的感觉。

（三）安全与早日康复的需要

疾病本身就是对生理需要和安全需要的威胁。患者的求医行为意味着渴望解除因疾病导致的生理痛苦，而患病时的日常生活秩序受到干扰，患者会产生不安全感。因此，医务人员应用和蔼可亲的态度、耐心细致的解释、准确轻柔的操作，使患者获得治疗的信心，产生安全感。

（四）患病期间尊重的需要

患者常感到成为别人的负担或累赘，自信心降低，因而患者患病后对尊重的需要变得更加强烈。他们对别人如何看待自己变得极为敏感，自尊心比平时更容易受到伤害。因此，医务人员应当充分地尊重患者，这不仅是医学伦理道德对医务人员的要求，也是建立良好医患关系、使治疗过程顺利进行的需要。

第二节　患者的心理特征

患者在疾病的状态下，会出现一些和健康人有所不同的心理现象，被称为患者的心理反应。健康人的心理活动主要指向于认识、理解并适应或改造外界客观环境，患者的心理活动则更多地指向于疾病和自身感受。研究表明，患者在患病期间有以下几种普遍存在的心理特征。

一、患者的一般心理特征

（一）患者的认知活动特征

1. 感知异常　患者开始由外部转向内部，关注患病部位，关注自身感受，进而出现主观感觉异常现象。患者主观感觉异常主要体现在对自身躯体状况的感觉异常，大部分患者感觉过于敏感，有疼痛、牵拉的感受，甚至对自己的呼吸、心跳、胃肠蠕动的声音都能觉察到。有些病情迁延、治疗效果不佳的患者，往往有度日如年之感。

2. 记忆力减退　患者常因受疾病应激的影响，对病史不能准确地回忆，记不住医嘱，甚至对刚说过的话、刚放在身边的东西也难以记起。患者对外界事物的注意力不集中或不持久，而更多地把注意力转向自身，对自己的身体变化特别关注。

3. 思维能力下降　主要是逻辑思维的能力下降，表现为患者分析和判断力降低。在遇到问题时犹豫不决，有时可能做出草率决定，但事后又觉后悔。

（二）患者的情绪特征

1. 焦虑　是患者在疾病应激情况下出现的情绪反应，如对病因、疾病转归及预后的过分担忧，在对环境感到陌生、不习惯，以及医疗过程中感到不安全、不顺心时容易出现。还有一些疾病，如甲状腺功能亢进、更年期综合征等往往伴有焦虑。严重的焦虑情绪会影响治疗过程及效果，需要给予恰当的解决。

2. 恐惧 由自认为对自己有威胁或危险的刺激所引起的情绪。害怕疾病所带来的一系列影响，害怕疼痛及疾病后的工作能力受到影响，都是引起恐惧的原因。患者的恐惧情绪与认知评价有关，越是他们认为对自己刺激、影响最大的因素，越是恐惧它的到来。

3. 抑郁 抑郁是一种闷闷不乐、忧愁、压抑的消极情绪，有些患者常常表现为少言寡语、不愿交往、悲观失望、自暴自弃、绝望，甚至轻生、自杀。随着病情的好转，这种抑郁情绪可以减轻，但也有少数患者持续存在，直接影响治疗效果。

4. 愤怒 一些患者认为自己得病是不公平的、倒霉的，加之疾病的折磨、生活不能生理，以及看到自己的事业、家庭都受到影响，而常常感到愤怒，表现为心烦意乱，有时因一点小事而大发雷霆，毫无理智地向周围的人，如亲友、病友，甚至对医生、护士做出攻击行为。

（三）患者的意志行为特征

患病后患者主要表现为意志行为的主动性降低，对他人的依赖性增加。有的患者意志力减退，不能按医生的要求完成治疗，使疗效受到影响。有的患者表现为行为退化，即患者的行为表现与年龄、社会角色不相称，常常表现为言行幼稚，退回到婴幼儿时期的模式。

（四）患者的人格特征

人格通常是比较稳定的，一般不会随时间和环境的变化而发生改变，但在患病情况下，部分患者会出现人格的改变。可表现为依赖性增强，被动和顺从，自卑等，尤其在一些慢性迁延疾病或疾病导致的体象改变。例如一些患者患病后变得自卑、自责；部分截肢患者可能会变得自卑、冷漠、回避社交；脑卒中后可致人格衰退，患者可能变得孤僻和退缩。

二、各类患者的心理特征

临床上患者患病种类繁多，病因复杂多变，病情轻重不一，病程长短各异。医务人员应了解患者心理反应的特点与规律并及时进行干预。

（一）手术患者的心理特征

手术对于患者而言是一种严重的心理应激，不仅会产生躯体的创伤性体验，还会产生各种复杂的心理反应。

1. 手术前患者的心理特征 患者最常见的术前心理反应是情绪焦虑。手术是一种有创性的医疗手段，手术前，患者由于对手术缺乏了解，对手术成功和效果信心不足，害怕术中疼痛等，可引起一些明显的心理应激反应，表现为心慌、手抖、出汗、坐立不安、食欲减退等。有的甚至在术前写好遗嘱，做了后事安排。

2. 手术后患者的心理特征 术后的患者，多数在被告知手术顺利后出现一定的轻松与庆幸感，即对疾病痛苦解除后积极的心理反应。但随后面临疼痛、部分生理功能丧失或体貌改变、生活不能自理以及当手术治疗效果达不到患者期望时，有可能进入沮丧、失望、忧虑和悲观的心理反应阶段，进而表现出易激惹、躯体症状多、睡眠障碍、食欲减退等。

（二）传染性疾病患者的心理特征

同其他一般患者相比，传染性疾病患者具有更加特殊的心理和行为的改变。主要表现为：

1. 恐惧、焦虑　急性传染性疾病起病急骤、病程短，死亡率高，对他人和社会构成巨大威胁，因此，患者内心常常会产生巨大恐惧感。慢性传染病具有传染性、迁延不愈、可能恶化的特点，患者总是害怕传染他人，长期处于慢性恐惧、焦虑中。

2. 自卑　由于传染性疾病具有"传染性"，对他人和社会具有威胁，因此患者的有些活动会受到法律和道德的限制。有时患者也会碰到来自周围人"敬而远之"的"礼遇"，陷入深深的自卑情结之中。

3. 孤独　某些急性传染病由于其巨大的传染性，患者不情愿地被隔离于特殊的治疗场所，亲人探视受到严格限制，医务人员也是在特殊的保护措施下才同患者接触，正常的交往沟通渠道几乎被阻断，使患者感受到莫大的孤独。

（三）慢性病患者的心理特征

慢性病指病程长达 3 个月以上，所患疾病无特效疗法须长期维持治疗者，其中大部分患者社会功能尚好，处于带病延年的状态；也有由急危重症患者经抢救成功而转为慢性状态者。据WHO 调查，各国患慢性疾病的人数在不断增加，慢性疾病已成为危害人类健康的主要疾病，由此也带来一系列慢性病患者的心理问题。

1. 抑郁心境　迁延不愈的慢性病使患者的事业、家庭和经济蒙受巨大损失，让患者常常感到自己已成为家庭的负担甚至累赘，长期的病痛不仅使自己无法全身心地工作，也难以享受生活，进而表现为自责、自卑、孤独等，有时会产生"生不如死"的轻生念头。

2. 归因转移　指当自己不能达到期望或目标受挫时，将原因归罪于他人以求心理平衡的防御机制。表现为有些慢性病患者向医务人员或家属提出过高的要求、埋怨家人没有照顾好自己、指责医务人员对自己的治疗和护理不当，从而导致人际关系的紧张。

3. 怀疑　慢性病的病因多较为复杂，需要长期治疗，并且很难短期见效，导致患者怀疑治疗方案的科学性或医生水平。表现为有的患者擅自到院外治疗，有的抗拒治疗，甚至有的自行更换自认为有效的药物。

4. 患者角色强化　慢性病患者由于漫长的治疗康复过程，使他们逐渐习惯别人的关心和照顾，"继发性获益"的机制更加强化了患者在心理上对疾病的适应，表现出对疾病角色的过度适应状态。

（四）临终患者的心理特征

1964 年，临终关怀心理学创始人、美国精神病学家罗斯（Kubler Ross）在她的著作《死亡与垂危》中，提出临终患者心理经历了否认期、愤怒期、协议期、抑郁期和接受期 5 个阶段。

1. 否认期　多数病人在得知疾病已进入晚期时，表现出震惊和恐惧，甚至出现木僵状态。对这个突然的"噩耗"极力否认，不敢正视和接纳现实，怀着侥幸心理，四处求医，希望先前的诊断是误诊。

2. 愤怒期　随着病情日趋严重，否认难以维持，强烈的求生愿望无法满足，从而导致患者愤怒的心理反应。通常患者把愤怒及怨天尤人的情绪迁怒于他人；对周围一切都厌烦、充满敌意，甚至有攻击行为；不配合或抗拒救助，以发泄愤懑及内心的痛苦。

3. 协议期　当意识到愤怒于事无补，反而可能加速疾病进程，患者开始接受和逐步适应痛苦的现实。其求生欲望不减，想方设法与疾病抗争希望延长生命和减轻痛苦。此时患者积极配合，尽力执行医嘱，渴望医学出现奇迹，使病情获得好转。同时希望得到医务人员和家属更精心的关心和照顾，获得暂时的身体舒适。

4. 抑郁期 虽然患者积极配合治疗，但病情日益恶化，躯体日渐衰弱，患者开始意识到死亡将至，求生的欲望不再强烈。加之频繁的检查和治疗、经济负担的压力和病痛的折磨，使患者悲伤、沮丧、绝望，终日沉默寡言，对周围的事情漠不关心。

5. 接受期 面对即将来临的死亡，患者无可奈何，不得不接受残酷的现实。此时患者已不再焦虑和恐惧，表现安宁、平静和理智。对一切身外之事漠视超脱，平静地等待着生命的终结。

第三节　医患关系

【案例】

患者蒲某，年近八旬，在某医院心血管住院治疗期间饮食不当，值班医生提醒其控制饮食，不食油腻食物，患者因此情绪低落。患者家属认为值班医生下医嘱时态度不好，与其发生争执并相互推搡。

问题：本案例中医患关系不良的主要影响因素是什么？如何认识医患关系？

医患关系是人际关系在医疗情景中的具体形式，是医疗关系中最基本、最核心的关系。和谐的医患关系是一切医疗活动的基础，但当今社会，医患纠纷不断发生，从口角之争到暴力伤医，医患关系已经成为最难处理的社会关系之一。因此，我们在了解医患关系的含义、特点与类型的基础上，分析医患关系的影响因素，学习构建和谐医患关系的技巧则颇有必要。

一、医患关系概述

（一）医患关系的含义

医患关系（doctor – patient relationship）是指医方和患方在医疗实践活动中，为保障和促进患者健康所形成的一种医学人际关系。

医患关系按所涉及对象群体的不同，有狭义医患关系和广义医患关系之分。狭义的医患关系主要指医务人员个体与患者个体之间的相互关系；广义的医患关系是指提供医疗服务的群体与接受医疗服务的群体之间的相互关系。广义概念中提供医疗服务的群体包括医生、护士、医技科室人员及医院相关行政部门工作人员；接受医疗服务的群体包括患者、患者家属及监护人、患者工作单位有关人员等。本节主要讨论狭义的医患关系相关内容。

医患关系按关系的核心内容的不同，可分为技术关系和非技术关系。医患间的技术关系是指医患双方基于诊断、治疗、保健、康复等具体医学行为中的技术因素所构成的互动关系。这是医患关系中最主要、最基本的形式。在这种关系中，医护人员处于主导地位，若处理不恰当容易使医患双方的医疗信息掌控不对等，阻碍医患间的互动沟通。而医患间的非技术关系是指医患双方在具体医学行为中围绕情感、思想等非技术因素所构成的互动关系。在这种关系中，医患双方地位平等，强调尊重和关心患者，关注患者的心理，主张医患之间的共同参与。对于构建和谐医患关系而言，医患间的技术关系与非技术关系均十分重要，尤其是对医患间的非技术关系，应给予足够的重视。

总之，医患关系是医务人员与患者在缓解或治疗疾病过程中建立的、涉及技术性与非技术性的帮助性人际关系，是医患之间的一种互动关系。

（二）医患关系的重要性

作为医疗卫生活动的重要组成部分，和谐医患关系有益于提高疾病治疗效果，也是反映医疗质量的重要指标之一。

1. 良好的医患关系是医疗活动顺利开展的必要基础　医疗活动中，良好的医患关系有助于医务人员采集到确切的病史资料，以准确诊断患者的健康状况；另外，患者是否愿意遵从医嘱更是治疗成功的关键，而遵医行为的前提亦有赖于良好医患关系。

2. 医患关系影响患者的就医行为　医患关系是影响患者就医行为的重要因素之一。在医疗卫生活动中，患者对医务人员的态度、技术水平等方面不满意时，经常会出现各种不利于医疗活动开展的行为，如就医时频繁更换医院或医生、就医连续性较差、放弃就医等。

3. 良好的医患关系医患双方良好心理氛围和情绪反应的促进剂　对患者而言，良好的医患关系可以减缓疾病所造成的心理应激，还会因良好的情绪反应而增强心理安全感和战胜疾病的信心，从而获得躯体收益；对医务人员而言，充满生气的医疗活动可以带给他们更多心理上的满足。所以，良好的医患关系本身就是一种治疗手段，同时促进着医患双方的身心健康。

二、医患关系的特点

医患关系也是人们在社会交往中发展起来的一种关系。因此，它符合一般性人际关系的特点；同时，作为一种特殊的人际关系，它又有其自身的特点，可概括为如下几点：

1. 具有明确的目的性　医患交往的目的是诊治疾病、解除生理痛苦。基于此，患者与医务人员建立相应的人际关系，医务人员为患者提供医疗服务以减轻患者的痛苦和治愈疾病、维护健康。因此，医患关系有明确的目的性。

2. 具有行为规范性　医患关系是一种职业关系，医患双方都有其角色规定性、角色期望、角色权力和角色义务。受过正规的医学训练、医术精湛且医德高尚是对医务人员的职业角色期望，医务人员行使的角色权力如诊断权、治疗权、特殊干涉权等均须建立在职业规范要求的基础上。而患者的角色权利主要有基本的医疗权、医疗知晓权、监督权等；患者的角色义务主要表现为同医疗人员协作，寻求有效帮助，以恢复健康等。因此，医患关系建立的有效性取决于双方行为是否均符合角色的规范要求。

3. 具有人格权利、地位的平等性　首先，医患双方作为有价值感、有感情、有独立人格的个体，享有平等的人格尊严与权利。其次，在医疗服务过程中，患者需要为此承担相应的医疗成本；而医务人员给予患者与其提供的医疗成本相应的医疗服务，故双方的地位是平等的。但是，受医疗卫生职业的专业性限制，医患双方在医学知识和能力的占有上存在着事实上的不平等性。须注意的是这种专业能力的不平等不能影响到医患双方的人格、地位的平等性。

4. 具有时限性　医患关系具有时限性从患者的求医行为到疾病治疗结束，医患关系也经历了建立、发展、工作及结束四个不同的时期。与其他类型的人际关系比较起来，医患关系具有明确的时限性特点，也就是患者的疾病治疗结束后，医患关系也就不存在了。

5. 具有综合性　医患交往集医疗技术、知识、道德、信息等多种因素于一体，医患交往的效果取决于医疗技术、医德境界、服务艺术的共同作用，是医患双方互相协调、互相信任、共同运作的过程。因此，医患关系不是一种单一的人际关系，带有极大的复杂性与综合性。

6. 医患冲突的不可避免性　医疗卫生服务涉及千家万户，社会对其关注度、期望值较高。具体到医患双方而言，各方对医学知识的理解、价值观念、医疗期望等方面存在差异，且双方的自律性等亦有所不同，这种种因素共同影响下，医患间发生矛盾或冲突则在所难免。

另外，随着医学模式向生物－心理－社会模式的转变，现代医患关系表现出了新的特征，如更强调尊重患者的生命价值、更凸显医者的社会责任、更重视医患双方的权利等。

三、医患关系的类型

根据患者的个体差异及所患疾病的性质，双方在医患关系中扮演的角色及在双方的交往活动中所发挥的作用不同。美国学者 Szasyt 和 Hollander 提出了医患关系的以下 3 种模式。

1. 主动－被动型（active – passive mode） 这是一种受传统生物医学模式影响而建立的医患关系模式。这种医患关系的特点是"医务人员为患者做什么"，模式的原型是"父母－婴儿"。在医疗服务过程中，医务人员处于主动的、主导地位，各项医疗措施完全由医务人员做主执行；而患者完全处于被动的、接受医疗的从属地位，只能完全听从医务人员的安排和处置。

这种模式过分强调了医务人员的权威性，忽视了患者的主观能动性。但这种医患关系的模式仍然适用于某些特殊患者，如意识严重障碍、婴幼儿、危重或休克、智力严重低下及某些精神疾病患者。

2. 指导－合作型（guidance – cooperation mode） 这是一种以疾病治疗为指导思想而建立的医患关系。这种医患关系的特点是"医务人员告诉患者做什么和怎么做"，模式的原型是"父母－儿童"。在医疗服务过程中，医务人员的权威性在医患关系中仍然起主要作用，其从患者健康出发提出的诊疗意见具有决定性影响力，但患者有自己的意志，他可以尊重、接受医务人员的诊断、治疗建议，可以向医务人员提供有关自己疾病的信息，也可以向医务人员提出自己对疾病治疗的意见和观点。

这种模式较主动－被动型医患关系前进了一步，允许患者参与到自己疾病的治疗过程中。这种模式适用于急性患者的医疗过程。

3. 共同－参与型（mutual participation mode） 这是一种以生物－心理－社会医学模式为指导思想而建立的医患关系。这种医患关系的特点是"医务人员帮助患者自我恢复"，模式的原型是"成人－成人"。在医疗活动中，医务人员和患者作为协作伙伴一起工作，双方共同参与治疗过程，相互协商以决定医疗措施的实施。这种模式充分调动了医患双方的积极性，变单向作用为双项作用，有利于消除患者因不知情产生的某些紧张，使其在良好的心态下治疗。

这种模式中，医患之间有大致相等的主动性及权利，患者不仅是积极的合作者，而且能够积极主动地参与到自己疾病的治疗过程之中。该模式适用于慢性疾病且具有一定文化水平的患者。

四、医患关系的影响因素

医患关系的影响因素包含多方面，有社会文化因素，也有医患双方个人因素。

（一）社会因素

1. 市场经济的影响 随着我国社会和经济的不断发展，医院不可避免地受到市场经济及体制等因素的影响，一定程度上出现了医疗服务商品化的倾向。医疗费用的上涨，医疗资源配置的不均衡，导致许多患者感到看病难、看病贵，加剧了对医疗系统的不满，这种矛盾常常集中体现在医患关系上。

2. 社会心态的影响 社会心态是民众对社会事务普遍持有的价值判断、言论情绪、认识方法、行为态度的总和，它在一定程度上影响着人们对事物的判断和言行。若个别医务人员道德滑坡，收受患者红包，社会心态会将其泛化为全体医务工作者均道德滑坡，从而使患者对医务人员产生了不信任的心理，甚至是对立情绪，导致伤医伤护现象频频出现。

3. 社会传媒的影响　社会传媒作为现代社会的重要信息传播方式，具有传播快、影响广、对情感和态度的导向性等特点。如果媒体将偶然发生的个别负性医疗事件作为典型事件大肆报道，或者在事件真相尚未明了时的一些不够如实的报道，都会误导大众的情绪。因此，媒体应有社会责任感，在促进医患关系健康发展方面起到积极的作用。

（二）心理因素

1. 医患双方的心理需求　按照马斯洛的需要层次理论，人人都有被尊重的需要。患者由于患病会产生诸多需求，一方面，表现为求知（疾病相关知识）、求医（解除病痛）、求服务。另一方面，患者担心因患病而被人歧视。如果医者不了解患者的这些需求，只从专业角度提供单一求医需要的满足，患者会认为医方没有很好地理解的需求、自己未得到应有的尊重，此时往往很难建立良好的医患关系。同样，医务人员也需要患者的理解和尊重。医务人员担负着救死扶伤的重任，工作压力大、责任重，但由于社会对医务人员的偏见，一些患者对医务人员极端不信任，处处提防，极大地伤害了医务人员的自尊心，不可避免地会影响到医患关系。

2. 医患双方的认知差异　不可否认，随着科技的进步，医疗水平也有了很大的提高。但医疗工作依然有着很大的局限性，医务人员不是万能的，不可能包治百病。而医患双方由于所掌握的专业知识不同及各种利益的不同，在认知水平上不可避免地存在着差异。公众对医疗技术期望值过高，在疗效不理想时，医务人员会考虑是否和疾病的严重程度、患者的体质和疾病的发展规律有关，而患者则会考虑是否是医术医德问题；如果病情凶险，患者死亡，就认为是医疗事故，从而发生纠纷，一定程度上加大了医疗纠纷的调节难度。

（三）患方因素

1. 疾病因素对医患关系的影响　由于疾病导致的痛苦，患者本身就容易出现急躁、焦虑、抑郁等不良情绪，且常常把自己的情绪转嫁到医务工作者身上。也有患者因为对疾病过度担心和恐惧，希望得到医护人员更多的安慰和关注，如果医务人员不了解患者的这种心理，未能满足患者的这种期望，患者也常常会出现不配合治疗的情况。另外，患者在就医时因各种原因（如认为病情难以启齿）而提供了部分错误的病史和症状，这种情况亦会影响到良好医患关系的形成。

2. 患者文化因素对医患关系的影响　患者的民族、职业、年龄、受教育水平等因素，都有可能影响患者对疾病的认识及对语言交流的理解，进而影响到医患沟通，有时还会对医患关系造成影响。因此，作为医务工作者，需要根据患者的不同年龄和文化背景与患者进行沟通，了解患者对疾病的理解和治疗期望。

3. 患者权利意识对医患关系的影响　随着公众法律意识的提高，患者在就医过程中的维权意识也日渐浓厚。如果临床医务人员在给患者提供医疗服务的过程中损害到了患者的权利，就有可能会引发医患矛盾和冲突。患者的基本权利包括：免除一定社会责任和义务的权利；享受平等医疗、护理、保健的权利；知情同意的权利；隐私保密的权利；监督医疗权益实现的权利；自由选择的权利。如果医患交往中医务人员在不知情的情况下损害了患者的基本权利，则需要对其加强相关法律的宣传和教育；医务人员若在知情的情况下，损害到患者的基本权利，则往往是职业道德缺乏造成的，需要加强对从业医务人员的职业道德教育。

（四）医方因素

在医疗服务的过程中，虽然医患双方的地位是平等的，但医务人员在医学专业技术与知识方面相对处于主导地位，因此医患关系的密切融洽与否，医务人员负有更多的责任。

1. 医务人员的医德对医患关系的影响　医德指医学实践或医学领域中特殊的道德，它是人们评价医务人员综合素质的重要因素之一。在市场经济形势下，部分医务人员受到拜金主义的影响，责任心减弱、服务意识淡化、过分追求物质利益，严重影响了患者对医务工作者的信任，对医患关系也产生了不利影响。

2. 医务人员的医术和职业素养对医患关系的影响　医务人员的技术和职业素养对医患关系有着重要的影响。专业知识丰富、专业技能熟练、情绪稳定、尊重患者又不失自信、诊断治疗细致而又果断的医务人员更能取得患者的信任。

3. 医务人员的人格对医患关系的影响　医务人员的人格对医患关系的影响也很明显。如果医务人员自身缺乏自信和安全感、易急躁焦虑，在诊治患者时就可能会出现更多的犹豫不决、紧张、回避责任等情况，在医患关系上也不易得到患者的信任。

4. 医务人员的沟通态度对医患关系的影响　医患沟通是影响医患关系非常重要的因素。良好的沟通既是体现医学关怀的重要环节，也是医疗服务的基础。在医患沟通交流中，不能仔细倾听患者的病情陈述、不能理解患者的心理需求、未尊重患者的隐私和人格，或者对患者缺乏同情、态度冷漠等，这些沟通细节容易使患者产生距离感与疏远感，成为引发医患矛盾的重要原因。

5. 医务人员个人应激性事件对医患关系的影响　如果医务人员在个人生活中遇到严重的应激事件，自身情绪受到困扰，在工作中就有可能将不良情绪转嫁到患者身上，对患者表现出忽视、冷漠、不耐烦，很有可能会影响到医患关系。

五、医患关系的建立与沟通技巧

（一）良好医患关系的建立

基于良好医患关系的重要性，且医务人员在医患关系的构建中负有更多责任，因此，有必要采取相关措施促进良好医患关系的建立。

1. 加强医学道德修养　医务人员肩负着维护人民健康、预防和诊治疾病的责任，这种职业的重要性和特殊性，要求医务人员具有良好的医疗技术和职业道德。古今中外许多著名医家能赢得患者的信任和交口称赞，除了他们精湛的医术外，与医者高尚的医德也是分不开的。当然，树立良好的医德风尚，也是医院改善服务态度、提高医疗质量必须抓好的极为重要的环节。对于促进医务工作者努力学习、勤奋工作、提高医疗水平亦起着重要的作用。

2. 提升医学专业能力　医务人员的医术对医患关系有着重要影响，分析和反思医患纠纷的案例，绝大多数都存在治疗效果不理想的因素。固然，影响疗效的原因很多，医务人员也不可能包治百病，但作为一名专业技术人员，一定要不断学习，努力钻研业务，提升自己的医疗水平，不断地攻克疑难病症，减少因为自己专业能力的不足给患者带来的遗憾，尽最大可能去帮助患者，解除患者的痛苦。

3. 重视医患沟通　有研究显示，医患沟通不畅是导致医患纠纷的主要原因之一。"生物－心理－社会"的现代医学模式中蕴含有较为明显的人文属性，但现实是，在医疗活动中，医方弱化了医学原有的仁爱精神，漠视对患者的人文关怀与尊重，眼中只看到"病"而没有看到"病人"，导致对医患沟通重视不足或忽视了沟通的必要性。事实上，患者往往先从医务人员的态度来评价并确定是否信任该医务人员。因此良好的医患沟通是取得患者信任，建立和谐医患关系的前提，医方须重视医患沟通。

4. 规范医疗行为　医务工作者必须规范自己的医疗行为，由医疗行为所形成的医患关系必须符合国家现行的医疗相关法律、法规的规定，如执业医师法、精神卫生法、传染病防治法等。不论医务人员在何种执业机构或从事何种专业的医疗服务，都不能脱离这一原则。如有的患者为了减少疾病对自己求学、就业的影响，希望医务人员为自己出具虚假的诊断证明。如果医务人员为了取得患者的好感而开具虚假诊断证明，就属于违法行为了。

5. 开展健康宣传　我国的职业医师法明确规定，医务人员有宣传卫生保健知识、对患者进行健康教育的义务。但在临床工作中，一些医务人员往往因为工作繁忙，重视对疾病的治疗，而忽视对患者的健康宣传。实际上，为患者解答相关疾病的知识、指导患者的预防和治疗本身也是治疗工作的一部分。因此，医务工作者一定要重视健康宣传，利用自己的专业知识，积极开展健康教育活动，帮助患者成为自己健康的参与者和管理者。

（二）正确运用沟通技巧

建立良好医患关系，除了要有重视医患沟通的态度外，正确地运用沟通技巧是夯实医患关系的基本要素。

1. 尊重、接纳患者　对患者的尊重、接纳，往往体现在细节做法中。医务人员可通过礼貌地称呼患者、认真并耐心聆听患者的病情陈述、对患者的陈述与询问给予适当回应、对患者的病痛能表示出理解并给予安慰等来体现。在沟通时，当患者陈述较啰嗦时，医务人员可加以引导，但切忌采用命令式语气、粗暴地随意打断患者陈述。另外，沟通要及时，不能出现风险时才与患者沟通。

2. 控制沟通中的信息　每一次医患沟通都应有明确的目标，但一次沟通中不宜设立太多目标而降低了沟通的有效性。有时沟通目标太长时，可以分阶段、分多次进行沟通。控制每一次沟通中信息的适宜数量，并在沟通中紧密围绕目标来获取有效信息、交流疾病诊断或治疗的重要事项，才能有效提高沟通效率，达成沟通目标。

3. 把握沟通的语言　语言作为医患沟通的重要载体，需简练、清晰、易懂。另外，医患沟通中，医务人员要注意不过多使用医学专业术语，避免使用伤害性语言，如"你怎么这么不讲道理"等直接指责性语言，"你怎么现在才来看病""你这种情况谁也说不好"等暗示性语言；多使用安慰性、鼓励性、积极暗示性语言，如"不要难过，你的病经过治疗是能够好转（治愈）的""治病有个过程，比你重的都治好了，只要你坚持积极配合是可以治好的""看你状态越来越好，说明治疗很有效果"。

4. 注意沟通的非语言信息　患者往往会留意医务人员的言谈举止，此时非语言信息作为辅助性沟通工具，亦会对沟通效果产生重要影响。比如当医务人员在患者面前窃窃私语时，患者不论是听到只言片语又或完全没听到，都会胡乱猜测、胡思乱想。沟通时语言的速度、音量等，则需要因人而异，比如对老人或虚弱者宜语速减慢音量提高。此外，沟通中与患者保持恰当的目光接触、微笑等也会有助于增强沟通效果。

【复习思考题】

1. 简述患者的心理需要。

2. 简述患者角色转换过程中适应不良的表现。

3. 简述医患关系模式的分类。

4. 如何建立和维护医患关系？

第十章

心理干预

扫一扫，查阅本章数字资源，含PPT、音视频、图片等

心理干预是解决医学当中心理学问题的重要手段。一般认为心理干预的主要方法是心理治疗与心理咨询，但随着医学心理学的发展，心理干预的内涵和范围也在不断变化和扩展。我们至少可从两个角度理解心理干预的内涵：一方面，心理干预是各种心理学干预手段的总称，包括心理治疗、心理咨询、心理康复和心理危机干预等；另一方面，随着社会生活的发展和对心理服务需求的增长，心理干预的思想、策略和对象会越来越社会化，逐渐深入到文化传播、保健、疾病控制等领域，甚至成为制定公共卫生政策的重要内容。因此，目前心理干预的形式已经从早期单纯的个体治疗领域，进一步扩展到针对团体或特殊群体的多层次干预。具体包括：针对普通人群进行健康促进的教育；对心理障碍的高危人群进行预防性干预；运用心理治疗的手段，对已经患有心理障碍的人群进行临床干预等。

第一节　心理干预概述

一、心理干预的概念

心理干预（psychological intervention）是指在心理学理论指导下有计划、按步骤地对一定对象的心理活动、个性特征或心理问题进行干预，使之朝向预期目标发生变化的过程。心理干预是医学心理学的核心内容之一，是解决心理健康问题的方法和措施。

医学心理学探讨的心理干预包含三个层次，即健康促进、预防性干预和心理治疗。健康促进面对的是普通人群，目标是促进心理健康和幸福感，属于一级干预；预防性干预针对的是疾病的高危人群，目标是减少发生躯体疾病和心理障碍的危险，属于二级干预；心理治疗针对的是已出现心理障碍的个体，目标是减轻或消除障碍，属于三级干预。

二、心理干预的基本技能

1. 沟通技能　是指心理干预工作者在对医学信息和相关理念进行传递的过程中，能达到与工作对象建立共识、满足对方健康需要的人际交往能力。良好的沟通既能完成信息传递和交流的任务，又能满足双方的情感需要。沟通包括言语沟通和非言语沟通，沟通的质量在较大程度上决定了心理干预工作的服务质量。

2. 心理评估技能　是指依据心理学的理论，使用一定的操作程序，综合运用观察、访谈、测验的方法，对个体或团体的心理现象进行全面、系统、客观的描述及诊断、评价、鉴定的技能。心理评估在心理干预中起着非常重要的作用，是心理干预的重要前提和依据，同时还可对心

理干预的效果做出评定。

3. 心理支持技能 是指通过精神支持和社会支持等方法给予那些心理脆弱者以支持性陪伴。心理支持是帮助个体渡过心理危机，克服消极情绪，调整认知，减轻心身压力的一种非特异性心理干预技能，是所有心理干预工作的基础。

4. 问题解决技能 是指心理干预工作者在正确理解和准确评估工作对象当前问题的基础上，能在恰当的时候使用恰当的干预措施，并及时评估干预有效性，最终使问题得以解决的能力，是心理干预的核心技能。

5. 信息提供技能 是指干预者为干预对象提供其关心的或与其问题相关的有价值的资讯，从而间接地影响其认知和情绪，有助于其做出合理的选择和理性行为的方法。提供信息有助于个体纠正某些错误的信念和偏听的不实信息，帮助个体重新审视其曾经一直回避的某些心理问题，安抚焦虑、恐惧等负性情绪，全面了解多种选择的可能性，为理性抉择的行为提供依据。

6. 心理干预技能 包括心理咨询和心理治疗，本章将做详细介绍。

三、心理干预的一般流程

1. 建立关系 心理干预的最终目的是给当事人提供心理支持，帮助他解决心理问题、恢复心理健康、促进心理成长。干预者要通过共情、温暖、真诚一致的态度与当事人建立良好的关系，取得当事人的信任，进而帮助其调整认知，改善情绪，改变行为。

2. 收集资料，全面评估 通过恰当的提问全面收集当事人的信息，了解其生活背景、成长经历、性格特征、应对方式及创伤事件等，可以借助各种心理评估问卷或量表，对当事人的问题初步形成工作诊断。

3. 制定目标和方案 干预者应在激发当事人改变动机的前提下，根据当事人的具体情况，与其一起商定切合实际的、可操作、可实现的目标，制定合理的工作方案，并帮助当事人了解当下心理问题发生的原因、意义，解决问题需要的时间及可能面临的各种困难等。

4. 实施干预 按照制定的方案实施心理干预，可以根据当事人的实际需要和个性特点选择不同的干预技术，根据实施情况对干预目标进行验证，及时调整干预策略。

5. 评估效果 通过当事人自己的主观感受、干预者的专业判断、当事人周围人的评价、心理测量结果的前后变化等对心理干预的工作效果进行评估，还要善于及时回顾和总结，在结束之前，应不断强化当事人对应对方式、资源利用及适应技能的使用，增强对将来处理生活事件的自信心。

第二节　心理咨询与心理治疗

一、心理咨询

心理咨询（psychological counseling）是指受过专业训练的咨询师依据心理学理论和技术，通过与来访者建立良好的咨询关系，帮助其认识自己，克服心理困扰，充分发挥个人的潜能，促进其成长的过程。心理咨询是心理干预的重要组成部分，是实行健康促进、心理教育和心理指导的常用手段。随着疾病谱的变化和生物－心理－社会医学模式的发展，心理咨询将变得日益重要，会被更广泛地应用到医疗领域的各个方面。

（一）心理咨询的基本过程

1. 建立咨询关系

心理咨询关系是指在咨询师与来访者之间为了解决某个心理问题而建立起来的一种特殊的职业人际关系。良好的咨询关系是取得好的咨询效果的基础。

建立咨询关系的基本态度和技术要素有：

（1）共情（empathy）　即同理心，是指心理咨询师不受自己原有的观点和态度的影响，深入了解来访者的内心世界，"设身处地"地体验来访者的真实感受及这些感受的真实意义的能力。

（2）无条件的积极关注（unconditional positive regarding）　是指无条件地整体接纳和尊重当事人，无论他的陈述如何或情绪如何激动，都尊重他自由表达的权利，而不给予好坏的评价和纠正；关注当事人身上的积极因素，相信其具有成长的潜力。

（3）真诚一致（congruence）　是指在咨询过程中，咨询师表里如一、诚实可信地投身于咨询中。真诚不仅仅是说真话，而且是本着对来访者负责的原则，实事求是，适度流露，使来访者感到咨询师是诚挚而有人情味的。

2. 收集资料

资料收集是评估诊断的基础，只有全面、准确、客观地收集来访者的信息，才能进行正确的诊断。咨询师通常通过以下几种方法收集资料：

（1）晤谈　临床晤谈是收集资料最基本的和运用最广的方法。通过晤谈可以了解来访者的各种心理问题，以及关于心理问题的认知、情绪情感、现病史、过去史、个人成长史、家族史、接受咨询和治疗等情况。

（2）观察　是指咨询师直接观察来访者的外显行为、情绪和情感、衣着服饰等来了解和判断来访者心理健康状况的一种方法。观察分为非控制性的自然观察和控制性的观察。前者是指在就诊时的自然情境下观察来访者的表情和行为；后者多指在实验室内通过电子摄像设备或单向玻璃的观察。临床观察的重点有：目光是否直视或呆滞或犹疑，面部表情是否怪异，倾听时是否注意力集中，说话的音质、音量、音调和语速是否异常，衣着步态是否正常，以及四肢等身体语言传达的信息等。

（3）心理评估　是指通过心理测量工具或问卷对来访者进行测试，并根据测试结果了解来访者的智力、人格、心理健康状况的方法。心理评估方法的优势在于简单易行，操作与评价标准化，可与常模进行比较，有助于定量评价心理咨询和心理治疗的效果。心理评估问卷和工具的选择应根据来访者的具体情况和测评的目的而定，测评结果的解释要结合晤谈、观察的情况综合进行，避免滥用。

（4）生活记录和既往史的了解与分析　是通过采集和分析来访者的日记、信件、病历和工作档案等其他文字材料了解来访者的心理健康状况和分析病因的一种方法。重点了解来访者既往就诊的原因、当时的诊断与治疗过程、治疗效果等，可以找到许多有助于诊断和咨询的有价值资料。

3. 制定咨询目标与方案

确定咨询目标和方案有助于指引心理咨询工作的方向，使咨询有序地进行。

（1）咨询目标的制订　咨询目标是具体的、可操作的，所要干预的靶行为是清楚的、可观察和测量的，如学习肌肉放松方法；目标是现实可行、可操作的，如积极的自我暗示；目标是积极的、发展性和建设性的，如学习沟通与表达的方法；目标应该是经双方协商的和可接受的，如有分歧则应以求助者的要求为主；目标应属于个人的认知、情绪、行为、人格等心理学性质；目标是可评估的，即可用观察和评估的指标来评估效果；目标应是多层次的统一，即短期的和长远的、特殊的和一般的、局部的和整体的，社会的和个人的，局部的和整体的目标统一。

（2）咨询方案的制订

全面掌握求助者的资料，找出主要问题或关键问题　明确来访者想要解决的问题；选择需要优先解决的问题，从最易解决的问题入手；明确问题的构成或靶行为；了解与心理问题相关的环境和社会文化因素；了解先前事件与后继事件的关系。

方案制订的基本原则　为了增进来访者参与咨询过程和完成训练作业的自觉性、积极性和可行性，咨询方案应由咨询师和来访者双方共同商定，不是由咨询师单方制订。

咨询方案的内容　包括：①来访者期望达到的目标（或结果）；②明确双方各自的责任、权利与义务；③咨询的次数与时间安排，一般每周1次，每次不超过50分钟；④拟运用的咨询技术和阶段性计划；⑤咨询效果的评价手段；⑥咨询的费用标准等。

4. 实施咨询方案

按方案实施心理咨询是咨询过程中最核心和最重要的实质性阶段。前面的几个环节只是为了了解、认识、评估来访者的心理问题或心理障碍，是为最终能使来访者做出某些积极的改变而进行的准备。在实施咨询的阶段，心理咨询师的主要任务是综合运用影响性或干预性技术，帮助来访者改变其不适应的认知、情绪或行为反应方式，解除其精神痛苦，改善其心理健康水平或治愈其心理疾病。任何一个案例的心理咨询都需要分解为若干次，每次工作均应有：①具体的咨询时间；②本次咨询的具体目标；③咨询技术方法的要点和操作步骤；④实施过程与来访者的反应或效果。

作为心理咨询师应该掌握的常用心理咨询或治疗技术有：精神分析疗法、行为疗法、认知疗法、催眠与暗示疗法、森田疗法、家庭治疗、团体治疗等。

5. 结束咨询、效果评价和转介

（1）结束咨询　结束咨询的方法有：①单元咨询的结束。在咨询即将结束前5～10分钟，咨询师对来访者给予必要的提醒，或用非言语的方式向来访者暗示咨询即将结束。咨询师除应对本次咨询做概述之外，还应布置适当的家庭训练或阅读作业，对下次咨询做出必要的安排。②咨询关系的结束。通常在结束前的最后两次就可以开始着手准备进入结束阶段，并应取得来访者的知情同意。从时间角度考虑，结束咨询可采用顺时计划法，如商议咨询到某月某日后自动结束咨询；倒计时法，如商议再咨询三次后自动结束咨询关系。

（2）咨询效果的评价　在咨询结束前，咨访双方应就最后达到的咨询效果进行一次评估，以便进一步明确咨询所带来的收获和成长，树立自信心，以及今后努力的方向。咨询效果的评定通常从如下几个方面进行：①来访者的自我评价，即来访者对自己在认知、情绪、情感和行为等方面发生变化的自我感觉；②来访者的家人及其他人对来访者变化的评价；③来访者行为改善的事实；④咨询前后同一心理测验结果的对比；⑤咨询师对来访者的观察。评定的时间一般选择在咨询开始几次之后或咨询结束时进行。

（3）转介　如果经过初步的咨询或评估后，出现以下情况时需要将来访者转介给更合适的机构或其他咨询师：①咨询师感到自己的专业知识与咨询经验不足以应对和处理，或因咨询师在价值观、情感等方面的特殊性而对某些来访者或咨询问题过分敏感或忌讳；②咨询师与来访者在个性等方面存在着较大的冲突；③来访者不信任咨询师或其所持的咨询理论；④咨访双方存在着熟人等双重关系。

转介技术的要领包括：先征求来访者的意见，并说明理由；向来访者推介拟转介咨询师的情况；如转介成功，咨询师不得干预后续的咨询。

（二）心理咨询的基本技术

1. 参与性咨询技术

运用参与性心理咨询技术有助于更加全面和准确地了解来访者心理问题的性质和原因。

（1）倾听（attending）　倾听是指由来访者叙述自己的问题，咨询师接收其发出的信息，然后对信息进行加工，最后传递经自己理解的信息的过程。倾听是咨询的基础，是咨询关系的纽带。倾听不仅对于收集资料，了解当事人的经历、事实、态度和感受是必要的，而且可以使来访者产生被接纳、被尊重和被理解的良好感觉。

倾听的操作要领有：①要尊重和耐心地听，不要随意打断来访者的诉说，不加评论，保持价值中立；②要冷静地听，对来访者表述的任何问题不要大惊小怪，要保持中立，不受同化和影响；③要注意听，即集中注意力有兴趣地倾听，不要开小差，不做多余的动作；④要参与地听，即边听边适时、适度地点头，对来访者的自我剖析给予适时鼓励，简要地重复理解了的语句，鼓励把谈话继续下去；⑤要用心听，听出来访者的弦外之音、被省略的和被回避的问题；⑥要注意表述的言语方式和词句结构；⑦注意表述中的犹豫与停顿、语调变化及无意识动作。

（2）提问（quiz）　是指咨询师为了澄清来访者的某些问题，引导来访者更多、更深、更具体地自我暴露，提出相关的问题询问和求证于来访者的一种技术。提问的方式十分重要，不同的提问方式、询问用词和语气、语调等可以导致来访者不同的表述方向和内容。

提问通常有以下三种方式，即封闭式提问、开放式提问和半开放式提问。封闭式提问是用"是不是""有没有"等词引导的提问，回答大多只能在"是"或"否"之间选择其一。这种提问可用来缩小讨论范围，明确和证实问题，优点是节省时间，缺点是限制了来访者的自由表达，使谈话趋于非个人化、被动和沉默，一般在必要时或收集资料的后期为了澄清问题时才用。开放式提问是指使用"如何""怎样""什么"等词引导的提问，答案开放和不可预料。而半开放式提问是指限定在一个范围内的开放式提问。可以通过比较来体会不同的提问方式，如"你与同学的关系怎样"（属于开放式）、"在宿舍你与同学交流的情况如何"（属于半开放式）、"你与同学的沟通好不好"（属于封闭式）。

（3）鼓励（encourage）　是指咨询师运用简短的语气词（如"嗯"）、简短用语（如"请继续""接下来呢"）和非语言技巧（如点头），有选择性地鼓励来访者就某些关键词和重要问题继续叙述，以便咨询师对某些问题有更深和更广的了解。这些被咨询师选择加以重复和鼓励来访者重点叙述的问题通常是咨询师预期有评估价值的话题，或是令人质疑的问题，或是为了引导晤谈的方向和内容，促进来访者对原观念和想法的重新思考和顿悟。

（4）内容反应（paraphrasing）　或称释义技术，是指咨询师把来访者讲述的主要故事脉络、问题和想法进行综合整理后，简明扼要地即刻反馈给来访者，以求证咨询师对来访者了解的程度。内容反应的方法通常是引用来访者言谈中最具代表性、最敏感和最重要的词语，按其故事发展的梗概和因果关系进行串讲，这种技术常常表现为如下句式："我是这样理解你刚才所说的……是这样吗"。内容反应技术有助于促进来访者重新察觉和剖析自己的问题。

（5）情感反应（emotional reaction）　是指咨询师对来访者言谈中呈现的情绪情感内容加以再编排和解释，并及时反馈给来访者，以便澄清或求证来访者真实情感的方法。例如，来访者一会儿说"我恨死他了"，但一会儿又说"他不按时回家总是令我生气"，这里就隐含着一种又爱又恨的矛盾情绪。捕捉来访者此时此刻的混合情绪，有助于促进其理清自己真实的内心世界。实际咨询工作中，情感反应技术常与内容反应技术同时并用。

（6）具体化（concreteness） 是指咨询师帮助来访者准确、清晰地表达自己的观点、态度、情感及相关事件。有些来访者往往表述得很抽象，或者很难清晰地表述自己的问题和情绪。在这种情况下，咨询师就要使用具体化技术弄清来访者表述的事实真相和具体的语义。具体化技术常表现为如下句式："你能讲得具体一点吗？""你能举个例子吗？""你刚才所说的具体是指什么？"等。具体化技术有助于咨询师准确把握来访者表述的真实语义，也可促进来访者澄清自己混乱的情感。

2. 影响性技术

影响性技术是指在对来访者充分了解的基础上，咨询师发挥自己的专业优势，主动运用各种心理学理论和技术对来访者的认知、情绪和行为产生积极影响的干预技术。影响性技术主要包括：

（1）解释（interpretation） 是指咨询师运用某一心理咨询理论和自己的知识经验对来访者当前症状的性质、病因、病理和防御机制进行阐述的过程。解释可以促进来访者从一个新的、更全面的角度来重新看待自己的问题，促进对自己的责任和选择的自我觉察，产生领悟。由于理论取向不同，对同一问题不同的咨询师可能有不同的解释。解释要求通俗易懂、深入浅出、形象生动，视角要不断创新，解释要因人而异。

（2）面质（confrontation） 是指咨询师当面指出来访者表述中所呈现的言行不一致、思想与现实不一致、前后言语不一致的现象，促使来访者审视自己的思维、情感与行为中的矛盾现象，促使来访者放下自己的防卫心理，促进自我察觉和自我成长。

（3）指导（guidance） 是咨询师直接告知和教授来访者为了克服心理困境该做什么和如何行动的过程。指导并不是替来访者做某种决定，而是协助其学习某种应对心理困惑的技能，如肌肉放松术、自信心训练、自我时间管理等。

（4）内容表达（content expressive） 是指咨询师向来访者直接提出自己的建议、传递信息和进行意见反馈。

（5）自我开放（self–disclosure） 是指咨询师有目的地向来访者表露自己的某些情感、思想和人生经验，与其共同分享，以促进咨访关系，可以增加来访者对咨询师的信任，借助咨询师的自我开放来促进来访者更多的自我开放。

（6）即时化（immediateness） 是指咨询师引导来访者察觉自己此时此刻的想法和感受，而不是沉湎于过去或忙碌于未来的计划。

（7）影响性概述（influencing summarizing） 是指在晤谈结束前，咨询师对本次晤谈中涉及的主要心理问题、对问题的分析及自己的观点和指导性意见所做的总结性表述。概述有助于帮助来访者加深对咨询师观点和意见的印象，强化对来访者的积极影响。概述要注意脉络清楚、条理分明，既把握咨询全局，又做到重点突出。

二、心理治疗

心理治疗（psychotherapy）又称精神治疗，是指受过训练的治疗者以心理学的有关理论为指导，运用心理学的技术和方法，谋求被治疗者的心理、行为及躯体功能的积极变化，从而达到缓解和消除症状、促进其人格健康发展的目的。心理治疗是一种以助人为目的、专业性的人际互动过程。

（一）心理治疗的对象和范围

心理治疗主要从临床实践中发展起来，治疗对象和范围十分广泛。

1. 心理应激障碍　各种心理应激因素引发的心理应激障碍，或患者因某些原因出现的心理危机。

2. 慢性疾病患者的心理问题　一些慢性疾病患者因病程长、无法全面康复，一般都存在较多的心理问题，并因此导致疾病症状复杂化。对这类患者应运用心理治疗来改变其认知和行为，促进其慢性病的康复。

3. 心身疾病　心身疾病是心理社会因素在躯体疾病的发生、发展和转归中起重要作用的一组躯体疾病。通过心理治疗可以消除致病的心理社会因素，或减轻、缓解这些因心理因素导致的心理应激反应，对重建心理和生理的平衡有着重要的作用。

4. 焦虑障碍　如广泛性焦虑、惊恐障碍、强迫症、恐惧症、疑病症、癔症及自主神经功能失调等。

5. 心境障碍　包括抑郁发作、躁狂发作、双向情感障碍等。

6. 行为问题　如进食障碍、睡眠障碍、成瘾行为、口吃、儿童品行障碍、性心理障碍等，都可以进行心理治疗。

7. 社会适应不良　对社会环境适应困难，出现焦虑、激越或退缩、回避等行为表现者，也适用于心理治疗。

（二）心理治疗的基本过程和原则

1. 心理治疗的基本过程

心理治疗过程虽然基于不同的心理治疗理论，其治疗目标与方法等有所不同，但实际操作的基本过程大致相同。它一般包括初期、中期和结束三个阶段，每个阶段各有不同的任务。

（1）初期阶段　初期的任务是建立治疗关系、收集信息、评估和确认问题及制定治疗方案。实施治疗的一个先决条件是激发患者的动机，与治疗者建立相互信任的治疗关系。帮助患者认识到自己是治疗过程的积极参与者，有责任提供信息并完成治疗期间的作业与练习，以及共同来思考合适的治疗目标。在初期的会谈中，治疗者通过面谈、观察、问卷、心理测验、生理心理评估、医学检查等方式收集临床资料，以了解患者的主要心理问题，并进行诊断、制订治疗方案、签署治疗协议。

（2）中期阶段　中期阶段通常在心理治疗中占的时间最长。治疗者的主要任务是依据治疗方案，采取适当的治疗措施帮助患者解决心理问题，达到预期的治疗目标。所谓适宜的治疗措施，是指针对目标行为的、患者需要并能接受的、治疗者能熟练使用的措施。实施治疗的过程并非一帆风顺，治疗者会碰到某些阻抗或干扰，由此成为患者不愿意参与或中断治疗的原因。治疗者需要找到方法突破这些阻抗以继续进行治疗，还可以利用阻抗，因为阻抗提供了有关患者的人格类型、潜在态度、焦虑源等方面的信息。

（3）结束阶段　治疗的最后阶段是处理结束治疗所产生的问题，并帮助患者迁移和巩固治疗效果。虽然我们强调患者做自己的治疗师，但随着治疗即将结束，患者可能还会怀疑自己能否独立前行。而且患者还会因治疗结束要与治疗者分离而感到难过、害怕，治疗者也可能出现分离性焦虑。治疗者应谨慎行事，既不要超越治疗的界限，也不要把结束作为联系的终结。延长治疗的间隔时间，偶尔通信联络、定期回访等会减轻来访者对治疗结束的恐惧，也为后续的评估提供了机会。

2. 心理治疗的基本原则

心理治疗是一项专业性很强的技术，其有效发挥受到很多因素的影响和制约。因此，实施心理治疗必须严格遵循心理治疗的基本原则，否则将很难收到预期的效果。

（1）信赖性原则　这一原则是指在心理治疗的过程中，治疗者要以真诚一致、无条件的积极关注和共情与患者建立彼此接纳、相互信任的工作联盟，以确保心理治疗顺利进行。真诚一致对治疗者而言就意味着成为他自己，做一个可信的人。治疗者的真诚会使患者变得诚实和自然，像治疗者那样以一种开放、信任和毫无保留的方式呈现自己的想法和感受。

（2）整体性原则　这一原则是指在心理治疗的过程中，治疗者要有整体观念。患者的任何一种心理和行为问题都不是孤立的，总是和他整个身心活动联系在一起。因此，治疗者要对患者的心理问题做全面的考察和系统的分析。在实施心理治疗的过程中，针对患者心理的各个方面，综合运用各种治疗技术和方法，满足不同层面的心理需求。必要时还可以与临床医生配合，适当使用药物，这都是整体原则的体现。

（3）发展性原则　这一原则是指在心理治疗的过程中，治疗者要以发展的眼光看待患者的问题，不仅在问题的分析和本质的把握上，而且在问题的解决和效果的预测上都要具有发展的观念。在心理治疗的过程中，患者的需要、动机、态度、情绪、情感、思维方式、对问题起因的看法、对事件后果的预测，以及行为表现总是随着治疗的进程不断发生变化。如果治疗者能用发展的眼光捕捉到患者细微的变化，因势利导或防患于未然，就会使治疗进程向着好的方向顺利发展。

（4）个性化原则　这一原则是指在心理治疗的过程中，治疗者既要注意患者与同类问题者的共同表现和一般规律，又不能忽视每个患者自身的具体情况，不能千篇一律地处理问题。也就是说，每个心理治疗方案都应具有它的独特性，不能雷同。

（5）中立性原则　这一原则要求治疗者在心理治疗的过程中，保持中立的态度和立场。治疗者有自己的人生经历和价值取向。如果在治疗过程中，治疗者以自己的或某种固定的价值取向考虑问题，就容易妨碍对事件判断的客观性，把个人情绪带入治疗之中，丧失应有的中立态度。治疗者对治疗中涉及的各类事件均应保持客观、中立的立场，不把个人的观点强加于患者。只有这样，治疗者才能对患者的情况进行客观分析，并提出适宜的处理办法。

（6）保密性原则　这一原则要求治疗者尊重患者的权利和隐私。由于心理治疗的特殊性和患者对治疗者的高度信任，他们常常把自己从不被人知道的隐私暴露出来。这些隐私可能涉及个人在社会中的名誉和前途，或牵扯到与其他人的矛盾和冲突，若得不到保护和尊重，会造成恶劣的影响。

三、心理咨询与心理治疗的关系

心理咨询与心理治疗是两个相似的专业领域，从内涵上看区别不大，在实际应用过程中常难以区分。但实际上它们之间既有联系又有区别，尤其在《中华人民共和国精神卫生法》颁布实施之后，认识两者的区别更为重要。

（一）心理咨询与心理治疗的相同点

两者都是心理干预的重要组成部分，它们有着相同的理论、方法和技术背景，遵循的原则和理念相同，都是依据一定的心理学理论、应用一定的心理学方法来解决心理问题、克服心理困扰，最终实现发挥潜能、促进成长的目标。此外，心理咨询和心理治疗人才培养和训练方式也十分相似。

（二）心理咨询与心理治疗的不同点

心理咨询与心理治疗之间的区别主要体现在以下几个方面：

1. 服务对象不同 心理咨询的对象是有现实问题或心理困扰的正常人，如情绪不佳、人际矛盾、职业选择、教育求学、恋爱婚姻、子女教育等。而心理治疗多针对有严重心理障碍和心理疾病的患者，如神经症、性变态、人格障碍、心身疾病及康复中的精神病人等。

2. 工作情境不同 心理咨询的工作地点一般在社区、学校、工厂、企业的心理咨询机构中，而心理治疗往往是在医疗情境中实施。目前国内许多综合医院和精神专科医院"心理咨询门诊"的工作模式更接近于精神医学和心理治疗，这与我国心理咨询行业的发展现状有关。

3. 工作模式不同 心理咨询的工作模式主要是发展性指导，重视支持、教育、启发、指导和心理支持。心理治疗则强调生物–心理–社会医疗模式，重视分析矫正及症状的改善或消除。

4. 解决问题的性质不同 心理咨询主要解决的是正常人在适应和发展方面的问题，如人际关系、学业、职业、婚姻、家庭等方面的问题。心理治疗主要解决的是神经症、心身疾病、人格障碍、性心理变态及处在缓解期的某些精神疾病患者的病理心理和病态行为。

5. 时间长短不同 心理咨询所需时间比心理治疗需要的时间短，从一次到若干次不等，而心理治疗费时较长，从数周到数年不等。

6. 实施者不同 心理咨询师多为接受过心理学专业培训的咨询心理学工作者；心理治疗师多为精神科医生、心理科医生、医学心理学工作者等。

表 10 – 1 心理咨询与心理治疗的区别

维度	心理咨询	心理治疗
服务对象	有现实问题或心理困扰的正常人	有严重心理障碍和心理疾病的患者
工作情景	社区、学校、工厂、企业等	医疗机构
工作模式	支持、教育、启发、指导和心理支持	分析矫正及症状的改善或消除
问题性质	正常人在适应和发展方面的问题	神经症、心身疾病、人格障碍、性心理变态及精神疾病缓解期
时间	短	长
实施者	接受过心理学专业培训的咨询心理学工作者	精神科医生、心理科医生、医学心理学工作者

第三节 心理治疗的常用方法

一、精神分析疗法

精神分析疗法是指在精神分析理论的指导下，治疗者通过特殊的治疗设置，运用自由联想、移情与反移情、阐释、释梦等技术，促进患者对潜意识中心理冲突和不成熟防御方式的理解和调整，达到缓解症状、完善人格的目的。

精神分析的基本技术包括：

1. 自由联想（free association） 是指在治疗过程中让患者毫不压抑并立即诉说出任何浮现于脑海中的想法，而不管这些想法是多么可笑、无聊、痛苦，或者是不合逻辑、毫不相干，鼓励患者尽量回忆童年时期所遭受的精神创伤。精神分析学说认为，自由联想是打开潜意识大门的钥匙。通过自由联想可以了解患者被压抑的欲望、幻想、冲突、动机、过去的经验、封存已久的强烈情绪，经由联想的顺序可以了解各种事件之间的关联性，而联想中断之处正提示可能存在引发患者焦虑的某种原因。治疗者通过引导患者洞察或领悟自己内心的心理动力和心理障碍的症结，从而达到治疗的目的。

2. 阐释（interpretation）　即对患者在自由联想、梦、治疗关系、阻抗和各种行为中所表现出来的潜意识素材及其潜意识的意义加以指出和说明的过程。患者听了治疗者的解释后，能更清楚地了解自己目前的情感、态度和行为方式，察觉自己内心深处的欲望和动机，并理解当前采用的心理活动是否能实现他的潜意识欲望和愿望。阐释可以帮助患者克服抗拒，而使被压抑的心理资料得以源源不断地通过自由联想和梦的分析暴露出来。

3. 梦的分析（dream analysis）　因为在睡眠中自我防卫机制转弱，被压抑的观念、需求、欲望、情绪和动机会在梦境中浮现出来。因此，梦境的解析就成了揭开潜意识的重要手段，同时也能够帮助患者顿悟一些未解决的问题。解析梦的主要任务就是在患者能回忆出的显梦中将其隐藏的潜意识挖掘出来。

4. 阻抗及其处理　阻抗和防御是患者内部对自由联想等治疗过程的抗拒力。阻抗（resistance）是指患者抵制治疗过程带来的痛苦的各种力量。治疗者可以从患者在自由联想中的停顿、语结等来发现阻抗之所在。阻抗还表现为回忆过去经历时过度概括化、理智化，如背流水账式地把小学、大学的经历总结一番，然后说"就这些，就这些，没什么了"；也可表现为会谈中感情缺乏、气氛呆板、沉默不语、不愿谈及与情感有关联的事情。患者出现阻抗的原因可能是安于现状、惧怕变化、害怕引起良心上的过分自责（如谈到对亲人的不满时等）和不肯放弃那些形成情感疾病的幼稚冲动等。

处理阻抗的原则：弗洛伊德提出"先于内容解释阻抗"或"表面解释"的原则。治疗者先向患者指出他们正在阻抗，必须让患者认识和体验阻抗。如果患者认为他们在治疗中的反应合理的话，他们就不可能与治疗者一同去解释阻抗。治疗的关键是，在适当的时机治疗者要探索患者为什么要采取阻抗，以及想防御的是什么。成功解释阻抗可以成为理解过去冲突的契机。过去未满足的愿望与情感痛苦的本身一般不会成为不可解决的冲突，对其过度防御才构成不能解决的冲突。理解了防御也就理解了冲突，才能理解神经症性症状。

5. 移情及其处理　在自由联想的过程中，通过不断处理阻抗，患者逐渐回忆起过去的生活经历，同时也将过去的冲动、幻想激活。移情（transference）是患者将对过去经历中有重要影响的人物的情感在与治疗者的关系里重现出来，表现为对治疗者产生了强烈的情绪反应。有的对治疗者产生依恋、钦佩、爱慕甚至性冲动，这种情况称为正移情；有的对治疗者表现出失望、不满、愤恨、攻击等，这种情况称为负移情。

解释移情是治疗的重要手段之一。当移情产生时，患者过去曾经历的冲动、幻想、重要的人际关系并不仅仅停留在过去（并不仅仅是一种记忆），而是通过与治疗者之间的互动关系表达出来，表现为不由自主地将其遗忘的经历或记忆呈现在与治疗者此时此刻的交流互动中。意思是患者在与治疗者的交流中，生动地呈现了与过去重要人物（如父母）的感情、态度、幻想、冲突、交往模式，但患者对此却是无意识的。有经验的治疗者常常能通过对移情现象的觉察和分析，理解患者的情感和内心世界以推进治疗的进展。

处理移情的原则：首先治疗者必须保持头脑清醒，知道患者对治疗者是怎么想的，有什么样的感情，不要认为患者对治疗者的评论都是客观的、公正的。因为有时患者被自己对治疗者的爱、恨等。感情吓到而不敢暴露，有时却意识不到其强烈的情绪反应是针对治疗者的。这时重点要帮患者理解移情，把患者的注意力引至自身，让其了解和暴露自己的想法。比如，可以请患者谈谈当前对治疗者的想法、态度和感情，使移情变得清晰可辨。接着告诉患者，治疗者与他只是职业性帮助关系并没有私下的交情，治疗中引发的感情及对治疗者的想法，都是过去重要人际关系中的感情和观点转化而来的。治疗者通过巧妙的揭示移情的机制，使患者真正理解了感情的来源，同时也将其心理痛苦和形成其人格特点的根源完全暴露于意识中，这就是移情的修通（working through）。

6. 反移情及其处理 与移情产生的原理一样，治疗者在与患者交流时也会产生情感反应，这就是反移情（countertransference）。经典的精神分析认为，反移情是治疗者对患者的感情转移，是患者在治疗者心中所激发的全部情绪。如一位女患者叙述自己的感情生活，透露曾和许多男性有过性关系，在治疗中流露出对治疗者的性欲望时，道德观念极重的治疗者可能表现出强烈的厌恶并进行指责，这正好重复了其丈夫的反应模式，治疗关系因此陷入危险。

现代精神分析的整合观点认为：反移情是治疗者对患者活动和治疗环境的情绪、生理和认知的反应，而且还包括患者投射性认同机制所产生的效应。反移情在许多时候是不可避免的、普遍存在的。反移情对治疗产生积极或是消极影响，主要在于治疗者能否对自己的反移情保持警觉和妥当的处理。适当的、正常的情绪反应是精神分析中重要的治疗工具。治疗者投入感情，既能使治疗者对患者保持必要的关注，更容易通过对自己反移情的体验和辨认，理解患者的情感性质和内心世界。以感情理解患者，可以使患者产生被共情的感受而得到自尊和勇气。当然，不当的反移情是被禁止的，如把患者当作获取利益的工具或满足自己感情的对象等。

精神分析疗法的适应证包括癔症、强迫症、恐惧症等各种神经症，性变态及性功能障碍，某些心身疾病，心因性的躯体障碍等；不适合于儿童或已出现精神错乱症状的精神病患者。精神分析疗法通常为每周 3～5 次，每次约 50 分钟。

二、行为疗法

行为疗法（behavioral psychotherapy）是以行为学习理论为基础的心理治疗方法。它主要包括系统脱敏疗法、冲击疗法、厌恶疗法、行为塑造法、松弛疗法、生物反馈疗法等。

1. 系统脱敏疗法（systematic desensitization） 由南非心理学家沃尔普（J. Wolpe）在 20 世纪 50 年代创立，他将"交互抑制"法与肌肉松弛技术和想象暴露相结合，用于治疗焦虑患者。基本思想是：治疗师帮助患者建立与不良行为反应相对抗的松弛条件反射，然后在接触引起这种行为的条件刺激中，将习得的放松状态用于抑制焦虑反应，使不良行为逐渐消退（脱敏），最终使不良行为得到矫正。

系统脱敏疗法的基本工作程序是：①学习肌肉深度放松技术。通过医生示范或专门录制的音像制品教授患者学习如何放松全身肌肉，肌肉是否放松的指标是练习者感到肢体沉重、温暖和运动不能。肌肉放松重点强调面部肌肉的放松，每天一次，每次约 30 分钟，直至患者学会并能运用自如。②建构焦虑等级。根据患者在不同事件和情景中焦虑的轻重程度，从引起最小的焦虑到最大的焦虑，分出循序渐进的等级，并给出相应的主观分值（SUD）。如果 0 分代表完全放松，100 分就代表高度焦虑，各等级之间的级差要均匀、相等。如果引发患者焦虑或恐惧的情境不止一种，就应针对不同情境建立几个不同的焦虑等级表，治疗时要针对每个焦虑等级表分别实施脱敏治疗。③实施系统脱敏。根据脱敏刺激的性质和来源，脱敏治疗可以分为想象系统脱敏和现实系统脱敏两种。一般实施程序是按照设计的焦虑等级表，由小到大依次逐级脱敏。首先从想象最低等级的刺激事件或情境开始，当其感到焦虑紧张时令其停止想象，并做肌肉放松训练，直到全身放松，情绪平静下来，立即评估其主观焦虑等级。如此循环多次治疗，直到低级刺激不能再引起焦虑为止，即为脱敏成功；如此渐进，直到对最高等级的刺激脱敏成功。

系统脱敏疗法主要用于治疗恐惧症，也可用于癔症。脱敏过程需要 8～10 次，每日 1 次或隔日 1 次，每次 30～40 分钟。

2. 冲击疗法（flooding therapy，impulsive therapy）　又称为满灌疗法，依据经典条件反射原理中的"超限抑制"现象而设计，即如果条件刺激重复多次而无强化，条件反应便会逐渐减弱并消失。如刺激足够强烈，反应则会钝化或因自行耗尽（self depletion）而降低。

冲击疗法的治疗程序一般为：①向患者介绍冲击疗法的原理和过程，尤其要如实地告诉患者在治疗中必须付出的痛苦代价。患者和其家属同意后签订协议，进行必要的体格检查和详细的精神状态检查，排除心血管疾病、内分泌疾病及癫痫等重大躯体疾患，排除重性精神疾病。②选择刺激物。确定想象或者现实刺激物，根据刺激物的性质再决定治疗的场地。治疗时，房门应由治疗者把持，使患者无法随意夺路而逃。③实施冲击治疗。治疗师突然向患者呈现刺激物，患者一般会出现明显的惊叫、气促、心悸、出汗等自主神经反应和情绪反应。治疗者要鼓励患者坚持不逃避。当反应逐渐减轻后，可视情况再呈现一次刺激，如此循环，直到患者对刺激视而不见，漠然置之。一般一次治疗时间为 30～60 分钟，每天 1 次，治疗 2～4 次即可。冲击疗法主要用于治疗恐惧症，也可用于某些强迫症。

3. 厌恶疗法（aversion therapy）　依据经典条件反射原理，将某种不愉快的刺激（如电刺激、催吐药物刺激、想象中的羞辱等）与对患者有吸引力、但不受社会欢迎的不良行为（如酗酒、吸毒等）联系起来，使得患者最终因感到厌恶而放弃这种不良行为。

厌恶疗法的工作程序是：①确定需要放弃的不良行为靶症状。②选用合适的厌恶刺激。③把握时机施加厌恶刺激。当不良行为出现时，立即施加厌恶刺激，不良行为停止，厌恶刺激也立即停止。厌恶疗法主要适用于异装癖、露阴癖、窥阴癖、恋物癖、同性恋，对酒瘾、强迫症亦有一定效果。

4. 阳性强化法（positive reinforcement）　亦称为正强化法，是应用操作性条件反射原理，及时奖励正常行为，漠视或淡化异常行为。

阳性强化法的基本治疗程序是：①确定希望改变的靶行为。②观察靶行为发生的频率、程度和后果，尤其是要确定靶行为的直接后果对不良行为的强化作用。③设计一个新的结果并用于取代原来不良行为产生的结果。④实施强化，即当患者出现适当行为时及时给予强化，促使行为朝向期望方向发展。

代币管制法是阳性强化法的一种形式，尤其适用于在病房环境中矫正患者的不良行为习惯。代币管制法的基本治疗程序是：①确定用于代币的项目，如硬币、票证、卡片、盖戳等。②确定后援强化物，如零食、玩具、游戏等。③确定适当的强化计划，从连续强化开始，目标行为出现规律后改为间歇强化。④建立代币的兑换率，确定代币兑换强化物的比率，设定兑换代币的时间与地点。

阳性强化法主要用于提高慢性精神分裂症、儿童孤独症、癔症及神经性厌食、神经性贪食患者的适应性期望行为。

5. 模仿法（modeling）　又称示范法，是指向患者提供某种行为榜样，让其观察示范者如何行为及其行为得到了什么样的后果，以引起患者从事相似行为的治疗方法。模仿法主要用于帮助年轻患者培养良好的行为习惯。

模仿法的工作程序是：①根据治疗的目的，设计示范行为和具体的示范方式，包括生活示范（即观察生活中示范者的适当行为）、象征性示范（如电影、录像、图画等）、角色示范（如由心理医生扮演）、参与示范（如一起参与某种活动）、内隐示范（如通过描述而进行的想象示范）。②强化正确的模仿行为，模仿要从易到难、由简到繁地循序渐进，要给予正确的模仿行为以适时和恰当的强化、鼓励。

三、认知疗法

认知疗法是指通过改变不合理的思维方式，来达到消除不良情绪和不良行为的一组心理治疗方法。该治疗学派产生于20世纪中叶，其中最具代表性的有艾利斯的合理情绪疗法（rational – emotive therapy，RET）、贝克的认知疗法（Beck's cognitive therapy，CT）和梅肯鲍姆（D. Meichenbaum）的认知行为矫正疗法（cognitive – behavior therapy，CBT）。虽然各学者创立的认知疗法的具体方法有所不同，但具有共同的基本信念和理论假说。我们将主要介绍合理情绪疗法和贝克的认知疗法。

1. 合理情绪疗法（rational – emotive therapy，RET） 也被译作"理性情绪疗法"。该理论认为，使人们难过和痛苦的不是事件本身，而是对事件不正确的解释和评价。事件本身无所谓好坏，但当人们赋予它自己的偏好、欲望和评价时，便有可能产生各种无谓的烦恼和困扰。如果某个人有正确的信念，他就可能愉快地生活；否则，错误的思想及与现实不符的看法就容易使人产生情绪困扰。因此，只有通过理性分析和逻辑思辨，改变造成求助者情绪困扰的不合理信念，并建立起合理、正确的理性信念，才能帮助求助者克服自身的情绪问题，以合理的人生观来创造生活，并以此来维护心理健康，促进人格的全面发展。

合理情绪疗法的完整治疗模式由 A、B、C、D、E、F 六个部分组成（图 10 – 1）。A（activating events）指发生的事件；B（beliefs）指人们对事件所持的观念或信念；C（emotional and behavioral consequences）指观念或信念所引起的情绪及行为后果；D（disputing irrational beliefs）指对个体的不合理信念进行辩论或劝导干预；E（effect）指治疗或咨询效果；F（new feeling）指治疗或咨询后的新感觉。艾利斯认为，事件（A）本身并非是引起情绪反应或行为后果（C）的原因，而人们对事件的不合理信念（B）（想法或解释）才是真正的原因所在，不同的 B 可以引发不同的 C。因此，要改善人们的不良情绪及行为，就要劝导干预（D）非理性观念（B）的发生与存在，以理性的信念取而代之。等到劝导干预产生了效果（E），人们就会产生积极的情绪及行为，心里的困扰就会因此减弱或消除，人也就会有愉悦充实的新感觉（F）产生。

图 10 – 1 合理情绪疗法治疗模型

不合理信念通常具有三个主要特征，即绝对化的要求、过分概括化、糟糕至极。绝对化的要求是指个体以自己的意愿为出发点，认为某一事物必定会发生或不会发生的信念。这种特征通常与"必须"和"应该"这类词联系在一起，如"我必须获得成功""别人必须友好地对待我"等。这种绝对化的要求通常是不可能实现的，因为客观事物的发展有其自身规律，不可能以个人意志为转移。因此，当某些事物的发生与其对事物的绝对化要求相悖时，他就会感到难以接受和适应，从而极易陷入情绪困扰之中。过分概括化是一种以偏概全的不合理的思维方式，它是个体对自己或别人不合理的评价，其典型特征是以某一件或某几件事来评价自身或他人的整体价值。

例如，一些人面对失败的结果常常认为自己"一无是处"或"毫无价值"。这种片面的自我否定往往会导致自责自罪、自卑自弃的心理，以及焦虑和抑郁的情绪。而一旦将这种评价转向他人，就会一味地责备别人，并产生愤怒和敌意。糟糕至极是一种把事物的可能后果想象、推论到非常可怕、非常糟糕，甚至是灾难性结果的非理性信念。如一次重要的考试失败后就断言"自己的人生已经失去了意义"；一次失恋后就认为"自己再没有幸福可言了"；几次求职失败后就恐慌"自己今后再也找不到工作了"等。对任何一件事情来说都可能有比之更坏的情况发生，因此没有一件事情可以被定义为百分之百的糟糕透顶。当人们坚持这样的信念，遇到了他认为糟糕透顶的事情发生时，就会陷入极度的负性情绪体验中。

合理情绪疗法的操作过程如下：

（1）心理诊断阶段，明确求助者的 ABC　在这一阶段，咨询师的主要任务是根据 ABC 理论对求助者的问题进行初步分析和诊断，通过与求助者交谈，找出他情绪困扰和行为不适的具体表现（C），以及与这些反应相对应的诱发事件（A），并对两者之间的不合理信念（B）进行初步分析。这实际上就是一个寻找求助者问题 ABC 的过程。其中，求助者遇到的事件 A、情绪及行为反应 C 是比较容易发现的，而求助者的不合理信念 B 则难以发现。咨询师可以根据绝对化的要求、过分概括化及糟糕至极这三大特征，寻找、发现并准确把握求助者的不合理信念。

在诊断阶段，咨询师还应注意求助者次级症状的存在，即求助者的问题可能不是简单地表现为一个 ABC。有些求助者的问题可能很多，咨询师要分清主次，找出求助者最希望解决的问题。在此基础上，与求助者共同协商制定咨询目标。

（2）领悟阶段　咨询师在这一阶段的主要任务是帮助求助者领悟合理情绪疗法的原理，使求助者真正理解并认识到：第一，引起其情绪困扰的并不是外界发生的事件，而是他对事件的态度、看法、评价等认知内容，是信念引起了情绪及行为的后果，而不是诱发事件本身。第二，要改变情绪困扰不是致力于改变外界事件，而是应该改变认知，通过改变认知，进而改变情绪。只有改变了不合理信念，才能减轻或消除他们目前存在的各种症状。第三，求助者可能认为情绪困扰的原因与自己无关，咨询师应该帮助求助者理解、领悟引起情绪困扰的原因恰恰是求助者自己的认知。因此，他们应对自己的情绪和行为反应负有责任。

（3）修通阶段　这一阶段是合理情绪疗法中最主要的阶段。所谓修通（working through），就是咨询师运用多种技术，使求助者修正或放弃原有的非理性信念，并代之以合理的信念，从而使情绪症状得以减轻或消除。

"修通"这一术语与精神分析治疗中的"修通"名称虽然相同，但却有不同的含义。在合理情绪疗法中，"修通"不是通过精神分析治疗的常用技术，如情绪宣泄、对梦和躯体症状所做的工作等来实现咨询目标。合理情绪疗法不鼓励情绪宣泄，认为这反而会强化求助者的问题，使其陷入自己的情绪困扰中而不能正视自己的问题。并且合理情绪疗法也把与求助者过去经验的联系限制在一定范围内，而不去追究这些经验对他目前的影响。

前面两个阶段的工作是解说和分析，这一阶段的工作则是咨询师应用各种方法与技术，以修正、改变求助者不合理信念为中心进行工作，这是整个合理情绪疗法的核心内容。下面介绍常用的方法。

1）与不合理信念辩论　这种方法是指从科学、理性的角度对求助者持有的关于他们自己、他人及周围世界的不合理信念和假设进行挑战和质疑，以改变他们的这些信念。辩论是合理情绪疗法中最常用、最具特色的方法，它来源于古希腊哲学家苏格拉底的辩证法，即所谓"产婆术式"的辩论技术。基本思路是从求助者的信念出发进行推论，在推论过程中会因不合理信念而出现谬论，求助者必然要进行修改，经过多次修改，求助者持有的将是合理的信念，而合理的信念不使人产生负性情绪，求助者将摆脱情绪困扰。

产婆术式的辩论有其基本形式，一般从"按你所说……"推论"因此……"再推论到"因此……"即所谓的"三段式"推论，直至产生谬误，形成矛盾。咨询师利用矛盾进行面质，使求助者不得不承认其中的矛盾，迫使求助者改变不合理信念，最终建立合理信念。

2）合理情绪想象技术 求助者的情绪困扰，有时就是他自己向自己传播的烦恼，例如他经常给自己灌输不合理信念，在头脑中夸张地想象各种失败的情境，从而产生不适当的情绪体验和行为反应。合理情绪想象技术就是帮助求助者停止传播不合理信念的方法，其具体步骤可以分为以下三步：首先，使求助者想象进入到产生过不适当的情绪反应或自感最受不了的情境之中，让他体验强烈的负性情绪反应。其次，帮助求助者改变这种不适当的情绪体验，并使他能体验到适度的情绪反应。这常常是通过改变求助者对自己情绪体验的不正确认识来进行的。最后，停止想象。让求助者讲述他是怎样想的，自己的情绪有哪些变化，是如何变化的，改变了哪些观念，学到了哪些观念等。对求助者情绪和观念的积极转变，咨询师应及时给予强化，以巩固他所获得的新的情绪反应。

上面的过程是通过让求助者想象一个不希望发生的情境来进行的。除此之外，还有另外一种更积极的方法，即让求助者想象一个情境，在这一情境之下，求助者可以按自己所希望的去感觉和行动。通过这种方法，帮助他拥有积极的情绪和目标。

3）家庭作业 认知性的家庭作业也是合理情绪疗法常用的方法。它实际上是在咨询师与求助者之间的一次咨询性辩论结束后的延伸，即让求助者自己与自己的不合理信念进行辩论，主要有以下两种形式：①RET 自助表（RET self - help form）：先让求助者写出事件 A 和结果 C；然后从表中已列出的十几种常见的不合理信念中找出符合自己情况的 B，或写出表中未列出的其他不合理信念。要求求助者对 B 逐一进行分析，并找出那些可以代替 B 的合理信念，填在相应的栏目中；最后一项，求助者要填写出他所获得的新的情绪和行为。完成 RET 自助表实际上就是一个求助者自己进行 ABCDE 工作的过程。②合理自我分析报告（rational self - analysis，RSA）：和 RET 自助表基本上类似，也是要求求助者以报告的形式写出 ABCDE 各项，只不过它不像 RET 自助表那样有严格规范的步骤，但报告的重点要以 D，即与不合理信念的辩论为主。下面举一个 RSA 报告的例子，如下表所示（表 10 - 1）。

表 10 - 1 合理自我分析报告举例

基本步骤	具体分析
事件 A	失恋，女友离开自己和别人恋爱
结果 C	抑郁和（对女友）怨恨
信念 B	我那么爱她，可是她却不再爱我，做出这样的事，真是太不公平，太让我伤心
驳斥 D	①我有理由要求她必须爱我吗？难道仅仅是因为我曾爱过她？ ②我爱她是我自愿的，她并没有强迫我这样做，那我有什么理由强迫她？难道这对她公平吗？ ③她做出这样的选择一定有她的原因，我有什么权力要求她必须按我的意愿做事？ ④如果我爱过谁，就要她一直爱我，那简直是不可能的事。这种绝对化的要求真是太不合理了
新观念 E	①个人都有选择爱的权利，她可以去选择别人，我也可以有新的选择。 ②要像希望别人如何对我那样去对待别人，而不是我对别人怎样，别人就必须对我怎样。 ③虽然互相爱慕、相守一生是件好事，但并非每个人都能做到这一点，这就要看个人的缘分了。 ④感情上始终如一是值得赞赏的，但人的感情也会变化，不能要求事情必须按自己希望的那样始终不变地发展下去

除认知性的家庭作业外，合理情绪疗法还包括许多其他形式的家庭作业，如情绪或行为方面的家庭作业，如要求求助者在咨询师的指导下，自己进行练习，并对自己每天的情绪和行为表现加以记录。对那些积极的、适应的情绪和行为，求助者要及时予以自我奖励。

4）其他方法　合理情绪疗法虽然是一种高度认知取向的治疗方法，但也强调认知、情绪和行为三方面的整合。因此，在合理情绪疗法中也会经常见到一些情绪与行为方面的治疗方法和技术，包括放松训练、系统脱敏等。

（4）再教育阶段　咨询师在这一阶段的主要任务是巩固前几个阶段治疗取得的效果，帮助求助者进一步摆脱原有的不合理信念及思维方式，使新的观念得以强化，从而使求助者在咨询结束之后仍能用学到的思维方式、合理信念等应对生活中遇到的问题，更好地适应现实生活。咨询师可以继续采用与前几个阶段相同的方法和技术，还可应用技能训练，使求助者学会更多的技能，提高应对各种问题的能力，包括为了提高求助者应对焦虑性情绪反应能力的自信训练和放松训练、帮助求助者提高寻求问题解决最"优"方法的能力及社会交往能力的问题解决训练和社交技能训练等。此阶段治疗的主要目的是重建，即帮助求助者在认知方式、思维过程及情绪和行为表现等方面重新建立起新的反应模式，减少以后生活中出现情绪困扰和不良行为的倾向。

合理情绪疗法适用于治疗抑郁症、焦虑症、社交恐惧症、偏头痛及慢性疼痛，对神经性厌食、性功能障碍、酒精依赖也有疗效，但不适用于伴有幻觉、妄想及脑器质性病变的抑郁症患者和精神分裂症、情感性精神病患者。

2. 贝克的认知疗法　由美国心理学家贝克（A. T. Beck）在治疗抑郁症的临床实践中逐步创建。贝克发现，抑郁症患者普遍存在认知歪曲。在患者的想象中，至少部分是对客观经验过分的、消极的理解，歪曲认知与抑郁情绪有某种联系。贝克因此认为，心理障碍治疗的重点应该是减轻或消除功能失调性活动，同时鼓励患者监察其内在因素，即导致障碍的认知行为和情感因素，改变其不良认知模式（图 10 - 2）。

（1）贝克认知疗法理论中的几个重要概念

1）功能失调性假设（dysfunctional assumption）或图式（schemas）　是人们看待世界（人、事件、环境）的重要信念和假设。人们从童年期开始通过生活经验建立对将来的认知图式，是一种比较稳定的心理特征，通常不予表达，不为意识所觉察，在其后的生活中，继续得到修改与补充。人倾向于选择与图式一致的信息，忽略不一致的信息，成为支配人们日常行为的规则。由于功能失调性认知假设的存在，患者对某些重大事件表现出脆弱性，由此派生出大量负性自动想法。抑郁症患者早期形成的这种潜在的认知结构，使他倾向于对自己做消极评价，构成了抑郁症的易患倾向，在抑郁症发生中起决定作用。功能失调性假设的特征是：①不符合人类经验的真实性，是不合理的，如"我应当永远强大"。②僵硬的，过分普遍化和极端的信念，不考虑不同情境的差异。③阻碍目标的实现，如完美主义标准势必引起焦虑，抑制操作能力。④与极端的情绪有关，如抑郁与绝望。⑤个体行为以其为依据，它们似乎是真实的但并无明确的表达。

功能失调性假设分三类：①成就（需要成功、高的表现标准）；②接纳（被人喜欢、被人爱）；③控制（要左右事物的发展，成为强者等）。

2）负性自动思维（negative automatic thoughts）　是指在特定情境下自动呈现在意识中的想法，常常不经逻辑推理突然出现，稍纵即逝。大多数患者往往觉得这些想法很有道理，对其情绪影响甚大。负性自动思维的特征是：①自动的，不经逻辑推理出现于脑内；②内容消极，常和不良情绪相互关联；③随时间、地点而变化，能为意识所觉察，具有认知过程的特征，为临床表现的一部分；④貌似真实，因为它是由功能失调性假设或图式派生来的；⑤存在于意识边缘，稍纵即逝，表现为语词性的和（或）形象性的；⑥存在的时间不定，但力量很大，并且不能由自己的意愿选择或排除；⑦蕴含着认知曲解，而当事人都自以为真，不能认识到它正是情绪痛苦的原因。

负性自动想法的消极性，表现为三个方面：一是消极看待自己，否定自己的成就、价值和能力；二是消极解释自己的经历和经验；三是消极看待未来，认为不只是现在、过去，未来也只有失败等着自己。

3）认知歪曲 贝克认为，认知歪曲（cognitive distortion）的形式主要包括：①非此即彼（all – or – nothing thinking）：又称非黑即白、极端化。用两极法看待事物而不是将其看作一个连续体。如"没有全面成功就是失败"。②灾难化（catastrophizing）：消极地预测未来而不是考虑其他可能的结局。如"我会心神不安的""我会失去所有的"。③使不合格或打折扣（disqualifying or discounting the positive）：毫无理由地否认自己的积极经历、事迹或素质。如"计划完成得不错，但我还是个失败者"。④情绪推理（emotional reasoning）：感觉强烈（实际是相信）就认为某件事合乎现实，无视或轻视反面的证据。如"尽管我工作出色，但我还是个失败者"。⑤贴标签（labeling）：给自己或别人贴上固定的大标签，不顾实际情况下结论。如"我是个失败者，一无是处"。⑥最大化/最小化（maximization/ minimization）：在评价自身、他人或一件事时不合理地夸大消极面和（或）缩小积极面。如"得了良好说明我很差，得了优并不说明我聪明"。⑦精神过滤（mental filter）：或称选择性注意。不看整体，仅将注意力集中于消极的细节上。如"因为考试一门得了低分（也有好几门高分），这说明我糟透了"。⑧度人之心（mind reading）：坚信自己懂得他人的心思，即使自己并没有他人在想什么的充分证据。如"老师觉得我没有艺术天分"。⑨以偏概全（overgeneralization）：远远超出现有处境得出一个更大范围的消极结论。如"因在会上发言紧张，即认为自己不具备交友的资格"。⑩个性化（personalization）：将消极事件大部分归因于自己的过失，而不考虑其他人也有责任。如"他对我粗暴无礼肯定是因为我做错了事"。⑪"应该"和"必须"陈述（"should" and "must" statement）：有一个精确固定的观念认为自己和别人应该怎么做，高估了不这样做的严重后果。如"要出错的话就太可怕了，我应该时时尽力"。⑫管状视力（tunnel vision）：只见事物的消极方面。如"他什么事也做不好，工作一塌糊涂"。

图 10 – 2 贝克理论中情绪障碍患者的认知模式

（2）贝克矫正不良认知的方法 贝克概括了 6 种具体的矫正不良认知的方法。

识别自动性思维（identifying automatic thinking）：自动性思维是介于外部事件与个体对事件的不良情绪反应之间的那些不自觉出现的思维，多数患者不能意识到。治疗师要帮助患者学会识别自动性思维，尤其是在不良情况出现前的特殊思维。

识别认知错误（identifying cognitive errors）：焦虑症或抑郁症患者常用消极的方式看世界，偏于悲观，容易出现前述的不良认知。要识别这一点难度更大些，因为有些认知错误很难评价，治疗师要归纳出一般规律来帮助患者认识。

真实性检验（reality testing）：在识别认知错误后，与患者共同设计严格的真实性检验，这是认知疗法的核心，即鼓励患者以其自动性思维及错误的认知为假设，并设计一种方法来检验，让他自己判断这种思维与认知是错误的，不符合实际的。

去注意（decentering）：多数焦虑症和抑郁症患者自认为别人都在注意他们，一言一行均在他人的关注之中。治疗中要求患者记录在公众场合内不良反应发生的次数。结果可以发现，事实上很少有人在注意他们的言行。

监视苦恼和焦虑水平（monitor distress and anxiety levels）：患者常感到症状会一成不变地持续存在，而实际上焦虑是波动的。当其认识到焦虑有开始、高峰及消退的过程，就能比较容易地控制焦虑情绪。

认知自控法（self-control of cognition）：指导或教会患者在出现紧张、焦虑或恐惧时对自己讲"SWAP"。SWAP 的意思是："停下来"（stop，S），"等一下"（wait，W），"专心注意"（absorb，A），对周围环境感到适应和感到比较舒服后再慢慢"向前继续"（proceed，P）。

（3）贝克认知疗法的步骤　贝克认知疗法有以下四个步骤：第一步，了解情况，建立治疗关系，向来访者说明认知治疗的原理和对他采取认知治疗的理由，调动当事人参与和配合干预的积极性，打破情绪→行为→思维→情绪的恶性循环；第二步，识别与检验自动负性思维；第三步，识别与盘诘功能失调性假设；第四步，布置作业或制定行为计划，以鼓励当事人进一步检验其原有假设，并巩固其新的功能性假设，使其思维模式和信息加工过程得以矫正。

贝克的认知疗法对减轻抑郁症的症状有良好效果，一般每周 1 次，总疗程 15～25 次。

四、催眠与暗示疗法

（一）催眠疗法

1. 概述　催眠疗法（hypnosis therapy）是运用暗示的方法使来访者进入一种特殊的意识状态，控制来访者的心身活动，从而治疗来访者心身问题的心理疗法。处于催眠状态的人暗示性会明显提高，但是催眠和心理暗示有本质的区别：催眠必须让人完全失去显意识，也就是将潜意识暴露出来，这种技术只在心理医生那里才可以实现。

催眠疗法现在广泛地运用于医疗和心理治疗。实验室和临床研究证明它在控制疼痛、消除恐慌和改变不利健康的生活习惯等方面疗效不同凡响。

2. 方法和适应证　一般来说，催眠的疗效很大程度上取决于来访者的催眠感受性。催眠感受性是指接受者对催眠暗示性刺激的敏感程度或者进入催眠状态的难易程度。容易进入催眠状态者，其催眠感受性高；反之则低。人们对于催眠的反应具有差异性，这种差异性是稳定的，属于人格特质的一部分。治疗师掌握接受者的催眠感受性和人格特质是催眠成功的主要秘诀，也只有在施术前了解影响催眠感受性的各种因素，才能因人施治。治疗师在会谈期与来访者建立良好的咨访关系，收集来访者的相关资料，分析来访者的心理问题是否适合催眠疗法，接着对来访者的感受性或受暗示性进行测试。暗示性测试的方法有很多，例如：摆钟测试、前后倒测验、上臂悬浮法、躯体摇动法、手指勾扣法、合掌测验、嗅觉测验等，以及标准化测试方法，如斯坦福催眠感受性量表等。

催眠师了解了被催眠者的催眠感受性后，按照标准的催眠指导语，引导被催眠者进入相应的催眠状态。催眠师使用预设的、具有针对性的指令，或以坚决、果断，或以温暖、关切的语气暗示被催眠者，帮助其缓解或解决心理问题或障碍。例如：你的脑海里反复出现的负面念头刹那间消失了，永远不会再浮现。此刻，你感觉到非常舒适、非常愉快。经过催眠师的引导，被催眠者逐渐加深对自我内在的观察，按照指令"回溯或寻找催眠的议题"，催眠师通过具体指导语引导被催眠者在想象的情境中，寻找并揭示与病情相关或引起不良情绪的事件，随后进行情绪的暴露、宣泄或去除。最后"设置催眠后暗示"，使催眠效果得到长久保障。

被催眠者恢复到清醒状态前，必须将所有在催眠过程中下达的指令解除。让被催眠者在良好的状态中逐渐苏醒，回到当下。唤醒后，催眠师有必要针对被催眠者在催眠状态下的具体问题再次进行分析和解读，证实收集到的信息。根据催眠者的实际情况给予指导或帮助，布置家庭作业，并对下阶段的工作进行安排。

催眠治疗主要应用范围：

（1）神经症，抑郁、焦虑、强迫、疑病等

（2）转换型癔症（失语、瘫痪等）

（3）青少年儿童行为不良

（4）心因性遗忘

（5）过激的情绪反应状态

（6）睡眠障碍，特别是紧张焦虑而导致的失眠等

（7）性功能和性心理障碍，如阳痿、早泄、性冷淡等

（8）其他，如戒烟、戒酒、改善人际关系、完善自我、功能性疼痛等

（二）暗示疗法

1. 概述　暗示是用含蓄、间接的方式使他人的心理、行为受到影响。暗示疗法（suggestion therapy）是指治疗师有意识地使用暗示去影响或改变个体的行为，以消除或减轻疾病症状的方法。

受暗示性是人的心理特性，它是人在漫长的进化过程中，形成的一种无意识的自我保护能力和学习能力：当人处于陌生、危险的境地时，会根据以往形成的经验，捕捉环境中的蛛丝马迹来迅速做出判断。人们接受暗示的能力有所不同，暗示的敏感性可因个体高级神经活动的特点和人格特征而异。

2. 方法和适应证　暗示治疗可利用的方法很多，有随意性暗示（"你可以"）和命令性暗示（"你必须"）；肯定暗示（"感觉良好"）和否定暗示（"不会头痛"）；直接暗示和间接暗示；言语暗示和非言语暗示等。暗示治疗既可在催眠状态进行，也可在觉醒状态进行。临床上多用言语暗示、操作暗示和药物暗示。暗示治疗应注意以下几点：

（1）**建立合作的关系**　这是暗示有效的重要前提。以温暖、理解、关心和尊重的方式与来访者相处会减弱防御并产生暗示所需的信任气氛。治疗师行为举止要自信，慎用"也许""可能""大概"等让来访者感觉缺乏自信的词。

（2）**重复暗示**　多次重复是暗示的经典原理。反复集中注意于一个目标或想法，它就趋于

实现。

（3）反作用定律　主要针对暗示产生的生理效应，指个人越是有意识地努力做某件事就越难获得成功。因此，暗示应强调想象而不是求助意志来引起治疗变化。

（4）支配效应定律　强烈的情绪倾向往往比微弱的情绪有优先权。因此，把暗示与优势情绪相联系会更有效。治疗师通过讨论来访者期望的目标激发来访者接受暗示的动机，采用"苏格拉底法"诱导来访者形成心理上的接受定势或紧张和期望状态，将来访者产生强烈的情绪与暗示联系起来。

（5）个体化原理　暗示治疗要考虑来访者的自我概念、人格、价值观、兴趣和爱好等因素，灵活运用暗示。例如，暗示时，把来访者的语言融入暗示中，让来访者感觉这些观念更相容、更适宜，产生深刻持久的印象。灵活运用表示完全接受患者所发生的一切，然后使用、替换并改造这些事情的重要性。

合理运用暗示疗法对癔症、失眠、恐怖症、疑病症等都有显著疗效。

五、森田疗法

森田疗法是由日本慈惠医科大学森田正马教授于 1920 年创立的心理治疗方法，可以分为严格程序化的住院治疗和自然生活状况下的门诊治疗，也可以按发展阶段分为经典的森田疗法和新森田疗法。下面以住院式治疗为例，介绍各期疗法的要点。

1. 强制性静卧期　此为第一期，大体上以 4～7 天为宜。要求患者除进食、大小便外要绝对卧床，保持安静，禁止与他人会面、谈话、读书、吸烟及从事任何消遣活动。其主要目的是让患者暂时脱离对于四周的顾及和烦恼，排除了善恶是非等理想标准的期求，成为无拘无束的自我一人，使心身疲劳得到调整，解除患者的精神烦闷。要求"对待不安应'既来之，则安之'"，使患者体验到如果让苦闷任其自然发展，那么烦闷和痛苦就会通过情感的自然规律逐渐消失。

2. 轻工作期　此为第二期，大体上以 4～7 天为宜。除继续禁止交际、谈话、游戏之外，卧床时间限制在 7～8 小时。白天必须到户外接触阳光和呼吸新鲜空气，观察庭院里的蚂蚁之类。晚饭后要求开始写当天的日记，早上和晚上睡觉前阅读两次指定的书籍。睡眠的多少，要顺其自然。此期的主要目的是患者顺应各种病态，安静地忍受它，使患者感到无聊而促进其自发活动，即运动操作的愿望，而不是被动地接受任务。当患者想要工作，而且考虑干什么事情对自己的病有利时，就可以适当地允许其从事打扫卫生、洗衣等轻微的劳动。经过这一时期，患者的主观症状已经开始减轻。

3. 重工作期　此为第三期，一般以 1～2 周为宜。主要指导患者在不知不觉的过程中养成对工作的持久耐力，在获得自信心的同时，使之反复体验工作中取得成功的喜悦，以唤起对工作的兴趣并培养其持续发扬的勇气。此期让患者排除对工作的预先考虑和价值观念，不加选择地去做一般人都能做的任何体力劳动，如庭院劳动、手工艺活动等。如果患者开始感到工作忙碌起来就可转到下一期的治疗了。

4. 复杂的生活实践期　此为第四期，一般为 1 周左右。允许患者看科普类书籍，而不准看哲学类等深奥难懂的书和娱乐性的读物。读书只求随意，不追求理解和记忆。允许患者进行外出购物等适当活动，当患者隔离了一段时间后突然开始接触社会就会有一种崭新的心情体验。这一时期治疗的主要目的是进行适应外界变化的训练，为回到实际的日常生活中做好准备。

总的来说，第一期是激发反思期，第二期是激发自发活动期，第三期是兴趣驱动期，第四期则是适应外界生活变化的训练期。经过系统完整的休息、反思、劳动和治疗，患者最后摆脱神经症，走向新生。

六、家庭治疗

家庭治疗是以家庭为对象实施的团体心理治疗，其目标是协助家庭消除异常、病态情况，以执行健康的家庭功能。家庭治疗的特点：不着重于家庭成员个人的内在心理构造与状态的分析，而将焦点放在家庭成员的互动与关系上；从家庭系统的角度去解释个人的行为与问题；个人的改变有赖于家庭整体的改变。

（一）家庭治疗的主要流派

家庭治疗有来自精神分析、行为治疗、人本主义治疗、催眠等多种流派的理论和技术，也有受到系统论、控制论、信息论和其他一些社会、文化、哲学思潮影响而发展的多种流派分支。在此介绍四个主要的理论和治疗派别。

1. 系统式家庭治疗 家庭系统理论是由伯温（M. Bowen）提出的。伯温倾向于把系统理论作为一种思维方法而不是一套干预的方法。系统理论描述了作为多代关系网络的家庭对个体亲情的影响及塑造，提出了相互关联的六个概念（1966－1976年）：自我分化、三角关系、核心家庭情感程序、代际传递过程、情感隔离、社会情感过程。"自我分化"是伯温理论的核心，他认为不能自我分化更倾向于情绪化，他们的生活受到周围人的情感所驱使。这种人往往与家庭纠结过密，自主性和独立性差，结果很容易造成功能不良。"三角关系（triangles relations）"是家庭中三个人组成的亚系统。"三角冲突"是指两个家庭成员间关系紧张，常常拉入第三个成员，形成三人互动，企图通过三角关系来缓解冲突、解决问题。家庭融合的程度越高，三角关系就越强烈，家庭中分化最差的人特别容易在试图减低紧张时受到伤害，出现的症状往往具有特定的功能。伯温理论的重要贡献是关于家庭问题多半是三角关系复杂化的认识，该理论成为家庭治疗的启蒙观念。

2. 结构式家庭治疗 结构式家庭治疗是由米纽庆（S. Minuchin）创始，该学派认为家庭由亚系统组成。亚系统可按辈分、行为、共同兴趣及功能划分，并由人际交往界限分割开。而家庭成员的关系是依据支配其互动的特定规则而建立的。结构派认为家庭出现问题是由家庭结构的缺陷和不恰当的等级关系造成的。边界、结盟和联合是家庭结构的三要素。边界指的是家庭成员间要有适当的界限；结盟是指家庭成员处理问题时结合或对立的方式；联合则是指一些家庭成员联合起来反对其他家庭成员。治疗师的任务就是重建家庭成员间的边界，调整家庭成员间的关系，使他们恢复到平衡而非结盟或联合的状态。米纽庆在应用时注重亚系统、家庭亚系统之间及家庭与家庭外的界限、每个家庭成员在家庭中的角色和责任分工，也重视老幼有别、尊卑有序的权力架构。结构式家庭治疗认为家庭的失衡往往由家庭的权力分配不合理所致。

3. 策略式家庭治疗 策略式家庭治疗对控制论和系统论的应用非常引人瞩目，它从独特的思维角度出发，有鲜明的创造性与操作性，其核心特点是治疗师负责设计出一套策略来解决当事人呈现的问题。代表人物是埃瑞克松（M. Erickson）与海利（J. Haley）。策略派主张权力争夺是问题出现的重要原因，但更关心家庭当前发生的症状。它认为家庭成员试图通过表现症状来改变家庭关系原有的平衡状态，并建立新的平衡状态，而使自己处于重要的位置。因此，治疗师的工作就是要把症状的意义找出来，这样就能恢复家庭的正常功能。治疗师会因不同问题设计不同的治疗方案，并经常制定出更新的策略帮助家庭预防破坏性行为的重复发生，整个治疗过程的目的是减轻问题，而不是探讨它的根源或潜在意义。策略式家庭治疗是近年来顺应然科学会科学理论的研究、适应社会快节奏发展而流行起来的治疗流派。

4. 经验式家庭治疗　经验式家庭治疗也称沟通式家庭治疗，代表人物是萨提亚（V. Satir）。经验派认为当家庭缺乏情感表达时，个人成长就会受阻，从而使家庭功能失调。因而治疗的重点就是加强家庭成员间的情感表达，以促进家庭和个人的成长。由于相信人有丰富的内在资源，所以她认为问题本身不是问题，如何看待问题才是问题所在，所有的改变要从自己开始，人们只要有一小部分开始变化，内在其他部分也会跟着变化。

（二）家庭治疗的基本技术

1. 循环提问（circular questioning）　这是家庭治疗中较常用的一种访谈技术，也被人称为"循环催眠"。就是同一个问题，轮流反复地请每一位参与治疗的家庭成员回答。问题可以是让他们表达对另一位家庭成员行为的观察，也可以是对另两个家庭成员关系的看法，还可以是两个家庭成员各自行为之间的关系。这种提问方式会在家庭内部制造差异，从而引发家庭成员对差异的比较和思考，具有较强的启发性和暗示性。可以运用于治疗初期对于家庭信息的收集阶段，也可以用于后期的反思领悟阶段。例如，"在孩子哭闹时，父亲通常的表现是什么""父母之间关于孩子康复训练的态度有什么差异"等。

2. 差异提问（difference–making questioning）　这也是咨询中信息搜集的一种重要提问技术，指的是向各位家庭成员询问，家庭问题出现前后在时间、场合、人员等情境方面的差异。因为通常在家庭出现问题时，人们总是会很自然地将注意力都集中在症状上，关注到问题的消极面，而忽略了积极的方面。但事实上，症状的出现是有其时间、场合、人员等方面条件的。差异提问就是要帮助来访家庭意识到问题发生所需的条件情境，提醒他们看到问题积极的一面，也就是通常所说的"寻找例外"。然后再比较差异出现的条件，寻找问题出现的环境因素，根据比较结果为症状的消除创设或调整相应的环境。例如，"孩子有没有相对听话一点的时候""孩子对父亲的反抗情绪更重一些，还是对母亲的反抗情绪更重"等。

3. 假设提问（hypothetical questioning）　治疗师根据对家庭关系及背景的了解从不同角度对家庭的问题提出假设，而这种假设通常是指向过去。通过这种提问，治疗师能够为来访家庭打开另一扇门，提供看待问题、思考问题的多重角度。假设提问的内容大多是围绕家庭问题的明显症状，而家庭成员对此的反馈应该在咨询过程中不断得到验证或修订。运用假设提问一方面可以帮助治疗师理清症状与家庭成员关系之间的联系，另一方面也可以促进家庭成员换位思考。例如，"如果当时孩子没有去参加那个康复训练，那你们会做些什么，今天又会发展到什么地步""有没有设想过，要是从小开始父亲每天都能够有一小段时间与孩子相处或一起玩耍，那今天孩子父亲的感情会有怎样的不同"。

4. 前馈提问（feed–forward questioning）　是一种指向未来的积极性假设提问。通过刺激家庭构想关于未来的人、事、行动计划等，引导家庭用积极健康的生活模式来替代原有的家庭结构。这种提问方式能够非常有效地帮助家庭制订改变计划，并且明确在条件具备的情况下该如何具体地一步一步执行才能使症状消除。同时这种提问也可以帮助家庭对一些诱发性情境有所预防。很多时候，家庭成员对前馈提问的回答能够成为"自我应验的语言"。例如，"如果孩子康复了，你们的生活会是怎样的""下次如果孩子还是采取这种方式寻求满足，你们会采取一些什么方法应对"等。

5. 家庭图谱（family diagram）　这是一种用来直观表现家庭内部成员之间关系的技术。可以将来访家庭希望解决的问题与家庭成员之间的关系通过图形线条的方式进行展示。家庭图谱通常是由治疗师和家庭一起完成的，应该是得到所有家庭成员认可的家庭内部组织关系图。如果家庭成员间对某些关系或问题存在差异，也可以邀请他们各自描绘家庭图谱，而图谱与图谱间的差异往往就是问题的核心。一般而言，家庭图谱可以包括以下这些信息：家庭成员之间的联系、亲近程度、重大转折（如出生、死亡、结婚、离婚等）、家庭的重要特质（如家庭的文化传统、宗教信仰、社会经济地位、种族、受教育情况等）。

6. 积极赋义（positive connotation） 是一种用来改变家庭看待事物的认知和观念的技术。积极赋义主要针对那些当前被家庭成员看作是消极的或破坏性的症状。治疗师通过与家庭成员一起对现象进行系统的重新描述，挖掘其积极的、发展的一面，放弃挑剔、指责的态度，以家庭目前的情境作为背景为现象重新赋予积极的含义。它的基本理念是虽然家庭的情境是客观的，但是它对于每个家庭成员的意义却是主观的。从不同的角度看待就会有不同的认知，从而形成不同的处事方式，而家庭的矛盾就是由于看待问题的角度不同而产生了认知和观念上的差异。有时候一些中性或者负性的现象，由于某些观念和态度，而被赋予了消极的意义成为家庭问题的重要症状，最为我们熟知的就是"塞翁失马，焉知非福"的典故。可见改变观念和态度是消除这类症状的重要方法之一。例如，缺乏言语系统的儿童的哭闹，就是他们表达自我不舒适的一个重要信号；儿子与父亲言语上的对抗，是其寻求与很少在家的父亲情感碰撞的一种方式。

7. 消极赋义（negative connotation） 这是与积极赋义相反的一种技术。其基本理论基础与积极赋义相同，只是在操作时是对当前家庭成员看作是积极的行为进行分析和重新描述，结合目前的家庭情境，找出积极行为的消极面，对其进行重新赋义。通常进行消极赋义的现象或行为是来访家庭容易忽视的，是他们自认为积极正确的，但治疗师通过分析与判断能够发现其在家庭问题中所起到的消极作用。此时就必须对来访家庭成员的认知进行调整。帮助他们意识到，一些他们惯以为是好的东西其实才是问题的症结。例如，父母对于儿童的过度保护，在父母看来是为了保护孩子，但实际上是对孩子可发展潜能的限制；而另一个极端就是父母对于低幼年龄儿童的过度民主，在父母看来是让孩子自由地不受约束地发展，但实际上在儿童基本道德礼仪没有形成时很容易养成儿童专横跋扈的性格。

（三）家庭治疗的框架

家庭治疗需在专业机构的治疗室进行。每次治疗师与患者及其家庭成员进行1～1.5h的会谈。治疗室布置优雅、安静，备有玩具，座椅舒适且位置无主次之分。治疗师一般不穿工作服。通常1～2周一次面谈，以后可逐步延长至一月或数月面谈一次。总访谈次数一般在6～12次，亦有单次治疗后即好转而结束的情况。超过12次仍未见效时，应检查治疗计划并重新确定该家庭是否适合此种形式的治疗。总时间长度一般在6～8月内。若仅仅以解决症状为主，治疗需时较短，若希望重新塑造家庭系统，则需要加长疗程。

（四）家庭治疗的适应证

家庭治疗的适用范围非常广泛。神经症、心身疾病、青少年儿童心理行为障碍、夫妻与婚姻冲突、躯体疾病的调适、某些精神病和药物依赖、重性精神疾病恢复期、物质滥用的康复治疗都适于进行家庭治疗，尤其适用于以下几种情况：

1. 家庭成员之间有冲突，经过其他治疗无效；
2. "症状"在某个人身上，但是反映的却是家庭系统有问题；
3. 在个体治疗中不能处理的个人冲突；

4. 家庭对于患病成员的忽视或者对治疗的过分焦虑；

5. 家庭对个体治疗起了阻碍作用；

6. 家庭成员必需参与某个患者的治疗；

7. 个体心理治疗没有达到预期在家庭中应有的效果；

8. 家庭中某人与他人交往有问题；

9. 有反复复发、慢性精神疾病患者的家庭。

家庭治疗的禁忌证是相对的，只有在重性精神病发作期、偏执性人格障碍、性虐待等情况下，不宜首选家庭治疗。

七、团体治疗

团体治疗（group psychotherapy），又称集体心理治疗，是指将心理治疗的原理和技术同时应用于一组人中，主要通过团体内的人际交互作用，促使个体在团体中的观察、学习和体验，帮助个体认识自我、分析自我、反省自我、探索自我、接纳自我，从而调整和改善人际关系、学习新的态度与行为方式，进而发展出良好的适应能力的助人及自助过程。

（一）团体心理治疗的疗效因子

团体心理治疗的治疗性改变是一个非常复杂的过程，是随着人类各种体验的复杂的相互作用而产生的，这种相互作用称为"疗效因子"，包括以下 11 种：

1. 希望重塑（instillation of hope）　希望的重塑和维持对心理治疗来说至关重要，它不仅能够让患者坚持治疗，而且患者对治疗的信心本身就具有治疗效果。团体治疗者要尽力增加患者对团体治疗的信心，这要求治疗师相信自己及相信团体的效能。

2. 普遍性（universality）　许多人进到治疗室时忧心忡忡，以为他们是唯一的不幸者，只有他们有着某种恐怖的、不被人接受的问题、想法、冲动和幻想。团体治疗可以帮助患者观察到其他人也有相似的行为和问题。而且人类内心的需要与保守的秘密非常相似，在了解这一点之后，会让人有一种如释重负的感觉。

3. 传递信息（imparting information）　在团体治疗中，治疗师会采取多种形式帮助患者了解与己相关的疾病信息、改变病理性思维、提供理论框架及解释疾病的过程等。另外，在团体中也可以通过从其他已经成功解决某个问题的成员处获得很多直接的忠告。例如，对于 HIV 检验呈阳性的患者，治疗师会提供大量与疾病相关的医疗信息，矫正其非理性的恐惧和对传染的误解，并建议患者把自己的现状告诉别人，选择较少引起罪恶感的生活方式。

4. 利他主义（altruism）　在团体治疗过程中，团体成员互相提供支持、保证、建议和领悟，共同分享类似的困惑。通常团体成员比较容易接受来自组员的建议，而较难接受团体治疗师的建议。团体成员不仅从接受帮助中获益，也从给予的行为本身中有所获益。

5. 原先家庭的矫正性重现（the corrective recapitulation of primary family group）　团体治疗在许多方面都类似于家庭。有权威/父母的角色，同辈/兄弟姐妹的角色，深刻的人际关系，强烈的情感，以及身后的亲密感和敌对的、竞争的情感。早期在家庭中的冲突会在团体中复现，对于这些复现的冲突的矫正性体验对于成员来说至关重要。

6. 提高社交技巧（development of socializing techniques）　在团体治疗中会提供直接或间接的社交技巧的培养，经过较长时间团体治疗的成员会得到高度成熟的社交技巧。他们学会如何有效地回应他人；知道解决冲突的办法；较少进行主观评价且更善于准确地体验和表达共情。这些技巧对于团体成员的社会互动有很大的帮助。

7. 行为模仿（imitative behavior） 在团体治疗中，团体成员通过模仿治疗师或者其他成员来处理问题是很常见的现象，模仿本身具有治疗效果，通过模仿获益是很常见的，且在早期阶段的作用比后期更为明显。例如，在认知行为小组中，可以通过行为模仿来教会精神病患者减少幻听的策略。

8. 人际学习（interpersonal learning） 是一个广泛而复杂的疗效因子，在团体治疗中至关重要，且人际学习也是团体治疗中独有的过程。需要注意三个方面：首先是人际关系的重要性，人际关系在治疗过程中非常重要，如扭曲的人际关系的概念会引起心理疾病、治疗过程是人际关系的适应性矫正等。其次是要注意矫正性情感体验，帮助成员修复既往经历中的创伤性影响。再次是要认识到团体如同社会缩影，在团体中对适应不良的人际行为加以确认，并给予纠正，可以帮助个体增加在社会中的适应行为。

9. 团体凝聚力（group cohesiveness） 简单而言指的是一个团体对其成员的吸引力，具体而言是指成员们在团体中感觉到温暖、舒心、有归属感；他们重视团体，并反过来感觉到自身的价值及被其他成员无条件地接受与支持。

10. 宣泄（catharsis） 情绪宣泄作为人际互动的一部分，在治疗过程中占有重要地位，但是单有情绪宣泄并不够，伴随认知上的学习或者和其他的疗效因子在一起才能发挥最大作用。

11. 存在意识因子（existential factors） 包含了这样几个议题：责任、基本的孤独、命运的偶然性、生存的反复无常、生与死的自然规律。这一因子在团体治疗中被很多成员列为重要的影响因子。

上述 11 种疗效因子的区分是人为的，各疗效因子是互相依赖的，代表着改变过程的不同部分：认知的改变、行为的改变、情绪的感受能力、改变的前提等，且这些疗效因子在不同的团体中其重要性和作用各不相同，受助者也会因为不同的疗效因子而获益。

（二）团体心理治疗的发展阶段

团体从组建到结束包括五个阶段：准备期、形成期、过渡期、工作期和结束期。

准备期要做好以下工作：成员筛选，选择合适的治疗地点，确定有关治疗结构的一系列具体决定，如团体的名称、大小、周期，新成员的加入，治疗频率，以及每次治疗持续的时间等事项。

形成期团体的主要任务是建立信任的关系，营造安全的氛围，让团体成员获得安全感。治疗师需要明确说明团体治疗的目的、性质及过程，帮助团体成员在相互认识的基础上，逐步建立安全、信任的关系，进而达成团体的共识和目标。

过渡期主要是面对负性情绪、症状及疾病，探索并解决自己的问题。通过一些互动活动进一步建立相互理解、信任、真诚、支持和开放的团体氛围，提高团体的凝聚力和参与度，鼓励成员探索个人的态度、感受、价值与行为，逐渐开放自我。治疗师帮助患者对其表露出的非理性认知和非适应性行为进行分析及纠正，鼓励患者朝着团体目标和个人目标做出有益的改变。

工作期主要是面对问题、症状及疾病，利用团体解决自己的问题，促进成长。这一阶段采取的团体活动形式和方法因治疗目的、问题症状、疾病类型、对象的不同而不同，如行为训练、角色扮演、自我价值的探索、原生家庭关系探讨及音乐治疗等。

结束期主要的任务有：回顾团体治疗的过程，交流评估成效，让团体成员表达感受、分享感受、总结心得与收获，整理归纳在团体中学到的东西，学习管理和处理负性情绪，肯定成员的改变与成长。将团体中学到的知识运用到现实生活中去，使改变与成长继续，充满信心地去面对生活。

（三）团体治疗的方法与技术

1. 动力－交互关系法　采用心理动力学的技术，以改善不良人际关系为目标，鼓励病人逐渐习惯在集体中自我表达并评价他人。常用于神经症病人，每星期1～5次，可持续数月至1年。治疗师的作用仅在于引导，使各个体暴露问题后，通过其他成员的提醒及启迪达到领悟，以促进人格完善而消除症状。

2. 经验性团体治疗　基于人本主义的观点，强调个体在集体中获得经验，达到自我"觉醒"。有时要求病人无拘无束地暴露思想和感情，并心甘情愿地接受他人的坦率评论，甚至包括直言不讳的、带浓厚感情色彩的评议和争论。治疗师可安排各种丰富的集体活动，因该法需时较长，有人称之为"马拉松式"集体治疗。

3. 交往模式矫正治疗　主要有两大类：一为成熟的成人间的交往；二为不成熟模式，在成人交往中采用"儿童与父母交往式"或"童年伙伴式"，常由此产生人际紧张，引起交往中的矛盾。治疗分四个阶段：①结构分析、自我分析交往的层次。②交往关系分析，共同分析当前集体中各人的交往方式。③游戏分析，设计和安排各种游戏，部分参与，部分旁观，活动后讨论游戏中的交往方式。④"原型"分析，原型为童年期建立持续至今的一些非适应现象，通过分析自我认识病态及不良行为的根源和性质，以自我矫正。

4. 心理剧启示法　属团体治疗范畴，"脚本"源于团体中某成员或某家庭的生活，"剧情"着重反映人际关系中的矛盾及问题，常采用"互换角色法"，扮演者往往能设身处地地体验交往对象的感受，旁观者也可参与讨论分析，由于该形式一反心理治疗的枯燥乏味感，通过演出在笑声或情感激发后，往往有所启迪，借以调整及修正在人际交往中的不良行为表现。

（四）团体治疗的适应证

团体治疗的适用范围包括：神经症或神经症性反应，各种社交焦虑或社交恐惧；轻度的人格障碍，特别是人际关系敏感或者有交往缺陷者；青少年心理与行为障碍；心身疾病，尤其各种慢性躯体疾病病人；各种应激性及适应性问题。

八、其他心理治疗

（一）辩证行为疗法

辩证行为治疗（dialectical behavior therapy，DBT）是美国心理学家玛莎·莱恩汉（Masha M. Linehan）教授在20世纪90年代，开创出的一种针对边缘型人格障碍（borderline personality disorder，BPD）的心理治疗方法，该疗法创立过程中参考《易经》等中国经典思想，融入了东方的接纳、中庸、平衡等文化智慧，将"辩证法"应用于行为治疗，强调"接纳"（基于正念）与"改变"（基于认知行为治疗）的平衡。DBT继承了传统认知行为疗法（CBT）结构清晰、技术明确、操作具体、基于循证的优点，采用整体治疗模式，包括个体治疗、家庭治疗、团体技能训练、电话辅导和治疗团队督导，分为正念、情绪调节、人际效能、痛苦忍受等四个技能模块。

1. 辩证行为疗法技能训练　辩证行为疗法分为正念、情绪调节、人际效能、痛苦忍受等四个技能模块。

（1）正念技能是帮助患者发展出一种不加评判的知觉和自我感觉，这是一种注意力的控制能力，忽略过去的痛苦经历和对未来的恐惧，更充分地体验当下。

（2）痛苦耐受技能是帮助患者接受痛苦的情绪而不去试图改变它们，建立良好的心理弹性以应对痛苦，缓和消极环境因素的影响。

（3）情绪调节技能是帮助患者学习识别、描述和命名情绪，使用正念即非对抗的、非破坏性的方式调整负面情绪，减少负面情绪的波动，增加可发生的正向情绪。

（4）人际效能技能是帮助患者学习新的方式来表达信念和需求，设定原则，协商解决问题的方法，在自尊和维护人际关系之间达到平衡。

2. 适应症　循证研究表明，DBT 对边缘型人格障碍、B 群和 C 群人格障碍、进食障碍、创伤后应激障碍、抑郁障碍、双相情感障碍、成瘾问题、焦虑障碍、强迫障碍、注意缺陷与多动障碍、自杀自伤行为等均有明确的疗效。同时，DBT 也被广泛用于希望提升情绪管理、改善人际关系的非临床人群。DBT 的核心思想与中华文化非常契合，临床研究及实践也表明其在国内较为适用，在上海、北京、广州、四川、吉林等地的专科医院及综合医院中应用效果显著，受益患者众多。

（二）支持疗法

支持性心理治疗（supportive psychotherapy），简称支持疗法，是指以精神支持为主要内容的心理治疗方法。当患者面临严重现实挫折，产生应激性负性情绪或心理创伤时，不适合从患者早期经验或成长经历中分析心理问题的源头，需要由治疗者提供精神支持来帮助其应对危机，渡过心理难关。支持疗法可以提高患者对现实刺激的适应力，缓解心理压力，保持心理平衡。

1. 支持疗法的原则

（1）提供适当的"支持"　当一个人面临心理上的危机或挫折时，最需要的，莫过于他人的安慰、同情与关心。支持治疗的第一原则是提供患者所需要的心理上的支持，包括同情体贴、鼓励安慰、提供处理问题的方向与要诀等。一般说来，治疗者要考患者所面临的心理挫折的严重性、患者本身的性格特点、应对问题的方式等提供适当的支持。

（2）调整对应激源的看法　由于应激反应的程度往往与个体对该应激的认知评价有关，因此支持治疗的另一要领在于协助患者端正对于困难或挫折的看法，通过对应激源看法的调节来改善问题，让患者以客观、现实、解决问题的方式去处理困难。

（3）善用各种支持资源　当一个人面临心理上的挫折时，经常低估自己的潜力，忘掉可用的资源，忽略别人可以提供的帮助。支持治疗不仅要治疗者提供支持，而且要帮助患者重新认识自己内在或外在的支持资源，鼓励其利用各种社会支持解决自身问题。这些资源包括家人与亲友的关心、经济上的支持、周围的生活环境及社会可提供的帮助等。

（4）排除外在困难　有时候一个人所面临的问题，是由外在环境因素诱发的。这些环境包括自己的家庭、学校、工作单位或社会环境。假如这些外在因素是非健康性的，那么可以协助患者去处理和改变这些外在环境。

（5）提高适应性　面对困难或挫折，不同的应对方式会导致不同的适应结果。支持疗法的重点就是跟求治者一起分析探讨，寻求应付困难或处理问题的恰当方式，并鼓励患者去采取较有用且成熟的适应方式来面对问题。

2. 支持疗法的基本步骤

（1）收集患者资料　通过观察、询问、心理测量等手段全面了解患者各方面的资料。主要包括患者的情绪状况、疾病状态、遭遇的挫折、环境的压力、生活条件、家庭情况、社会背景、人际关系、个性特点与疾病有关的因素等。

（2）鼓励患者倾诉 治疗师在与患者交谈的过程中，请患者倾诉对疾病的感受，对病情的认识，存在的情绪危机和心理困扰。此时治疗师要耐心倾听，不要随便打断患者的谈话，要注意观察患者的情感变化和对某些问题的认识及评价，必要时可以做些启发式提问。

（3）分析与解释 治疗师根据所得信息，整理分析出患者存在的主要问题和求治动机，向患者进行解释说明。这时要语言中肯、语义明确、分析深入浅出、通俗易懂，并适当结合解释、安慰、鼓励、暗示等方法。在分析过程中，患者如有不同意见，可以保留，切不可与患者辩论、争吵。

（4）鼓励与指导 治疗师结合患者的病情，把有关疾病的本质、患病因素及主要防治办法等基本知识向患者解释说明，使其正确地认识并对待疾病，消除顾虑，树立战胜疾病的乐观信念，积极主动地配合治疗。

此外，实施支持治疗一般应选择安静的环境，每次治疗时间以 1 小时左右为宜。

3. 适应证 支持疗法多用于那些遭受严重挫折或灾难，产生心理创伤的患者，还可以应用于人格不成熟，现实适应能力不高，或是存在退化性障碍的人。通过支持与照顾，提高其应对现实的能力，降低心理问题出现或恶化的可能。支持疗法还可看作是一种非特异性的心理治疗方法，在多种情况下与其他心理疗法结合使用。

（三）来访者中心疗法

来访者中心疗法（client - centered therapy）由美国人主义心理学家罗杰斯（C. R. Rogers）于20 世纪中叶创立。罗杰斯说："来访者中心疗法学派主要是一种存在注意观点，寻找适当的态度和行为的表达，而这些态度和行为乃是能够创造出促进成长的气氛。它是一种重要的生活哲学，而不是一种简单的技术或方法。"

1. 来访者中心疗法的治疗目标

（1）协助求助者除去在社会化过程中形成的面具。

（2）解放自己，真诚地面对自己和表达自己。

（3）减少被扭曲的感知觉和表达方式。

（4）从在外部寻找答案转变为愿意向内反思自己。

（5）察觉内在的体验，尝试整合冲突和混乱的感觉。

（6）从缺乏信任、封闭和畏惧人际关系转变为对别人更具开放性。

（7）鼓励患者放弃排斥别人或固执己见的想法，对经验和外在世界的可能性采取更加开放的态度。

（8）愿意探索改变的可能性。

2. 来访者中心疗法的基本技术

（1）建立良好的心理咨询关系 以来访者为中心的方法是关系取向的方法，治疗过程就是治疗师与求助者共同参与的探险，是双方显露人性、一起追求成长经验的过程。来访者中心疗法取得治疗效果的必要条件包括：注重建设融洽的咨询关系和治疗气氛，要求治疗师采取温暖、价值中立或非评价性的态度等。

（2）设身处地的共情理解 共情理解是以来访者为中心，让来访者感觉被接纳和理解，促进自我探讨。共情理解有助于加深患者对自己的感受和经验的自觉认识。罗杰斯批评精神分析中的父母－子女式的医患关系和行为疗法中的师－生关系，主张治疗师应以普通人的身份出现，治疗师的作用仅限于根据患者当前的感受和体验与之建立平等的关系，引导患者抒发自己的情感，鼓励其体验此时此刻的关系，而不给予具体的指导和分析。治疗的动力是人普遍具有的自我实现的趋势，心理治疗可以看成是各种建设性人际关系的特殊例子。

（3）真诚（sincereness）或一致性（congruence） 真诚是指治疗师以"真正的自我"出现，他在治疗中的表现如同他在现实生活中的表现一样坦率，不把自己隐藏在专业角色之内，不以专家的身份高高在上，而是和来访者平等、坦诚地相处。治疗师自由地表达自我，告诉来访者自己的感受，坦诚和公开地面对来访者的各种反应。治疗师真诚的表现会给来访者提供一个自然、安全的氛围，也为来访者能打开自己的心扉、坦诚地谈论自己的问题树立榜样，从而帮助来访者在治疗关系中撕下他们的伪装，袒露自己，真诚地对待自己和治疗师。

（4）无条件积极关注 是指无条件地整体接纳来访者，并通过言语和身体语言方式给来访者以积极的鼓励和关怀；有选择性地注意来访者身上的积极因素，相信其具有成长的潜力。

来访者中心疗法治疗成功的标志是来访者的态度发生转变，更直接地体验到自己的情感。随着治疗的进展，来访者的生活能力日益提高。治疗所关心的是人格改变的进程，而并非人格的结构。

3. 适应证 来访者中心疗法主要针对正常人群或轻度心理障碍患者，如人际关系问题、个人成长发展问题、社会适应不良、某些神经症患者。但实际上，人本主义思想又贯穿了各个流派的治疗过程，共情、真诚、无条件积极接纳，都是心理治疗的基本技能。来访者本中心疗法更加强调治疗师本人的人格和态度的作用，而不是方法技巧的作用。来访者中心疗法相信来访者具有自我指导能力和自我负责能力，只要治疗师怀有这样的信念去对待来访者，这种氛围就会创造一种推动的力量，推动来访者发生改变。

（四）叙事疗法

叙事疗法，是治疗师运用适当的方法，帮助来访者重述人生故事，以唤起来访者改变内在力量的一种治疗方法。叙事疗法通过故事叙说、问题外化、由厚到薄等方法，使来访者变得更主动，更有动力。

叙事疗法认为，人类活动和经历更多的是充满了"意义"和故事，而不是逻辑论点和法律条文，它是交流意义的工具。人类学家布鲁纳指出："故事一开始就已经包括开始和结束，因而给了我们框架，使我们得以诠释现在。"来访者在选择和述说其生命故事的时候，会维持故事主要的信息，符合故事的主题，往往会遗漏一些片段。为了找出这些遗漏的片段，治疗师会帮助来访者发展出双重故事。例如，有学生在叙事治疗中谈到"他的问题故事"，而治疗师会引导他说出另一段他自己不曾察觉的部分，进而帮助他自行找出问题的解决之道，而不是治疗师直接给予建议。也就是在治疗过程中唤起来访者生命中曾经活动过的、积极的东西，以增加其改变的内在能量。在叙事疗法中，治疗师最常问的一句话是："你是怎么办到的？"随后，会将焦点放在来访者曾努力过的，或他内在的知识和力量上，引导他走出自己的困境。

1. 叙事疗法的主要技术

（1）故事叙说——重新编排和诠释故事 叙事疗法主要是让来访者先讲出自己的生命故事，以此为主轴，再通过治疗师的重写，丰富故事内容。对一般人来说，说故事是为了向别人传达一件自身经历或听来的、阅读来的事情。不过，心理学家认为，说故事可以改变自己。因为，人们可以在重新叙述自己的故事甚至只是重新叙述一个不是自己的故事中，发现新的角度，产生新的态度，从而产生新的重建力量。简单地说，好的故事可以产生洞察力，或者使得那些本来只是模模糊糊的感觉与生命力得以彰显出来，为自我或我们所强烈地意识到。面对日常生活的困扰、平庸或是烦闷，把自己的人生、历史用不同的角度来"重新编排"，成为一个积极的、自己的故事。这样或许可以改变盲目与抑郁的心境。

（2）问题外化——将问题与人分开　叙事疗法的另一个特点是"外化"，也就是将问题与人分，把贴上标签的人还原，让问题是问题、人是人。如果问题被看成是和人一体的，要想改变相当困难，改变者与被改变者都会感到相当棘手。问题外化之后，问题和人分家，人的内在本质会被重新看见与认可，转而有能力与能量反身去解决自己的问题。

（3）由薄到厚——形成积极有力的自己的观念　一般来说，人的经验有上有下。上层的经验大多是成功的经验，形成正向积极的自我认同；下层的经验大多是挫折的经验，形成负面消极的自我认同。如果一个个体累积了比较多的积极自我认同，凡事较有自信。相反，如果一个人消极的自我认同远多于积极的自我认同，就会失去支撑其向上的力量，使其沉沦下去。叙事心理治疗的方法，是在消极的自我认同中，寻找隐藏在其中的积极的自我认同。

2. 适应证　叙事疗法是目前应用比较广泛的后现代心理治疗技术，具有操作性强、效果显著等特点，有较高的推广价值，适用的人群范围比较广泛，焦虑、抑郁等情绪障碍，人际交往困难、创伤后应激障碍、睡眠障碍、心身疾病等均可使用。

【复习思考题】

1. 简述心理咨询的基本过程。
2. 心理治疗主要有哪些方法？
3. 简述心理治疗的适应证。

第一节　中医心理学发展简史

中医心理学是在继承中国古代哲学对心理现象的认识的基础上并在中医基础理论的指导下，吸收现代心理学知识，研究心理现象发生、发展规律，以及心理行为因素在人的健康和疾病相互转化过程中的作用及其规律的一门学科。

中医心理学植根于五千年的中华文化沃土，汲取中国历代文化养分，深受中国古代哲学思想的浸润，以"形神一体，天人合一"的立论视野，强调主观与客观、人与自然的和谐统一。同时，中医心理学脱胎于中医学，积累了中医学几千年来为人类防病治病、维护健康的丰硕经验，蕴含着心主神明、心神感知、情志相胜等丰富的中医心理学思想。尽管中医心理学作为一门独立的学科形态自20世纪80年代才出现，发展历史看似只有短暂的几十年时间，但是，这门学科在此之前已经历经了数千年的孕育过程，源头可追溯到远古时期。

一、萌芽时期

中医心理学萌芽于远古时期的巫祝现象。远古时代，社会生产力极其落后，人们的生存状况十分艰苦，认识自然环境和人类自身的能力也相当有限，面对疾病产生的原因，往往看作是神灵的惩罚或魔鬼作祟，因此，会通过祈求神灵宽恕保佑、或驱魔辟邪的方式来治疗疾病。陈邦贤先生在《中国医学史》中，对这一现象做过清晰的陈述："中国医学的演进，始而巫，继而巫和医混合，再进而巫和医分立。以巫术治病，为世界各民族在文化低级时代的普遍现象。"

远古时期，巫祝之所以可以治病，也与执行巫祝的人有密不可分的关系。上古时期，事鬼神者被称为巫，以女性居多；祭主赞词者被称为祝，以男性为主，后来巫祝连用，专指能通鬼神、执掌占卜祭祀之人。因此，上古时期，具备与鬼神相通能力的巫祝，并非人人可为，主要由懂地理、晓天文、知人事的高级知识分子担任，故有"神职官员"之称。据《周礼·春官》记载，巫祝等级森严，种类繁多，分工明确，有"大祝""小祝""甸祝""司巫""男巫""女巫"等。其中，祝的"神职官位"比巫高。凡涉及国家祈福安灾，以及王、后、贵人的身体健康、草药沐浴等事宜，均由巫祝掌管。在当时，巫祝作为学识丰富的职业人员，深受王侯贵族、黎民百姓的信任，因此，采用巫祝之法治病也被人们广为接纳，这种信任关系的建立，也是巫祝之法治病会产生一定疗效的原因之一。

古籍中所载诸多传说中的名医，大多会以巫祝之法疗病。如西汉刘向在《说苑》中云："吾闻上古之为医者曰苗父。苗父之为医也，以菅为席，以刍为狗，北面而祝，发十言耳，诸扶而来者，舆而来者，皆平复如故。（我听说上古神医苗父治病时，用菅草编成草席，用草扎成草狗，面向北祝祷，不过念十句祝祷语，那些被扶来的、抬来的病人，都能恢复健康）"这种上古时期不使用针药，而是借助语言、行为、舞蹈等方式为人治病的医疗活动形式，也称作"祝由"。《素问·移精变气论》对祝由也有记载："往古人居禽兽之间，动作以避寒，阴居以避暑，内无眷慕之累，外无伸宦之形，此恬淡之世，邪不能深入也。故毒药不能治其内，针石不能治其外，故可移精祝由而已。"（上古之人巢居穴处，追逐生存于禽兽之间，依靠身体运动御寒，到阴凉处避暑，内无眷恋思慕拖累精神，外无追逐名利劳累身体，处在这种清静的环境中，精神可以内守，邪气就不能深入侵犯，所以患病时既不需要药物治其内，也不需要针石治其外，只用祝由即可以改变精气治愈疾病。）

祝由过程能够产生实际疗效，原因之一是其中也蕴含着许多心理学原理。正如《灵枢·贼风》对祝由疗效原因的阐述："黄帝曰：其祝而已者，其故何也？岐伯曰：先巫者，因知百病之胜，先知其病之所从生者，可祝而已也。"可见，祝由能产生疗效的合理内核是分析病因，即说明生病的缘由。清代吴鞠通对此做出了进一步阐述："祝，告也；由，病之所以出也……吾谓凡治内伤者，必先祝由。盖详告以病所由来，使病人知之而勿敢犯，又必细体变风变雅，曲察劳人思妇之隐情，婉言以开导之，庄言以惊觉之，危言以怵惧之，使之心悦诚服，而后可以奏效。"即通过分析解说致病原因，结合语言、行为和舞蹈等方式进行心理暗示，以减轻或解除病人的心理压力，调节其情志状态，达到疗愈的目的。

祝由的出现及在远古医疗活动中的应用，与当时的生产力发展水平相适配，包含有现代心理治疗方法中的心理暗示等方法，实质上属于精神疗法的范畴。因此，这一时期可认为是中医心理学的萌芽时期。

二、形成时期

春秋至西汉时期是中国古代哲学思想蓬勃发展的一个辉煌时期，当时学派林立，学术氛围活跃，医学及对医学相关心理现象的论述也十分丰富。这一时期，《黄帝内经》（简称《内经》）这部重要典籍的成书，标志着中医心理学思想雏形的形成。

春秋战国时期，诸侯割据，七国争雄，战乱四起、人民困苦的场景促使有识之士纷纷提出自己治国救民的主张，例如，孔子、孟子、老子、庄子、荀子、韩非子等人的思想传播；儒家、道家、墨家、法家等各家学派的争论，《易经》《左传》《尚书》《吕氏春秋》等著作的相继问世，形成了各派学术思想百家争鸣的生动局面，其中也不乏对心理现象的探讨，对中医心理学思想的形成产生了促进作用。

以孔子为代表人物的儒家提倡适度节制、和谐平顺的中庸之道。《中庸》论及人的情绪状态时，体现的也是中和的理念："喜怒哀乐之未发谓之中，发而皆中节谓之和。"表明情绪的适度和节制才是最好的，过犹不及。《论语·子路》也从中行的视角描述了人的性格特征上的区别："不得中行而与之，必也狂狷乎？狂者进取，狷者有所不为也。"这里的狂者指性格积极进取、有所作为的人；狷者指性格沉着冷静、有所不为的人；中行者则是性格适度节制、和谐平顺的人。荀子继承和发展了孔子的思想，对人的先天本性提出了"人之性恶，其善者伪也"的论述，认为后天的教化对人性的改造发挥决定性作用。此外，荀子还开创性地提出了"形具而神生"的形神观，认为形是形体，神是人的精神现象，形是神的物质基础，神不能脱离形体而存在，这有别于唯心主义，是基于唯物主义一元论的观点。同时，他还提及了"心者，形之君也，而神明之主也。"明确了心在形体上的君主地位，阐明了心主神明的观点，这些思想，对后来《黄帝内经》的产生有着直接的影响。

道家学派对中医学的影响最深，所主张的道法自然、形神俱养、守静等观点对中医心理学也产生了深远的影响。老子云："人法地，地法天，天法道，道法自然。"指出人的生命必须符合自然规律，才能健康长寿，人要顺应自然，尊重事物的本来规律，顺势而为。道家强调养生，庄子曰："唯神是守，守而勿失，与神为一。"表明了道家注重心神修养、养神为主体的主张。同时，道家也关注养形的重要价值，《庄子·刻意》中记载："吹呴呼吸，吐故纳新，熊经鸟申，为寿而已矣；此道引之士，养形之人，彭祖寿考者所好也。"提倡通过导引术兼顾养形，从而阐明了以神养形，形神俱养的主张。道家也提倡清静无为，老子云："致虚极，守静笃。"提出修炼心神的方法就是要放下心里的种种欲念和困扰，做到"虚其心"，方能实现"空和明"，只有保持虚心静气，虚静合一，才能达成调神养心，万物并作。《吕氏春秋》以道家思想为准则，主张节欲、适欲的情欲心理。《吕氏春秋·观表》有云："事随心，心随欲。欲无度者，其心无度；心无度者，则其所为不可知矣。"说明嗜欲无度对人的行为会带来不利影响。

这一时期，除了儒道两大学派对医学和心理学相关内容的论述多、影响大之外，其他著作中也能看到有关中医心理学的内容论述，且涉及领域众多。例如，《左传·昭公二十五年》所云："民有好、恶、喜、怒、哀、乐，生于六气。是故审则宜类，以制六志。哀有哭泣，乐有歌舞，喜有施舍，怒有战斗。喜生于好，怒生于恶……生，好物也；死，恶物也。好物乐也，恶物哀也。哀乐不失，乃能协于天地之性，是以长久。"探讨了情绪的六个类别、情绪的表现以及受外物的影响，对情绪的描写细致全面。《五十二病方》是我国迄今为止发现的最古老的医学方书，其中记录有癫证、魅证，以及具有神昏、抽搐、惊厥表现的其他神志性病证，对此类相关精神心理疾病及其方药的使用，例如祝由方的使用，予以了关注和梳理。从其中方药的总体收录情况来看，这一时期药物治疗已经逐渐占据主导地位。

中医经典医籍《黄帝内经》成书于春秋战国至汉代中期的几百年间，集先秦两汉医学之大成，在中国医学史上具有划时代的意义。《黄帝内经》吸纳中国古代哲学智慧并系统应用于医学领域，确立了以整体观念为核心的中医思维，提出了藏象学说、经络学说，阐发了病因病机，制定了诊治大法，构建了中医学的基本理论体系。《黄帝内经》中论及了医学、哲学、生物学等多学科内容，其中有关中医心理学思想的内容论述极其丰富，基本涵盖到了现代心理学所界定的心理现象的全貌。《灵枢·本神》中记载："故生之来谓之精，两精相搏谓之神，随神往来者谓之魂，并精而出入者谓之魄，所以任物者谓之心，心有所忆谓之意，意之所存谓之志，因志而存变谓之思，因思而远慕谓之虑，因虑而处物谓之智。"此处所提及的神、魂、魄、意、志、思、虑、智是人的不同的意识状态，包含了现代心理学认知过程的知觉、记忆、思维、想象等大部分心理现象。《素问·阴阳应象大论》有云："人有五脏，化五气，以生喜怒悲忧恐。故喜怒伤气，寒暑伤形。暴怒伤阴，暴喜伤阳。"不仅呈现了人的情绪活动类型，还说明了情绪活动过度会致病的现象。同时，《黄帝内经》中还记载了对情绪类型的专有称谓"五志"，即："肝在志为怒，心在志为喜，脾在志为思，肺在志为忧，肾在志为恐。"有关人格类型及其特征的专门论述，可见于《灵枢·通天》："盖有太阴之人，少阴之人，太阳之人，少阳之人，阴阳和平之人。凡五人者，其态不同，其筋骨气血各不等。"可知，依据人的气质不同可划出五种人格类型，相应的人格特征也有所不同，例如，太阳之人的特征是："居处于于，好言大事，无能而虚说，志发于四野，举措不顾是非，为事如常自用，事虽败而常无悔，此太阳之人也。"此外，《黄帝内经》也论及了脑和认知心理活动的关系，《灵枢·海论》有云："脑为髓之海，其输上在于其盖，下在风府"，"髓海有余，则轻劲多力，自过其度；髓海不足，则脑转耳鸣，胫酸眩冒，目无所见，懈怠安卧。"表明脑的功能正常与否与人的反应能力、听觉、视觉及身体运动状态直接相关。

总体而言，《黄帝内经》对中医心理学思想的认识和整理已形成了从基本现象、基础理论到临床实践的完整框架，标志着中医心理学雏形的形成。首先，对意、志、思、虑等认知心理过程、五志情绪活动、阴阳五态人格类型、睡梦等心理现象及心脑关系等心理规律都有了初步的认识；其次，阐明了形神合一论、心主神明论、五脏藏神论、人格体质论、阴阳睡梦论等中医心理学基础理论；再者，阐述了四诊心法、心理病机、心理养生、心理治疗等临床实践内容。正如我国首届国医大师–长春中医药大学附属医院任继学教授所说"中医学强调整体观念，十分重视具有情感思维的人的心理活动以及心理活动在人生老病死中的重要作用。进而从理论概括出心主神明论，七情学说，藏象五志论，形神合一论等，并将它贯穿于病因、病机、诊断、治疗、防病保健，开发智力等方面，指导着中医的临床实践。仅《黄帝内经》而言，涉及心理学问题的篇幅达90%以上，重点讨论心理学内容的约占20%。"这些中医经典为中医心理学日后的发展和成熟奠定了坚实的基础。

三、发展时期

在《内经》所构建的基础框架之上，东汉三国至明清时期中医心理学思想又得到了进一步的发展、充实和提高。

东汉三国时期的发展主要体现在华佗和张仲景的诊疗理念中。三国时期的名医华佗十分重视疾病诊治过程中对心理因素的关注和治疗，《华佗神医秘传》中记载："忧则宽之，怒则悦之，悲则和之，能通斯方，谓之良医。"指出了医生善于辨识患者情绪异常并给予治疗的重要性。东汉著名医家张仲景的医学名著《伤寒杂病论》是融理法方药于一体的辨证论治专著，其中有明确记载将精神和情志异常变化作为诊断和辨证的重要依据。例如，《金匮要略·奔豚气病脉证治》云："病有奔豚，有吐脓，有惊怖，有火邪，此四部病，皆从惊发得之。师曰：奔豚病，从少腹起，上冲咽喉，发作欲死，复还止，皆从惊恐得之。"明确指出，在病患自感有气从下腹部向上冲到咽喉、伴濒死感、痛苦异常、发作后又恢复正常的病情中，"惊恐"是重要病因。此外，张仲景所创立的精神心理疾病的有效方剂对临床的指导价值延续至今，例如："妇人脏躁，喜悲伤欲哭，象如神灵所作，数欠伸，甘麦大枣汤主之。"写明脏躁病表现为无故悲伤、哭笑无常、频频打哈欠伸懒腰，不能自控，似"神灵附体"一般，可用甘麦大枣汤治疗。

晋至隋唐时期基于经济和文化的空前繁荣，中医心理学思想又获得了深入发展和充实。具体表现在三个方面。第一，《黄帝内经》的整理和注释加强了中医心理学思想的阐释和发挥。例如，西晋的皇甫谧在《针灸甲乙经》中强调"刺神"的重要性，指出需要依据患者"形、性、血、气"的不同选取适合的针灸方法，其中的"性"即是人的心理特点，这些是对《黄帝内经》中《灵枢》部分相关中医心理思想的发挥。唐代医家王冰研究注释《黄帝内经》中《素问》部分，对其进行系统的整理和编排，形成了《补注黄帝内经素问》81篇，为传承古医籍做出了重要贡献，其中在论及养生思想时，强调养心的重要性，即"寡欲、守静、致柔"。第二，在《黄帝内经》基础上，对个体心理发展有了深入认识。例如，隋代巢元方在《诸病源候论》中首次提出了有关婴幼儿身心发展规律的"变蒸"学说，指出"小儿变蒸者，以长血气也。变者上气，蒸者体热。"唐代孙思邈在《备急千金要方·少小婴孺方》中进一步总结"凡小儿自生三十二日一变，再变为一蒸，凡十变而五小蒸，又三大蒸，积五百七十六日，大小蒸都毕，乃成人。"其中也提及，一变时"应和人"，二变时"能咳笑"，八变时"知欲学语"。尽管后世各家对变蒸学说存在激烈的争论，但该学说的出现促进了对个体身心发展规律的关注和探讨，有着积极的意义。第三，在心神疾病、心理卫生、心理病机方面的探讨，以及益智方药的收集整理都有极大进展。例如，巢元方《诸病源候论》论及的心神症状多达四十五种，且辨证详实。孙思邈《备急千金要方》对心神疾病进行了理法方药等全面的辨证论治。《备急千金要方·心脏脉论》中记载："愁忧思虑则伤心，心伤则苦惊喜忘善怒。"就治疗心神疾病而言，"心虚实"篇又言："治心实热，惊梦喜笑，恐畏悸惧不安，竹沥汤方。"

宋金元时期是中医心理学思想发展的高峰时期，主要体现为两大领域，第一，七情学说发展成熟完善；第二，以刘完素、李东垣、朱丹溪、张从正为代表的金元四大家阐发了中医心理学说并提升了中医心理临床治疗水平。南宋陈无择在《三因极一病证方论》中提出了著名的"三因论"，把各种致病因素概括为内因、外因、不内外因，统称为"三因"。其中，七情致病归为内因，即"喜、怒、忧、思、悲、恐、惊。"明确了七情的概念，并提出了"七情学说"，详细列举了七情致病的各种病症，例如，《三因极一病证方论·内所因心痛证治》记载"心痛证"为"喜怒忧郁所致"。同时也指出了内因和外因可以交互致病，并创立了"七气汤""大七气汤""小定志丸""菖蒲益智丸"等治疗情志疾病的常用有效方剂。

刘完素倡导"火热论"，将《黄帝内经》火热病机十九条扩展到五十七条，认为"五志过极皆为热甚"，即："五脏之志者，怒、喜、悲、思、恐也……若五志过度则劳，劳则伤本脏，凡五志所伤皆热也。"因此，在治疗上注重清心泻火，调理情欲，创立了降心火、益肾水为主的治疗火热病的方法。李东垣是"补土派"的鼻祖，主张"内伤脾胃，百病由生"的观点，认为疾病多由脾胃损伤引发，其中情志是主要因素。在其《脾胃论·安养心神调治脾胃论》中有云："因喜、怒、忧、恐，损耗元气，资助心火，火与元气不两立，火胜则乘其土位，此所以病也。"表明情志是"饮食失节""寒温不适"等因素损伤脾胃的前提。朱丹溪是"养阴派"的代表，以"阳常有余，阴常不足"立论，如《格致余论》中记载"人受天地之气以生，天之阳气为气，地之阴气为血。故气常有余，血常不足。"所以要养阴。保护阴精需要做到收心养心，恬淡虚无。同时，他以《黄帝内经》和《伤寒杂病论》中的"水、火、痰"三郁为基础，提出了"气郁、湿郁、痰郁、火郁、血郁、食郁"的"六郁"学说，为解诸郁，创制了越鞠丸，应用至今。张从正代表"攻下派"，擅长心神疾病的病因病机分析与治疗，且理论和实践水平高超。他对《素问·举痛论》中怒、喜、忧、思、悲、恐、惊七情病机和症状做了详细阐发，指出"怒气所至，为呕血，为飧泄，为煎厥，为薄厥，为阳厥，为胸满胁痛；食则气逆而不下，为喘渴烦心，为消瘅，为肥气，为目暴盲，耳暴闭，筋解，发于外为疽痈。"他阐发临床心理病机，认为"疝气……或因号哭忿怒，则气郁之而胀。"他运用吐法治疗时，会充分考虑患者的个性差异对疗效的影响，在临床中灵活使用，如《儒门事亲》"禁吐八条"所载"故性行刚暴、好怒喜淫之人，不可吐；左右多嘈杂之言，不可吐；病人颇读医书，实非深解者，不可吐……病人无正性，妄言妄从，反复不定者，不可吐。"同时，张从正也善于应用心理疗法开展临床实践，《儒门事亲》记载的心理治疗案例有十余例，是后世传承中医心理治疗的宝贵经验。

明清时期中医心理学思想持续发展的特征之一是对脑的功能认识较前人更为深入，特征之二是心理治疗方法得到了多位医家的传承和创新。明朝李时珍《本草纲目》出现了"脑为元神之府"的提法；清代王清任《医林改错·脑髓说》主张"灵机记性不在心在脑"的观点，并指出了脑与各器官之间的联系，以及脑髓生长与智能发展的关系。明代张景岳心理治疗运用娴熟，指出"然以情病者，非情不解，其在女子必得愿遂而后可释，或以怒胜思亦可暂解；其在男子，使非有能屈能伸，达观上智者，终不易邪也。"他在《传忠录·里证》中完善了七情致病说和相关治疗方法："七情内伤，过于喜者，伤心而气散，心气散者，收之养之；过于怒者，伤肝而气逆，肝气逆者，平之抑之；过于思者，伤脾而气结，脾气结者，温之豁之；过于忧者，伤肺而气沉，肺气沉者，舒之举之；过于恐者，伤肾而气怯，肾气怯者，安之壮之。"傅青主善治妇科疾病，指出"嫉妒不孕""大怒小产""产后郁结乳汁不通"等情志致病病因。陈士铎在《石室秘录》中提出了"意治法""神治法""逸治法"等创新心理疗法。

正如《近代心理学历史导引》一书所言："世界心理学的第一故乡是中国"，中华五千年的灿烂文明和优秀传统文化孕育出了中医心理学思想及其理论体系，这份文化自信和文化瑰宝，需要我们接续传承，创新弘扬。

四、完善时期

中华人民共和国成立以后，中医心理学作为一门独立学科的建立和发展，标志着中医心理学步入完善时期。1980 年《成都中医学院学报》第 3 期发表了北京大学陈仲庚指导、北京中医研究院研究生班王米渠等人撰写的论文《中医心理学说初探》，这是中医心理学作为学科概念的首次提出。自此，中医心理学的相关研究工作在全国各地陆续开展起来。1983 年，王履康和王升龙在《福建中医药》杂志上发表了《中医心理学的开创与探讨》，围绕中医心理学的概念、任务、学科性质等内容进行了初步界定。1984 年 6 月福建省中医学会召开了福建省首次中医心理学学术座谈会暨福建省中医心理学研究组成立会议。1984 年王效道、黄成惠、杜文东撰写《〈内经〉心理思想研究》。1985 年 3 月、1985 年 9 月王升龙、王米渠相继出版了我国最早的题为《中医心理学》的著作。1985 年中医心理学选修课率先在成都中医学院（现成都中医药大学）研究生班开课。1985 年福建中医学院建立了第一个中医心理学教研室，并在《福建中医药》杂志开辟了中医心理学专栏。1985 年 12 月成都中医学院召开"首届全国中医心理学学术研讨会"。1986 年由王米渠、王克勤、朱文峰、张六通主编的高等中医药院校试用教材《中医心理学》出版面世。20 世纪 80 年代上述中医心理学研究成果的集中出现，标志着中医心理学作为一门独立学科的建立和兴起。

进入 21 世纪，国家中医药管理局把中医心理学、中医神志病等确立为重点学科，开展学科建设，极大地促进了中医心理学的发展。在人才培养方面，在开设应用心理学本科专业的基础之上，部分中医药院校也开始招收中医心理学、中西医结合心理学硕士研究生，广州中医药大学、湖南中医药大学等几所院校还招收中医心理学博士研究生。除了院校学历学位教育的人才培养模式外，中医心理师职业技能型规范化人才培养模式也应运而生，国家也在同步启动中医心理职业化认证标准的制定工作，这些工作的落实，将促进中医心理学发展进入新的里程。

全国各地中医院相继设立中医心理科、神志病科、中医心身疾病专科等临床科室，各地的专科科室各有特色，多以传统中医药治疗为主、现代心理治疗手段为辅，必要时中西医结合配合心理干预治疗心理疾病。对常见的神志疾病，如郁病、百合病、奔豚气、恐病、惊悸、怔忡、脏躁、梅核气、不寐、癫病、狂病等及内外妇儿等各科的相关身心疾病疗效显著，受到广大患者的认可和好评。

第二节　中医心理学理论

中医心理学以中医理论为基础，受到中国古代哲学思想的巨大影响，以东方哲学认识世界的独特方法为核心，在理论和实践上都熠熠生辉，形成了自己独具特色的理论体系和实践模式。

中医心理学理论主要包括形神合一、心主神明、五脏藏神论、人格体质论和阴阳睡梦论。

一、形神合一论

形神合一是中医心理学理论的核心内容。形，指形体，是指构成人体的脏腑、经络、五体和官窍及运行或贮藏于其中的精、气、血、津液等。狭义之神是指人的精神、意识、思维和情志活动。形神合一论认为，人是形体与精神结合统一的有机整体，形为神之体，神为形之主，形神不可分离。形神合一论是中医整体观念的重要组成部分。

1. 形为神之体 中医心理学理论认为，神本于形而生，而且神不能离开形体而独立存在。神志活动以五脏的精气作为物质基础，故在生理上，形健则神旺，形体充盛则精神振奋，神智清楚，思维敏捷；在病理上，形衰则神疲，脏腑精气空虚，就会出现易怒、健忘、悲伤、恐惧等一系列形病伤神的症候。

2. 神为形之主 神在形的基础上产生，但对形有主宰作用。如《素问·灵兰秘典论》曰："心者，君主之官也，神明出焉。""主明则下安……主不明则十二官危，使道闭塞而不通，形乃大伤。"说明人体各脏腑组织器官的功能活动是由神来支配和调节的，神一旦失去了这一主宰及调节作用，就有可能影响五脏六腑的功能，甚至危及生命。

3. 形神不可分离 《黄帝内经》认为形神和谐是健康的保证，无神则形不可活，无形则神无以生。诚如《素问·上古天真论》所说："故能形与神俱，而尽终其天年。"《灵枢·天年》曰："五脏皆虚，神气皆去，形骸独居而终矣。"说明人体的精神心理活动与五脏六腑的功能活动相互影响，相互作用。形神合一则机体百病不生，健康长寿。

二、心主神明论

心主神明，又称心藏神或主神志，是指心有统帅全身脏腑、经络、形体、官窍的生理活动和主司精神、意识、思维、情志等心理活动的功能。狭义的"神明"，是指精神、意识、思维活动的狭义之神。

中医心理学认为，心主神明论以中医学"形神合一"的整体观为指导，强调心在五脏中的核心地位。"心主神明"的理论已形成较为完整的体系，贯彻于中医学的理、法、方、药等诸多方面，并有效地指导着临床实践。

三、五脏藏神论

中医学认为，五神依附于五脏，即神、魂、魄、意、志分别相应于心、肝、肺、脾、肾，而五脏是五神的居舍，故有心藏神、肺藏魄、肝藏魂、脾藏意、肾藏志之说。若脏腑健康且功能正常，可以产生正常的精神心理活动，如果脏腑功能失调，则会引发精神心理活动的异常变化，正如《灵枢·本神》所云："肝气虚则恐、实则怒……心气虚则悲，实则笑不休。"由此，形病则神病，形健则神安。

五脏藏神的观点是以五行间的相互配合来看待脏腑、神志的关系，即把五脏看成一个整体，也是将神志活动（主要指认知、思维、意志过程）看作是一个密不可分的整体。由此，五脏整体协调配合而完成对人认识过程的主宰作用。

四、人格体质论

人格体质论是在"形神合一论"的基础上，将人格与体质结合起来，阐述个性的理论。中医学认为，人的心理活动是与生理活动互相联系的，一定的人格与一定的体质也有某种关联，应用中医阴阳五行学说，依照五行属性的特点和阴阳之气的多少，将人格体质分类为"阴阳二十五人""阴阳五态之人"等，从而使人格体质统一于阴阳五行之中。《黄帝内经》中有很多篇章讨论了人格问题，在讨论不同人格时，多结合不同的体态、体质、行为和生理病理因素一起讨论。如《灵枢·通天》根据人体阴阳的多少、盛衰分为太阳、少阳、阴阳和平、少阴、太阴等"五态人"，"五态者，其态不同，其筋骨气血各不等"；《灵枢·阴阳二十五人》根据阴阳气的表现和五行属性的特点，分为木、火、土、金、水"五形人"，再根据五行各属之五音的多少、偏正进一步将各形人分为五个亚形。

《素问·经脉别论》中的"勇者气行则已，怯者则着而为病也"指出了人格体质特征与生理特征有着密切关系。在治疗疾病时，应全面收集病史资料，详细了解先天禀赋、后天环境之影响，分析个性特点而确定治疗原则和具体方法。《黄帝内经》中的人格体质学说对人的分析、分类和个体差异的精细描述，为中医心理学的人格体质论奠定了基础。不同的人格体质具有不同的疾病倾向，这一理论为中医临床辨证论治提供了"因人制宜"的根据，也指导了临床"治未病"心理养生方案的制定。

五、阴阳睡梦论

中医学对睡眠与梦这一基本生命现象的认识本于阴阳学说，延伸到营卫、经络、气血、五行等理论，后世医家又在此基础上紧密联系临床实践，不断地加以充实和完善，形成了独具特色的阴阳睡梦理论。

1. 阴阳与睡眠　人体睡眠与觉醒出入交替的规律，是人类在长期进化过程中适应天地自然、阴阳消长规律而产生的结果。中医学强调，天地自然界白天阳长阴消，晚上阴长阳消，因此人体睡眠觉醒的阴阳出入交替规律与之同步，白天觉醒而兴作，夜晚睡眠而休息。

2. 营卫循行与昼夜寤寐　营卫之气的正常循行是昼夜寤寐交替的物质基础，卫气属阳，营为阴血，即是卫气率营血而行。卫气随着昼夜的阴阳消长变化而潜藏出入，形成寐寤交替的过程。如《灵枢·口问》云："卫气昼日行于阳，夜半则行于阴。阴者主夜，夜者主卧。"当黄昏阳气渐尽，而阴气渐盛，卫气入里则合目而瞑；相反，当清晨阴气渐衰，而阳气渐盛，卫气由里出表，则开目为醒寤。

3. 阴阳消长与梦幻　在我国古代，人们已认识到梦是发生在睡眠之中的特殊心理活动，对于人体的身心健康有着重要的影响。中医学认为，梦是特殊的神志活动，与人体自身的阴阳消长变化及脏腑气血、营卫运行密切相关，梦是人的心理活动和生理活动的反映。人体的生理要求、本能欲望，可以表现在梦中，如《素问·脉要精微论》中所说"甚饥则梦取，甚饱则梦予"就属于此类的梦。凡人体阴阳不和、脏腑组织的病变均可产生睡眠障碍，也可以表现在梦境之中，这就是《黄帝内经》中所论及的"淫邪发梦"理论。如《灵枢·淫邪发梦》说："阴气盛，则梦涉大水而恐惧；阳气盛，则梦大火而燔灼；阴阳俱盛，则梦相杀。"因此，中医对失眠、多梦甚或恶梦病证多从调理阴阳论治。如黄连阿胶鸡子黄汤、交泰丸、定心汤、定志丸等治疗梦寐疾病的方剂，均蕴含调和阴阳之理。

第三节　中医情志病证

中医学强调天人合一、形神合一的整体观念，重视情志致病因素在身心疾病的发生、发展、转归预后的影响。中医学认为各脏腑相互关联，并通过精、气、血、津液的作用来完成统一的功能活动，生理上相互联系，病理上则相互影响，如我国首届国医大师－长春中医药大学附属医院任继学教授非常重视情志因素对身心疾病的影响，国医大师所著《悬壶漫录》第一章医论中谈道："中医学强调整体观念，十分重视具有情感思维的人的心理活动及心理活动在人生老病死中的重要作用。进而从理论概括出心主神明论，七情学说，藏象五志论，形神合一论等，并将它贯穿于病因、病机、诊断、治疗、防病保健，开发智力等方面，指导着中医的临床实践。仅《黄帝内经》而言，涉及心理学问题的篇幅达90%以上，重点讨论心理学内容的约占20%。"《黄帝内经》还提出了五脏五志相胜和祝由等治疗方法，《素问·宝命全形论》载："一曰治神二曰知养身。"《素问·疏五过论》则云："医不能严不能动神，外为柔弱，乱至失常，病不能移，则医事不行。此治之四过也。"《灵枢·师传》则明确了心理语言疗法，云："人之情若不恶死而乐生，告之以其败，语之以其善，导之以其纵便，开之以其所苦，号有无道之人，恶有不听者乎？"以上足见中医对心理活动在人体生理病理方面的重视。再从临床上看，心身疾病占临床疾病中的70%～90%之多。这也与西医学提倡的"生理－心理－社会医学模式"相符，正是中医理论中身心合一的体现。中医情志病是指在六淫外邪、七情内伤、饮食失节及外伤等各种因素作用下，人体阴阳失调，脏腑功能受扰，气血津液变化，导致神志功能异常的疾病。具体而言，既包括脏腑－脑神功能失调，又包括受突然的或持续的不良刺激而导致的以神志异常为主要临床表现的疾病，如癫病、狂病、郁病等。

一、中医情志病病因病机

（一）情志失常

人有复杂多样的心理活动，总结归纳起来可以分为喜、怒、忧、思、悲、恐、惊，即七情。七情与人体五脏相对应，肝在志为怒，心在志为喜，脾在志为思，肺在志为忧，肾在志为恐。当七情在一定的范围和程度内变化，为人体自我所能控制调节时不会引起疾病，但是当情志活动异常且持久存在，刺激人体就会产生一系列疾病。七情内伤以损害脏腑为主要特征。不同的情志对气机的影响各不相同，如《素问·举痛论》曰："百病生于气也，怒则气上，喜则气缓，悲则气消，恐则气下……惊则气乱……思则气结矣。"中医学认为，不同的情志异常致病时各自影响不同的脏腑，如喜伤心、怒伤肝、思伤脾、悲忧伤肺、惊恐伤肾。

1. 喜伤心　心神是人的精神意识、思维活动的中枢。喜为心之志，就是说心理活动与情志中的"喜"有关。适度的喜能缓和紧张情绪，使人气和志达，心情舒畅，有益身心健康。但若大喜过度则心气涣散，神不守舍，伤神耗血，不能主血，可引起心神不安、神志恍惚、夜卧不宁、心悸怔忡、神志狂乱等症。

2. 怒伤肝　肝为刚脏，喜条达，主疏泄。怒为肝之志，适度的怒气外泄，有利于肝胆之气疏泄，使人体之气升降出入和畅有序，有益健康。若怒不泄，气机不畅，肝气郁滞，就会出现胸胁胀满、妇女经行不畅、少腹胀痛等症，若大动肝火，疏泄太过，则肝气上逆，出现头目胀痛、面红目赤等症，暴怒动气，气升太过，则血随气逆，可引起吐血、咯血，甚则晕厥仆倒。

3. 悲（忧）伤肺　悲、忧在程度上虽有不同，但对人体的生理活动的影响大体相同，故在五志中同属肺之志。悲伤和忧愁都是不良情绪反应，但适度时也可以抒发人的感情，如大哭一场能缓解一定的精神痛苦，但悲忧太过，持续时间太长，则会使人体之气不断损耗。肺主一身之气，故气耗则肺伤。遇事而忧，忧伤肺，其气聚。如突然失去亲人的打击，都会直接或间接地导致人们的忧郁烦躁，心境凄凉，情绪低落，不思饮食，心烦难眠等症。

4. 思伤脾 即思考、思虑，是人精神意识思维活动的一种状态。"脾藏意"，而主思虑，正常的思考并不会对机体的生理活动产生影响。但思虑过度，所思不遂，则可使人体之气郁结，气机升降失常，可见头目眩晕，脘腹胀闷，厌食，呃逆，不思饮食，甚至绝谷而亡。

5. 恐（惊）伤肾 惊恐是人们对事物惧怕的一种精神状态，恐与惊相似，但惊为不自知，事出突然而受惊；恐为自知，俗称胆怯。惊恐属肾，为肾之志，惊恐的刺激可使人体气机紊乱。人在惊恐状态下，上焦气机闭塞不畅，人体之气集于下焦，则下焦胀满，甚至遗尿。人们突受恐吓、惊吓，可见小便失禁、心神不定、惊惶失措，甚则昏厥或死亡。

（二）脏腑虚衰，心失所养

在脏腑的生理功能中，中医上认为心藏神，心藏神是指心具有主宰五脏、六腑、形体、官窍等生命活动和意识、思维等精神活动的功能。其中神有广义与狭义之分。广义的神，是指人体生命活动及其外在表现，常通过人的意识、面色、眼神、言语、应答、肢体活动姿态等反映出来。狭义的神，即指人的精神、意识、思维活动。心主神志，既包括广义之神，也包括狭义之神。人体脏腑、经络、形体官窍各自的生理功能不同，只有在心神的主宰和调控下分工合作，才能共同完成整体的生命活动。心神正常，各脏腑功能协调有序，则身体康泰。故《灵枢·邪客》说："心者，五脏六腑之大主也，精神之所舍也。"心还具有接受外界客观事物及各种刺激并做出反应，进行意识、思维、情志等活动的功能。但随着年龄的增长，或是各种原因所导致脏腑虚衰，心失于各脏腑组织对它的充养，其心主神志功能失常，出现心神失常、精神错乱等。

（三）气机失常

《素问·举痛论》："百病生于气也，怒则气上，喜则气缓，悲则气消，恐则气下……惊则气乱……思则气结矣。"

1. 怒则气上 气上是指气逆，即气上升太过或下降不及。剧烈的生气愤怒使得气向上冲涌，所谓怒发冲冠，则会出现头晕、头痛、呃逆、喘促，甚至昏厥、卒中等病证。

2. 喜则气缓 气缓是指气运和缓。适宜的欢乐喜悦可使人心情舒畅，精神放松，有益健康。但是如果无节制狂喜，气运过度弛缓，会使人心神浮越，神不内守，出现精神异常，嬉笑无常，或狂笑或傻笑。

3. 悲则气消 气消是指气被消耗，长时间的过度悲伤使人精神不振，心情沮丧，意志消沉，耗气伤神。悲伤伤及肺气，不但影响气的生成，而且肺气消耗，出现气短乏力，语声低微等病证。

4. 恐则气下 气下指气陷，气上升不及或下降太过。由于害怕恐惧，精神紧张，气运失调，如《素问·举痛论》云："恐则精却，却则上焦闭，闭则气还，还则下焦胀，故气不行矣。"过度恐惧导致气运不固，精气下陷，出现头沉、二便失禁等病证。

5. 惊则气乱 气乱是指气的运行杂乱，突然出现的事物由于在意料之外，在人毫无防范的情况下引起惊吓，若程度严重可使人心神慌乱，坐卧不安，出现心悸怔忡、痴呆、癫狂等病证。

6. 思则气结 气结也可称为气郁，是指气不能外达而结聚于内，严重时可产生气闭。长期思考问题，精神集中，可使气机阻滞，运行失常，影响脾胃功能，出现纳差、脘腹胀满等病证。

（四）血的失常

血的正常运行，有赖于气的推动作用和固摄作用之间的协调平衡，同时依赖于脏腑功能的协调平衡。生气郁怒，则气郁化火，耗伤阴血。若遇暴怒，气逆于上，血随气涌，出现吐血、卒中出血，直接导致阴血丢失。喜乐无常，会使气运涣散，心神浮越，阴血暗耗。悲忧过度，伤及肺脏，肺不能宣发和朝会百脉，且忧悲消耗精气，可导致血行不利，精血亏耗。惊慌恐惧都可使气机失调，影响血运。过度思虑可使脾胃运化不力，气不足则无以推动血行，出现血瘀等病证。

二、中医情志病的防治

（一）中医情志病的治疗

在对中医情志病的治疗上，可根据具体病情选择合适的方法，以取得较好的效果。

1. 关怀体贴　应"视人犹己"，善于体贴患者的疾苦，关心体谅患者，以取得患者的信任。对待其的态度要和亲切，语言要温和有礼，同时还应当注意营造适宜康复的环境，使其在心理上产生安全感，保持安定乐观的情绪和良好的精神状态，增强战胜疾病的信心。

2. 言语开导　言语开导就是通过巧妙的语言，及时地解除其对病情的各种疑惑，帮助他们多了解一些医学知识，使其消除疑问，丢掉思想包袱，树立战胜疾病的信心。对于其遇到的困难，应积极帮助解决；对其出现的焦虑、沮丧、恐惧、愤怒等不良情绪，应及时地帮助其从异常的心态中解脱出来，以加速康复的过程。

3. 释疑解惑　释疑解惑是指根据患者存在的心理疑虑，通过一定的方法，解除其对事物的误解、疑惑，去掉思想包袱，恢复健康。应仔细观察患者的情绪变化，及时了解其对病情的各种疑惑，帮助他们解除心理负担，从迷惑中解脱出来。

4. 移情易性　移情易性，又称转移法，指采用某些方法，转移其对于疾病的注意力，改变其消极情绪，以促进疾病的恢复。移情是指排遣情思，使思想焦点转移他处，或改变内心情绪的指向性，使其转移到另外的事物上，将注意力转移。易性是指改易心志，包括改变其错误认识、不良生活习惯，或使不良的情绪适度宣泄。常用的移情方法包括言语诱导、运动、音乐欣赏、书法绘画、读书赋诗、种花养鸟、弈棋垂钓及外出旅游等。

5. 发泄解郁　郁即郁结，主要指忧郁、悲伤等使人不愉快的消极情绪；发泄即宣泄。发泄解郁法是指通过发泄、哭诉等方式，将忧郁、悲伤等不良情绪宣泄出来，达到释情开怀、摆脱苦恼、身心舒畅、恢复心理平衡的目的。常用的发泄解郁法有挥泪痛哭法、倾诉苦衷法、"模拟"发泄法等。

6. 以情胜情　以情胜情，又称情志制约法，是指有意识地采用一种情志抑制另一种情志，达到淡化，甚至消除不良情志，以保持良好的精神状态的一种情志护理方法。中医学认为，人有七情，分属五脏，五脏与情志之间存在阴阳五行生克原理，用相互克制的情志转移和干扰对机体有害的情志，从而达到协调情志的目的。如张从正指出："悲可以治怒，以怆恻苦楚之言感之；喜可以治悲，以谑浪戏狎之言娱之；恐可以治喜，以恐惧死亡之言怖之；怒可以治思，以污辱欺罔之言触之；思可以治恐，以虑彼志此之言夺之。"

7. 暗示法　暗示法指运用语言、情绪、行为、举止等给患者以暗示，从而使得其解除精神负担，增强战胜疾病的信心，相信疾病可以治愈的治疗及护理方法。暗示的方法包括言语暗示、药物暗示、手术暗示、情境暗示等。

8. 顺情从欲法　顺情从欲是指顺从患者的意志、情绪，满足其身心需要，用以治疗情欲不遂所致病证的一种心理疗法。"意念未遂，所求不得"是导致形神疾病的常见原因或诱发因素，对于患者心理上的欲望，若是合理的，条件又允许，应尽力满足其所求或所恶，但是对于那些不切实际的想法、欲望，也不能一味地迁就和纵容。

（二）中医情志病的预防

预防情志致病，要做到保持情绪乐观，避免七情过极。

1. 清静养神 静，主要指心静，具体指心无邪思杂念、心态平静。神是生命活动的主宰，它统御精气，是生命存亡的根本和关键。清静养神，是指采取各种措施使精神保持淡泊宁静的状态，不为七情六欲所干扰。此外，还要努力减少外界对神气的不良刺激，创造清静养神的有利条件。

2. 养性 古人把道德和性格修养作为养生的一项重要内容，认为养生和养德是密不可分，甚至把养性和养德列为摄生首务。善于摄生的人会创造健康的精神活动，在工作、学习和劳动之余往往有自己习惯的赋闲消遣方式，如游行于田园山水之间，往来于长幼亲朋之中，沉浸于欢歌笑语，闲情于琴棋书画，安心于居家操持等，从而得到精神满足和充分的休息与调整。

3. 饮食和起居调养 预防情志病，要注意肝主疏泄和脾主运化的功能调养。在饮食上，可选用大麦、荞麦、豆豉、萝卜、洋葱、丝瓜、薏米、木瓜、佛手、菊花等食物，以达到理气解郁，调畅气机，调理脾胃功能。

预防情志病，还要在生活起居方面加以规范。日常生活要顺应四时变化，起居有常，生活规律；居室环境，宽敞明亮，温度宜人，湿度适中；衣着宽松，舒适大方。适当增加户外运动和体育锻炼，在大自然之中养心健体。增加社会交往，积极参加有意义的社会活动。

三、中医情志病养生

（一）平和七情

保持情志的恬淡宁静，注意以下几个方面。

1. 以理胜情 即考虑问题要符合客观规律，能用理性克服情志上的冲动，使情志活动保持在适度状态而不过激，思虑有度，喜怒有节。

2. 以耐养性 即有良好的涵养，遇事能够忍耐而不急躁、愤怒，日常生活中能淡泊名利，淡忘烦恼。

3. 以静制动 神静则宁，情动则乱，应倡导清静少欲，忌大喜大怒，常保平和心情。静神之法很多，如练气功、书法、绘画等皆能怡神静心。

4. 以宣消郁 消除悲哀忧伤的最佳方法，就是及时用各种方法宣泄情绪，以免气机郁遏而生疾患。宣泄的方法很多，如向亲朋好友倾诉，用个人喜欢的健康方式发泄情绪，避免寂寞独处等。

5. 思虑有度 思虑过度可致心脾损伤。对于力所不及、智所不能之事，不要空怀想象过于追求以免导致疾病的发生。用心思虑的时间不宜太长，从事脑力工作 1~2h 后应适当活动，以解除持续思虑后的紧张和疲劳。平常应坚持体育锻炼，晚间不宜熬夜太过，要养成按时作息的好习惯。

6. 慎避惊恐 惊恐对人体的危害极大，过度的惊恐可致气机紊乱，心神受损，肾气不固。要有意识地锻炼自己，培养勇敢坚强的性格，以预防惊恐致病。此外，还应避免接触易导致惊恐的因素和环境。

（二）道德修养

美德是心灵的健康剂，它让人自信、自豪而充实。美德可以让心灵摆脱痛苦，心灵被美德所占据，烦恼、纷争便失去了生存的空间，欲望便会枯萎。快乐是美德结出的硕果，拥有美德，便拥有快乐。情志与健康的关系密切，提高我们的道德修养、心理素质，可以达到心身健康的目的。

（三）调摄起居

1. 顺应四时，平衡阴阳　自然界有春、夏、秋、冬四季的变化，人体的生理活动也随着季节的变化而改变。在日常生活中，根据四时阴阳变化的规律，应用中医理论知识改善生活起居习惯，以保持机体内外环境的协调统一，祛病延年。

2. 起居有常，劳逸适度　起居有常是指起卧作息和日常生活中的各个方面有一定的规律并合乎自然界和人体的生理常度，即起居作息、日常生活要有规律，这是强身健体、延年益寿的重要原则。劳逸适度是指在病情允许的情况下，凡能下地活动的患者都要适度的休息与活动，做到动静结合，形劳而不倦。

3. 调摄环境，慎避外邪　掌握四时气候的变化规律，做好春防风、夏防暑、长夏防湿、秋防燥、冬防寒，同时遵循"虚邪贼风，避之有时"的原则，根据四时气候的变化及时增减衣物，在气候反常或遇到传染病流行时，应采取适当方式提高机体抗病能力，避免外邪的侵袭。

（四）饮食摄生

1. 饮食有节，适时定量　饮食要适时、定量，不可过饥过饱，更不能暴饮暴食。过饥则气血生化失源，营养精微得不到及时补充，久之则气血虚衰，过饱则加重胃肠功能负担，影响消化和吸收。食无定时，或忍饥不食，会扰乱胃肠消化的正常规律，使脾胃功能失调，消化能力减弱，影响营养的吸收和输送。

2. 合理膳食，不可偏嗜　饮食偏嗜会导致人体脏腑阴阳失调而发生多种疾病，因此饮食应清淡，多样化，粗细相宜，寒热相适，质、量兼顾，素荤搭配，比例适当，营养全面，忌肥甘厚味、嗜食偏好。

3. 重视脾胃，注意卫生　脾胃功能健全与否会直接影响饮食的消化、吸收、输布，在饮食护理过程中，要重视脾胃功能的调理，不能片面追求营养摄入，以免脾胃负担加重，导致病邪滞留，加重病势。还应保证食物的新鲜，忌生冷、不洁的食物，养成良好的饮食卫生习惯，防止病从口入。

4. 辨证施食，相因相宜　疾病有寒、热、虚、实之分，食物有四性五味之别。在日常饮食调护中，应根据自身年龄、体质强弱、天时地理诸因素，结合食物的性味归经选择食物，遵循"寒者热之，热者寒之，虚则补之，实则泻之"的调护原则，做到因证、因时、因地和因人施食。

四、常见的中医情志病

随着社会的发展变化，各类精神、心理、心身疾病的发病率不断增高。临床中常见的中医情志病包括郁病、癫病、狂病、痫病、百合病、奔豚气、恐病、痉病、痴呆、厥证、惊悸、怔忡、脏躁、梅核气、卑慄、邪祟、不寐、多寐、梦魇等。相当于西医学之抑郁症、焦虑症、癔症、精神分裂症、强迫症、癫痫病等精神、心理疾病及其他躯体疾病中出现的精神性症状多从此辨治，也包括在疾病的发生、发展及防治过程中，其发病或病机与情志变动有着密切关系的内、外、妇、儿等其他系统疾病，即西医学之心身类疾病也可参考此辨治。可见，中医情志病基本涵盖了现代医学的精神、心理、心身疾病及与心理因素有关的其他类疾病。

情志病证的诊断与普通疾病有所不同，既要对患者脏腑气血的异常变化作出诊断，又须对情志状态作出判断，需综合考虑"形病"与"神病"之间的先后因果关系。临证中对情志病证的全面诊断，需了解情志病证判别要点，综合应用中西医诊断方法。

第四节　中医心理学研究进展

中医心理学是一门极具发展前途的新兴学科，具有多学科交叉的优势，其思想源远流长，有自然科学与社会科学的双重属性，突出体现了中医学的整体观念和辨证论治两大基本特点。中医心理学以中国传统文化为背景，同时积极汲取现代科学尤其是现代临床心理学和精神病学的知识，并用以指导临床实践，适应中国临床心理学"本土化"发展趋势，符合中国人的思维特点。

经过先驱者们和广大研究学者持续不懈的努力，自中医心理学学科概念提出以来，中医心理学理论研究和实践推进都大踏步地向前发展，呈现出一派欣欣向荣的景象。

一、学术研究的发展

中医心理学这一学科概念的提出，迅速吸引了一批学者的研究兴趣，纷纷从各个不同的角度对中医心理学的相关问题进行理论探讨和临床实践研究，取得了较好的研究成果。近年来学者们的学术研究主要可以概括为以下几个方面：一是对中医学理论中蕴含的心理学思想进行挖掘整理；二是对中国古代著名医家的中医心理学思想进行概括提升；三是对古代医经、医籍、医案中记载的心理学相关内容进行深入分析和对比研究；四是在中医学的理论指导下进行中医心理学学科体系的初步构建；五是积极开展中医心理学的现代临床实践研究。经过学者们的集体努力，目前中医心理学的学术研究发展迅速，取得了一批重要的有影响的学术成果。

首先，出版了一批中医心理学的专著和教材。如 1985 年由天津科技出版社出版的《中医心理学》（王米渠著），1986 年由重庆出版社出版的《中医心理治疗》（王米渠著），湖北科技出版社出版的高等中医院校试用教材《中医心理学》（王米渠等主编），1987 年由湖南科技出版社出版的《中医心理学原旨》（朱文锋编），北京出版社出版的《实用中医心理学》（马明人、董建华著），1988 年由中医古籍出版社出版的《中医神主学说》（王克勤著），1991 年由广西民族出版社出版的《新编中医心理学》（闵范忠、何清平著），1995 年由科学出版社出版的《中医心理学》（张伯华著），2004 年由北京科技出版社出版的《中医临床心理治疗学》（张伯华著），2005 年由科学出版社出版的《中医心理学基础》（董湘玉主编），2012 年由山东人民出版社出版的《中医心理学》（张伯华等主编）。

其次，编制了中国第一个原创性、本土化，标准化的基于中医心理学理论的五态人格测验量表和五五体质检测量表。中国中医研究院心理学研究室的薛崇成，杨秋莉根据《黄帝内经》中关于"五态人"的分类，完成了五态性格测量量表的研制及其标准化常模的建立工作。这一工作是原卫生部的大力支持下，由全国 60 余家协作单位通力合作，历时 20 年的研究才得以完成，填补了中医心理学人格测量的空白，为心理学的本土化、东方化作出了积极的贡献。黄炳山等的"肝郁气滞证及其实质研究"首先获得国家自然基金资助（1986～1989 年），该研究把情志心理因素看作是肝郁气滞证的重要病因，系统考察了肝郁气滞的证候，诊断、机制、治疗等，对中医心理学的发展起到了推动作用。

20世纪90年代中期，王米渠选择中医"恐伤肾"的基本理论进行行为遗传学研究，之后连续5次获得国家自然科学基金资助。他从中医"肾为先天之本"这个经典思想出发，设计了"恐伤肾"—猫吓鼠的遗传行为实验，做了子代与母代的生理、病理、生化、免疫、行为等101项测试，系统考察了恐惧等情志因素与遗传行为、行为遗传的基因表达、基因芯片研究肾阳虚的基因表达谱等。王米渠教授探索建立的"证候·基因组·中药复方"研究的方法学平台，为运用现代科学的技术方法来研究中医或中医心理学的证候提供了可靠范例；同时他还在前期研究的基础上提出了"中医心理学"的学科概念，构建了中医心理学的基础理论和学科框架体系，对推动现代中医心理学的发展做出了不可替代的贡献。

随着时代的进步、学科的分化，中医心理学或中医神志学逐渐从中医内科学中分化出来，成为独立的学科。中医心理学或中医神志病学的研究内容十分广泛，主要包括生理、病理机制，心理与疾病的关系及各种神志疾病的发生、发展、辨治规律及预防。

二、学术交流的发展

学科建设是推动学科发展的生力军，而学术交流是学科建设的重要方面。在学科建设方面，国家中医药管理局把中医心理学、中医神志病等确立为重点学科，开展学科建设，极大地促进了中医心理学的发展。在这样的大背景下，随着学术研究的深入，中医心理学的学术活动和学术交流也日益繁荣起来，自首届"全国中医心理学学术研讨会"在成都召开并宣告中医心理学作为一个崭新学科诞生以来，迄今已召开十多届全国性或国际性的中医心理学学术会议。其中，前十届为全国中医心理学研讨会，2006年、2008年先后在北京召开了两届世界中医药联合会中医心理学学术大会，2010年在成都召开了第四届世界中医药联合会中医心理学学术大会，2012年在台湾召开了第二届海峡两岸中医心理学——睡眠医学高峰论坛，2015年在北京召开了国际中医心理学学术研讨会，同时创办了专业学科杂志《中医心理学论丛》，收录学者们的相关研究，供学术交流和探讨。

三、人才培养的发展

20世纪80～90年代，全国中医心理学教学多处于零散状态，成都中医学院在这方面走在了全国前列。之后南京、福建、黑龙江、广西、辽宁、山东、北京、天津、吉林等中医药院校，先后开设了中医心理学，或医学心理学、护理心理学等选修课程，或专题讲座，上述学校也多成立了心理学或中医心理学教研室。目前，已有13所院校招收中医心理学、中西医结合心理学、精神卫生学、医学心理学等硕士研究生，有的院校招收博士研究生。进入21世纪以来，中医院校心理学学历教育、应用心理学专业教育等均有了突破性发展。同时，中医心理师职业技能规范化培训也应运而生，在全国范围内培养了大批中医心理学人才，将中医心理学发展推向了新的里程。为了进一步规范培训工作，提升中医心理学人才培养质量，经国家中医药管理局人才中心中医心理规范化培训基地认可，北京广安门医院开设了中医心理师预科班师资培训班，进行中医心理师预科教学，为全国乃至全世界输送中医心理学培训人才，较好地推动了中医心理师和中医心理专业化、职业化的双向快速发展。更为重要的是，国家正在启动中医心理职业化认证标准的制定工作，中医心理医生、治疗师、咨询师、测量师、护理心理师、家庭教育师、培训师等职业化发展已经成为可能，中医心理学即将迎来更大发展。

四、临床应用的发展

正如习近平总书记指出的：中医药学包含着中华民族几千年的健康养生理念及其实践经验，是中华文明的一个瑰宝，凝聚着中国人民和中华民族的博大智慧。新中国成立以来，我国中医药事业取得显著成就，为增进人民健康作出了重要贡献。习近平总书记强调，要遵循中医药发展规律，传承精华，守正创新，加快推进中医药现代化、产业化，坚持中西医并重，推动中医药和西医药相互补充、协调发展，推动中医药事业和产业高质量发展，推动中医药走向世界，充分发挥中医药防病治病的独特优势和作用，为建设健康中国、实现中华民族伟大复兴的中国梦贡献力量。中医心理学以其独具特色的理论体系、丰富的实践经验、雄厚的群众基础，借着国家政策的东风，在临床应用方面呈现出飞速发展的态势，在治疗心身疾病方面取得了优秀的临床疗效。全国各地中医院相继设立中医心理科、神志病科、中医心身疾病专科等临床科室，对常见的神志疾病，如郁病、百合病、奔豚气、恐病、惊悸、怔忡、脏躁、梅核气、不寐、癫病、狂病等及内外妇儿等各科的相关身心疾病疗效显著，受到广大患者的认可和好评。

各地的专科科室各有特色，多以传统中医药治疗为主、现代心理治疗手段为辅，必要时中西医结合配合心理干预专业治疗心理疾病。除了中药治疗之外，中医非药物疗法也广为应用，如针灸、拔罐、耳穴压豆、穴位贴敷、五音疗法、导引疗法、情志疗法等。中医药治疗心理疾病优势明确：①多靶点，有效延缓心理疾病发作进程，提高疗效；②副作用少，既可以改善抑郁、焦虑等症状，又不引起记忆力下降、注意力下降等认知功能损害的残留作用；③如果应用西药的患者也可以中西医结合治疗，有效缓解因服用西药所致的认知功能损害、月经失调、燥热、多汗、大便干燥、迟发性运动障碍等不良反应。以中药调整身体的平衡，可以获得身体的长治久安。

【复习思考题】

1. 简述中医情志病的病因病机。
2. 如何有效防治中医情志病？
3. 基于中医心理学发展简史，简述中医心理学研究进展中的传承与创新。

附　录

附表一　症状自评量表

注意：以下表格中列出了有些人可能会有的问题，请仔细地阅读每一条，然后根据最近一星期以内下述情况影响您的实际感觉，在5个方格中选择一格，画"√"。

项　目	没有 1	很轻 2	中等 3	偏重 4	严重 5
1. 头痛					
2. 神经过敏，心中不踏实					
3. 头脑中有不必要的想法或字句盘旋					
4. 头晕或晕倒					
5. 对异性的兴趣减退					
6. 对旁人责备求全					
7. 感到别人能控制您的思想					
8. 责怪别人制造麻烦					
9. 忘性大					
10. 担心自己的衣饰整齐及仪态的端正					
11. 容易烦恼和激动					
12. 胸痛					
13. 害怕空旷的场所或街道					
14. 感到自己的精力下降，活动减慢					
15. 想结束自己的生命					
16. 听到旁人听不到的声音					
17. 发抖					
18. 感到大多数人都不可信任					
19. 胃口不好					
20. 容易哭泣					
21. 同异性相处时感到害羞不自在					
22. 感到受骗，中了圈套或有人想抓住您					
23. 无缘无故地突然感到害怕					

续表

项　目	没有 1	很轻 2	中等 3	偏重 4	严重 5
24. 自己不能控制地大发脾气					
25. 怕单独出门					
26. 经常责怪自己					
27. 腰痛					
28. 感到难以完成任务					
29. 感到孤独					
30. 感到苦闷					
31. 过分担忧					
32. 对事物不感兴趣					
33. 感到害怕					
34. 您的感情容易受到伤害					
35. 旁人能知道您的私下想法					
36. 感到别人不理解您、不同情您					
37. 感到人们对您不友好，不喜欢您					
38. 做事必须做得很慢，以保证做得正确					
39. 心跳得很厉害					
40. 恶心或胃部不舒服					
41. 感到比不上他人					
42. 肌肉酸痛					
43. 感到有人在监视您、谈论您					
44. 难以入睡					
45. 做事必须反复检查					
46. 难以做出决定					
47. 怕乘电车、公共汽车、地铁或火车					
48. 呼吸有困难					
49. 一阵阵发冷或发热					
50. 因为感到害怕而避开某些东西、场合或活动					
51. 脑子变空了					
52. 身体发麻或刺痛					
53. 喉咙有梗塞感					
54. 感到前途没有希望					
55. 不能集中注意力					
56. 感到身体的某一部分软弱无力					
57. 感到紧张或容易紧张					
58. 感到手或脚发重					
59. 想到死亡的事					
60. 吃得太多					
61. 当别人看着您或谈论您时感到不自在					
62. 有一些不属于您自己的想法					

续表

项　目	没有 1	很轻 2	中等 3	偏重 4	严重 5
63. 有想打人或伤害他人的冲动					
64. 醒得太早					
65. 必须反复洗手、点数或触摸某些东西					
66. 睡得不稳不深					
67. 有想摔坏或破坏东西的想法					
68. 有一些别人没有的想法					
69. 感到对别人神经过敏					
70. 在商店或电影院等人多的地方感到不自在					
71. 感到任何事情都很困难					
72. 一阵阵恐惧或惊恐					
73. 感到公共场合吃东西很不舒服					
74. 经常与人争论					
75. 单独一人时神经很紧张					
76. 别人对您的成绩没有做出恰当的评价					
77. 即使和别人在一起也感到孤单					
78. 感到坐立不安，心神不定					
79. 感到自己没有什么价值					
80. 感到熟悉的东西变成陌生或不像是真的					
81. 大叫或摔东西					
82. 害怕会在公共场合晕倒					
83. 感到别人想占您的便宜					
84. 为一些有关"性"的想法而很苦恼					
85. 您认为应该因为自己的过错而受到惩罚					
86. 感到要很快把事情做完					
87. 感到自己的身体有严重问题					
88. 从未感到和其他人很亲近					
89. 感到自己有罪					
90. 感到自己的脑子有毛病					

附表二　A 型行为类型问卷

指导语：请根据您过去的情况回答下列问题。凡是符合您的情况的，就在"是"这一列的○里画"√"；凡是不符合您的情况的，就在"否"这一列的○里画"√"。每个问题必须回答，答案无所谓对与不对、好与不好。请尽快回答，不要在每道题目上太多思索。回答时不要考虑"应该怎样"，只回答您平时"是怎样的"就行了。

是否

1. 我觉得自己是一个无忧无虑、悠闲自在的人 ··· ○○

2. 即使没有什么要紧的事，我走路也快 ··· ○○

3. 我经常感到应该做的事太多，有压力 ··· ○○

4. 我自己决定的事，别人很难让我改变主意 ··· ○○

5. 有些人和事常常使我十分恼火 ··· ○○

6. 我急需买东西但又要排长队时，我宁愿不买 ··································· ○○

7. 有些工作我根本安排不过来，只能临时挤时间去做 ························ ○○

8. 上班或赴约会时，我从来不迟到 ·· ○○

9. 当我正在做事，谁要是打扰我，不管有意无意，我总是感到恼火 ··· ○○

10. 我总看不惯那些慢条斯理、不紧不慢的人 ····································· ○○

11. 我常常忙得透不过气来，因为该做的事情太多了 ·························· ○○

12. 即使跟别人合作，我也总想单独完成一些更重要的部分 ··············· ○○

13. 有时我真想骂人 ··· ○○

14. 我做事总是喜欢慢慢来，而且思前想后，拿不定主意 ··················· ○○

15. 排队买东西，要是有人加塞，我就忍不住要指责他或出来干涉 ······ ○○

16. 我总是试图说服别人同意我的观点 ·· ○○

17. 有时连我自己都觉得，我所操心的事远远超过我应该操心的范围 ···· ○○

18. 无论做什么事，即使比别人差，我也无所谓 ································· ○○

19. 做什么事我也不着急，着急也没有用，不着急也误不了事 ············ ○○

20. 我从来没想过要按自己的想法办事 ·· ○○

21. 每天的事情都使我精神十分紧张 ··· ○○

22. 就是去玩，如逛公园等，我也总是先看完，等着同来的人 ············ ○○

23. 我常常不能宽容别人的缺点和毛病 ·· ○○

24. 在我认识的人里，个个我都喜欢 ··· ○○

25. 听到别人发表不正确的见解，我总想立即就去纠正他 ··················· ○○

26. 无论做什么事，我都比别人快一些 ·· ○○

27. 人们认为我是一个干脆、利落、高效率的人 ································· ○○

28. 我总觉得我有能力把一切事情办好 ·· ○○

29. 聊天时，我也总是急于说出自己的想法，甚至打断别人的话 ········· ○○

30. 人们认为我是个安静、沉着、有耐性的人 ····································· ○○

31. 我觉得在我认识的人之中值得我信任和佩服的人实在不多 ············ ○○

32. 对未来我有许多想法和打算，并总想都能尽快实现 ······················ ○○

33. 有时我也会说人家的闲话 ··· ○○

34. 尽管时间很宽裕，我吃饭也快 ·· ○○

35. 听人讲话或报告如讲得不好，我就非常着急，总想还不如我来讲 ··· ○○

36. 即使有人欺侮了我，我也不在乎 ··· ○○

37. 我有时会把今天该做的事拖到明天去做 ··· ○

38. 当别人对我无礼时，我对他也不客气 ·· ○○

39. 有人对我或我的工作吹毛求疵时，很容易挫伤我的积极性 ············ ○○

40. 我常常感到时间已经晚了，可一看表还早呢 ································· ○○

41. 我觉得我是一个对人对事都非常敏感的人 ····································· ○○

42. 我做事总是匆匆忙忙的，力求用最少的时间办尽量多的事情 ········· ○○

43. 如果犯有错误，不管大小，我全都主动承认 ································· ○○

44. 坐公共汽车时，尽管车开得快我也常常感到车开得太慢 ··············· ○○

45. 无论做什么事，即使看着别人做不好，我也不想拿来替他做 ········· ○○

46. 我常常为工作没做完一天又过去了而感到忧虑 ···························· ○○

47. 很多事情如果由我来负责，情况要比现在好得多 ·························· ○○

48. 有时我会想到一些说不出口的坏念头 ·· ○○

49. 即使领导我的人能力差、水平低、不怎么样，我也能服从和合作 ··· ○○

50. 必须等待什么的时候，我总是心急如焚，缺乏耐心 ·································· ○○

51. 我常常感到自己能力不够，所以在做事遇到不顺利时就想放弃不干了 ··········· ○○

52. 我每天都看电视，同时也看电影，不然心里就不舒服 ·························· ○○

53. 别人托我办的事，只要答应了，我从不拖延 ································ ○○

54. 人们都说我很有耐性，干什么事都不着急 ·································· ○○

55. 外出乘车、船或跟人约定时间办事时，我很少迟到，如对方耽误我就恼火 ······· ○○

56. 偶尔我也会说一两句假话 ·· ○○

57. 许多事本来可以大家分担，可我喜欢一个人去干 ···························· ○○

58. 我觉得别人对我的话理解太慢，甚至理解不了我的意思似的 ·················· ○○

59. 我是一个性子暴躁的人 ·· ○○

60. 我常常容易看到别人的短处而忽视别人的长处 ····························· ○○

TH =	CH =	L =

附表三　抑郁自评量表

　　下面有 20 条文字，请仔细阅读每一条，把意思弄明白。然后根据您最近一星期的实际情况在适当的方格里画"√"，每一条文字后有四个格，表示没有或很少时间、少部分时间、相当多时间、绝大部分或全部时间。

项　目	没有或很少时间	少部分时间	相当多时间	绝大部分或全部时间		工作人员评定
1. 我觉得闷闷不乐，情绪低沉					1	
*2. 我觉得一天之中早晨最好					2	
3. 我一阵阵哭出来或觉得想哭					3	
4. 我晚上睡眠不好					4	
*5. 我吃得跟平时一样多					5	
*6. 我与异性密切接触时和以往一样感到愉快					6	
7. 我发觉我的体重在下降					7	
8. 我有便秘的苦恼					8	
9. 我心跳比平时快					9	
10. 我无缘无故地感到疲乏					10	
*11. 我的头脑跟平常一样清楚					11	
*12. 我觉得经常做的事情并没困难					12	
13. 我觉得不安而平静不下来					13	
*14. 我对将来抱有希望					14	
15. 我比平常容易生气激动					15	
*16. 我觉得做出决定是容易的					16	
*17. 我觉得自己是个有用的人，有人需要我					17	
*18. 我的生活过得很有意思					18	
19. 我认为如果我死了别人会生活得更好些					19	
*20. 平常感兴趣的事我仍然照样感兴趣					20	

　　评分标准：正向计分题 A、B、C、D 按 1、2、3、4 分计；反向计分题（标注 * 的题目，题号为 2、5、6、11、12、14、16、17、18、20）按 4、3、2、1 分计。总分乘以 1.25 取整数，即得标准分。低于 53 分者，为正常；53~62 分者，为轻度抑郁；63~72 分者，为中度抑郁；72 分以上者，为重度抑郁。

附表四　焦虑自评量表

　　下面有 20 条文字，请仔细阅读每一条，把意思弄明白。然后根据您最近一星期的实际情况在适当的方格里画"√"，每一条文字后有四个格，表示没有或很少时间、少部分时间、相当多时间、绝大部分或全部时间。

项　目	没有或很少时间	少部分时间	相当多时间	绝大部分或全部时间		工作人员评定
1. 我觉得比平时容易紧张或着急					1	
2. 我无缘无故感到害怕					2	
3. 我容易心里烦乱或感到惊恐					3	
4. 我觉得我可能将要发疯					4	
★ 5. 我觉得一切都很好					5	
6. 我手脚发抖打颤					6	
7. 我因为头疼、颈痛和背痛而苦恼					7	
8. 我觉得容易衰弱和疲乏					8	
★ 9. 我觉得心平气和，并容易安静地坐着					9	
10. 我觉得心跳得很快					10	
11. 我因为一阵阵头晕而苦恼					11	
12. 我有晕倒发作，或觉得要晕倒似的					12	
★ 13. 我吸气呼气都感到很容易					13	
14. 我的手脚麻木和刺痛					14	
15. 我因为胃痛和消化不良而苦恼					15	
16. 我常常要小便					16	
★ 17. 我的手脚常常是干燥温暖的					17	
18. 我脸红发热					18	
★ 19. 我容易入睡并且一夜睡得很好					19	
20. 我做噩梦					20	

　　评分标准：正向计分题 A、B、C、D 按 1、2、3、4 分计；反向计分题（标注★的题目，题号为 5、9、13、17、19）按 4、3、2、1 计分。总分乘以 1.25 取整数，即得标准分。低于 50 分者，为正常；50～60 分者，为轻度焦虑；61～70 分者，为中度焦虑；70 分以上者，为重度焦虑。

附表五　生活事件量表

　　性别：　　　年龄：　　职业：　　　　婚姻状况：　　　填表日期：　　年　　月　　日

　　指导语：下面是每个人都有可能遇到的一些日常生活事件，究竟是好事还是坏事，可根据个人情况自行判断。这些事件可能对个人有精神上的影响（体验为紧张、压力、兴奋或苦恼等），影响的轻重程度是各不相同的，影响持续的时间也不一样。请您根据自己的情况，实事求是地回答下列问题，填表不记姓名，完全保密，请在最合适的答案下面画"√"。

生活事件名称	事件发生时间				性质		精神影响程度				影响持续时间				备注
	未发生	一年前	一年内	长期性	好事	坏事	无影响	轻度	中度	重度	极重	三月内	半年内	一年内	一年以上	
举例：房屋拆迁			√				√		√					√		
家庭有关问题：																
1. 恋爱或订婚																
2. 恋爱失败、破裂																
3. 结婚																
4. 自己（爱人）怀孕																
5. 自己（爱人）流产																
6. 家庭增添新成员																
7. 与爱人父母不和																
8. 夫妻感情不好																
9. 夫妻分居（因不和）																
10. 夫妻两地分居（工作需要）																
11. 性生活不满意或独身																
12. 配偶一方有外遇																
13. 夫妻重归于好																
14. 超指标生育																
15. 本人（爱人）做绝育手术																
16. 配偶死亡																
17. 离婚																
18. 子女升学（就业）失败																
19. 子女管教困难																
20. 子女长期离家																
21. 父母不和																
22. 家庭经济困难																
23. 欠债																
24. 经济情况显著改善																
25. 家庭成员重病、重伤																
26. 家庭成员死亡																
27. 本人重病或重伤																
28. 住房紧张																
工作学习中的问题：																
29. 待业、无业																
30. 开始就业																
31. 高考失败																
32. 扣发奖金或罚款																
33. 突出的个人成就																

生活事件名称	事件发生时间				性质		精神影响程度					影响持续时间				备注
	未发生	一年前	一年内	长期性	好事	坏事	无影响	轻度	中度	重度	极重	三月内	半年内	一年内	一年以上	
34. 晋升、提级																
35. 对现职工作不满意																
36. 工作学习中压力大（如成绩不好）																
37. 与上级关系紧张																
38. 与同事邻居不和																
39. 第一次远走他乡异国																
40. 生活规律重大变动（饮食睡眠规律改变）																
41. 本人退休离休或未安排具体工作																
社交与其他问题：																
42. 好友重病或重伤																
43. 好友死亡																
44. 被人误会、错怪、诬告、议论																
45. 介入民事法律纠纷																
46. 被拘留、受审																
47. 失窃、财产损失																
48. 意外惊吓、发生事故、自然灾害																
如果您还经历其他的生活事件，请依次填写																
49.																
50.																

正性事件值：	家庭有关问题：
负性事件值：	工作学习中的问题：
总值：	社交及其他问题：

主要参考书目

［1］姚树桥，杨彦春．医学心理学［M］．6 版．北京：人民卫生出版社，2013．

［2］姜乾金．医学心理学．2 版．北京：人民卫生出版社，2010．

［3］马辛，赵旭东．医学心理学．3 版．北京：人民卫生出版社，2015．

［4］张大庆．医学史．2 版．北京：北京大学医学出版社，2013．

［5］郭本禹．西方心理学史．2 版．北京：人民卫生出版社，2013．

［6］杜文东．医学心理学．南京：江苏人民出版社，2004．

［7］李心天．医学心理学．2 版．北京：人民军医出版社，2009．

［8］姜乾金．临床心理问题指南．北京：人民卫生出版社，2011．

［9］孔军辉．医学心理学．北京：人民卫生出版社，2012．

［10］姜乾金．医学心理学——理论、方法与临床．北京：人民卫生出版社，2012．

［11］姜乾金．医学心理学．3 版．北京：人民卫生出版社，2015．

［12］孔军辉．医学心理学．2 版．北京：人民卫生出版社，2016．

［13］张道祥．当代普通心理学．长春：吉林大学出版社，2006．

［14］津巴多．普通心理学．北京：中国人民大学出版社，2008．

［15］彭聃龄．普通心理学（修订版）．北京：北京师范大学出版社，2001．

［16］孟昭兰．普通心理学．北京：北京大学出版社，1994．

［17］黄希庭．心理学导论．2 版．北京：人民教育出版社，2007．

［18］彭聃龄．普通心理学．4 版．北京：北京师范大学出版社，2012．

［19］格里格，津巴多．王垒等译．心理学与生活．19 版．北京：人民邮电出版社，2014．

［20］伯格著．陈会昌译．人格心理学．8 版．北京：中国轻工业出版社，2014．

［21］黄希庭．心理学导论．北京：人民卫生出版社，2015．

［22］洪炜．医学心理学．北京：北京大学医学出版社，2009．

［23］姚树桥，孙学礼．医学心理学．北京：人民卫生出版社，2008．

［24］林崇德．林崇德心理学文选．北京：人民教育出版社，2012．

［25］周宗奎．儿童青少年发展心理学．武汉：华中师范大学出版社，2011．

［26］钱铭怡．变态心理学．北京：北京大学出版社，2006．

［27］中华医学会精神科分会．中国精神障碍分类与诊断标准第三版（CCMD－3）．济南：山东科学技术出版社，2001．

［28］刘新民，李建明．变态心理学．合肥：安徽大学出版社，2003．

［29］陈坤，陈忠．医学科研方法．北京：科学出版社，2011．

［30］辛自强．心理学研究方法．北京：北京师范大学出版社，2012.

［31］陈世耀，刘晓清．医学科研方法．北京：人民卫生出版社，2015.

［32］侯典牧．社会调查研究方法．北京：北京大学出版社，2014.

［33］谭祖雪，周炎炎．社会调查研究方法．北京：清华大学出版社，2013.

［34］颜虹，徐勇勇．医学统计学．3 版．北京：人民卫生出版社，2015.

［35］Hall, G. S. (1922). Senescence：The last half of life. New York：Appleton. Hambrick, D. Z., Engle, R. W. (2002). Effects of domain knowledge, working memory capacity, and age on cognitive performance：An investigation of the knowledge −is −power hypothesis. Cognitive Psychology, 44, 339 −387

［36］Erikson, E. H. (1959). Identity and the life cycle. Psychological Issues Monograph 1. New York：International University Press.

［37］江光荣．关于心理健康标准研究的理论分析［J］．教育研究与实验，1996（03）：49 −54.

［38］宋新明．全生命周期健康：健康中国建设的战略思想［J］．人口与发展，2018，24（1）：3 −6.

［39］郭晓鹤，吴晓倩，等．石家庄市某医院医患双方对医疗纠纷认知的调查［J］．医学与社会，2019，32（2）：93 −96.

全国中医药行业高等教育"十四五"规划教材

全国高等中医药院校规划教材（第十一版）

教材目录

注：凡标☆号者为"核心示范教材"。

（一）中医学类专业

序号	书　名	主　编		主编所在单位	
1	中国医学史	郭宏伟	徐江雁	黑龙江中医药大学	河南中医药大学
2	医古文	王育林	李亚军	北京中医药大学	陕西中医药大学
3	大学语文	黄作阵		北京中医药大学	
4	中医基础理论☆	郑洪新	杨　柱	辽宁中医药大学	贵州中医药大学
5	中医诊断学☆	李灿东	方朝义	福建中医药大学	河北中医药大学
6	中药学☆	钟赣生	杨柏灿	北京中医药大学	上海中医药大学
7	方剂学☆	李　冀	左铮云	黑龙江中医药大学	江西中医药大学
8	内经选读☆	翟双庆	黎敬波	北京中医药大学	广州中医药大学
9	伤寒论选读☆	王庆国	周春祥	北京中医药大学	南京中医药大学
10	金匮要略☆	范永升	姜德友	浙江中医药大学	黑龙江中医药大学
11	温病学☆	谷晓红	马　健	北京中医药大学	南京中医药大学
12	中医内科学☆	吴勉华	石　岩	南京中医药大学	辽宁中医药大学
13	中医外科学☆	陈红风		上海中医药大学	
14	中医妇科学☆	冯晓玲	张婷婷	黑龙江中医药大学	上海中医药大学
15	中医儿科学☆	赵　霞	李新民	南京中医药大学	天津中医药大学
16	中医骨伤科学☆	黄桂成	王拥军	南京中医药大学	上海中医药大学
17	中医眼科学	彭清华		湖南中医药大学	
18	中医耳鼻咽喉科学	刘　蓬		广州中医药大学	
19	中医急诊学☆	刘清泉	方邦江	首都医科大学	上海中医药大学
20	中医各家学说☆	尚　力	戴　铭	上海中医药大学	广西中医药大学
21	针灸学☆	梁繁荣	王　华	成都中医药大学	湖北中医药大学
22	推拿学☆	房　敏	王金贵	上海中医药大学	天津中医药大学
23	中医养生学	马烈光	章德林	成都中医药大学	江西中医药大学
24	中医药膳学	谢梦洲	朱天民	湖南中医药大学	成都中医药大学
25	中医食疗学	施洪飞	方　泓	南京中医药大学	上海中医药大学
26	中医气功学	章文春	魏玉龙	江西中医药大学	北京中医药大学
27	细胞生物学	赵宗江	高碧珍	北京中医药大学	福建中医药大学

序号	书 名	主 编		主编所在单位	
28	人体解剖学	邵水金		上海中医药大学	
29	组织学与胚胎学	周忠光	汪 涛	黑龙江中医药大学	天津中医药大学
30	生物化学	唐炳华		北京中医药大学	
31	生理学	赵铁建	朱大诚	广西中医药大学	江西中医药大学
32	病理学	刘春英	高维娟	辽宁中医药大学	河北中医药大学
33	免疫学基础与病原生物学	袁嘉丽	刘永琦	云南中医药大学	甘肃中医药大学
34	预防医学	史周华		山东中医药大学	
35	药理学	张硕峰	方晓艳	北京中医药大学	河南中医药大学
36	诊断学	詹华奎		成都中医药大学	
37	医学影像学	侯 键	许茂盛	成都中医药大学	浙江中医药大学
38	内科学	潘 涛	戴爱国	南京中医药大学	湖南中医药大学
39	外科学	谢建兴		广州中医药大学	
40	中西医文献检索	林丹红	孙 玲	福建中医药大学	湖北中医药大学
41	中医疫病学	张伯礼	吕文亮	天津中医药大学	湖北中医药大学
42	中医文化学	张其成	臧守虎	北京中医药大学	山东中医药大学
43	中医文献学	陈仁寿	宋咏梅	南京中医药大学	山东中医药大学
44	医学伦理学	崔瑞兰	赵 丽	山东中医药大学	北京中医药大学
45	医学生物学	詹秀琴	许 勇	南京中医药大学	成都中医药大学
46	中医全科医学概论	郭 栋	严小军	山东中医药大学	江西中医药大学
47	卫生统计学	魏高文	徐 刚	湖南中医药大学	江西中医药大学
48	中医老年病学	王 飞	张学智	成都中医药大学	北京大学医学部
49	医学遗传学	赵丕文	卫爱武	北京中医药大学	河南中医药大学
50	针刀医学	郭长青		北京中医药大学	
51	腧穴解剖学	邵水金		上海中医药大学	
52	神经解剖学	孙红梅	申国明	北京中医药大学	安徽中医药大学
53	医学免疫学	高永翔	刘永琦	成都中医药大学	甘肃中医药大学
54	神经定位诊断学	王东岩		黑龙江中医药大学	
55	中医运气学	苏 颖		长春中医药大学	
56	实验动物学	苗明三	王春田	河南中医药大学	辽宁中医药大学
57	中医医案学	姜德友	方祝元	黑龙江中医药大学	南京中医药大学
58	分子生物学	唐炳华	郑晓珂	北京中医药大学	河南中医药大学

（二）针灸推拿学专业

序号	书 名	主 编		主编所在单位	
59	局部解剖学	姜国华	李义凯	黑龙江中医药大学	南方医科大学
60	经络腧穴学☆	沈雪勇	刘存志	上海中医药大学	北京中医药大学
61	刺法灸法学☆	王富春	岳增辉	长春中医药大学	湖南中医药大学
62	针灸治疗学☆	高树中	冀来喜	山东中医药大学	山西中医药大学
63	各家针灸学说	高希言	王 威	河南中医药大学	辽宁中医药大学
64	针灸医籍选读	常小荣	张建斌	湖南中医药大学	南京中医药大学
65	实验针灸学	郭 义		天津中医药大学	

序号	书　名	主　编		主编所在单位	
66	推拿手法学☆	周运峰		河南中医药大学	
67	推拿功法学☆	吕立江		浙江中医药大学	
68	推拿治疗学☆	井夫杰	杨永刚	山东中医药大学	长春中医药大学
69	小儿推拿学	刘明军	邰先桃	长春中医药大学	云南中医药大学

（三）中西医临床医学专业

序号	书　名	主　编		主编所在单位	
70	中外医学史	王振国	徐建云	山东中医药大学	南京中医药大学
71	中西医结合内科学	陈志强	杨文明	河北中医药大学	安徽中医药大学
72	中西医结合外科学	何清湖		湖南中医药大学	
73	中西医结合妇产科学	杜惠兰		河北中医药大学	
74	中西医结合儿科学	王雪峰	郑　健	辽宁中医药大学	福建中医药大学
75	中西医结合骨伤科学	詹红生	刘　军	上海中医药大学	广州中医药大学
76	中西医结合眼科学	段俊国	毕宏生	成都中医药大学	山东中医药大学
77	中西医结合耳鼻咽喉科学	张勤修	陈文勇	成都中医药大学	广州中医药大学
78	中西医结合口腔科学	谭　劲		湖南中医药大学	
79	中药学	周祯祥	吴庆光	湖北中医药大学	广州中医药大学
80	中医基础理论	战丽彬	章文春	辽宁中医药大学	江西中医药大学
81	针灸推拿学	梁繁荣	刘明军	成都中医药大学	长春中医药大学
82	方剂学	李　冀	季旭明	黑龙江中医药大学	浙江中医药大学
83	医学心理学	李光英	张　斌	长春中医药大学	湖南中医药大学
84	中西医结合皮肤性病学	李　斌	陈达灿	上海中医药大学	广州中医药大学
85	诊断学	詹华奎	刘　潜	成都中医药大学	江西中医药大学
86	系统解剖学	武煜明	李新华	云南中医药大学	湖南中医药大学
87	生物化学	施　红	贾连群	福建中医药大学	辽宁中医药大学
88	中西医结合急救医学	方邦江	刘清泉	上海中医药大学	首都医科大学
89	中西医结合肛肠病学	何永恒		湖南中医药大学	
90	生理学	朱大诚	徐　颖	江西中医药大学	上海中医药大学
91	病理学	刘春英	姜希娟	辽宁中医药大学	天津中医药大学
92	中西医结合肿瘤学	程海波	贾立群	南京中医药大学	北京中医药大学
93	中西医结合传染病学	李素云	孙克伟	河南中医药大学	湖南中医药大学

（四）中药学类专业

序号	书　名	主　编		主编所在单位	
94	中医学基础	陈　晶	程海波	黑龙江中医药大学	南京中医药大学
95	高等数学	李秀昌	邵建华	长春中医药大学	上海中医药大学
96	中医药统计学	何　雁		江西中医药大学	
97	物理学	章新友	侯俊玲	江西中医药大学	北京中医药大学
98	无机化学	杨怀霞	吴培云	河南中医药大学	安徽中医药大学
99	有机化学	林　辉		广州中医药大学	
100	分析化学（上）（化学分析）	张　凌		江西中医药大学	

序号	书 名	主编		主编所在单位	
101	分析化学（下）（仪器分析）	王淑美		广东药科大学	
102	物理化学	刘 雄	王颖莉	甘肃中医药大学	山西中医药大学
103	临床中药学☆	周祯祥	唐德才	湖北中医药大学	南京中医药大学
104	方剂学	贾 波	许二平	成都中医药大学	河南中医药大学
105	中药药剂学☆	杨 明		江西中医药大学	
106	中药鉴定学☆	康廷国	闫永红	辽宁中医药大学	北京中医药大学
107	中药药理学☆	彭 成		成都中医药大学	
108	中药拉丁语	李 峰	马 琳	山东中医药大学	天津中医药大学
109	药用植物学☆	刘春生	谷 巍	北京中医药大学	南京中医药大学
110	中药炮制学☆	钟凌云		江西中医药大学	
111	中药分析学☆	梁生旺	张 彤	广东药科大学	上海中医药大学
112	中药化学☆	匡海学	冯卫生	黑龙江中医药大学	河南中医药大学
113	中药制药工程原理与设备	周长征		山东中医药大学	
114	药事管理学☆	刘红宁		江西中医药大学	
115	本草典籍选读	彭代银	陈仁寿	安徽中医药大学	南京中医药大学
116	中药制药分离工程	朱卫丰		江西中医药大学	
117	中药制药设备与车间设计	李 正		天津中医药大学	
118	药用植物栽培学	张永清		山东中医药大学	
119	中药资源学	马云桐		成都中医药大学	
120	中药产品与开发	孟宪生		辽宁中医药大学	
121	中药加工与炮制学	王秋红		广东药科大学	
122	人体形态学	武煜明	游言文	云南中医药大学	河南中医药大学
123	生理学基础	于远望		陕西中医药大学	
124	病理学基础	王 谦		北京中医药大学	
125	解剖生理学	李新华	于远望	湖南中医药大学	陕西中医药大学
126	微生物学与免疫学	袁嘉丽	刘永琦	云南中医药大学	甘肃中医药大学
127	线性代数	李秀昌		长春中医药大学	
128	中药新药研发学	张永萍	王利胜	贵州中医药大学	广州中医药大学
129	中药安全与合理应用导论	张 冰		北京中医药大学	
130	中药商品学	闫永红	蒋桂华	北京中医药大学	成都中医药大学

（五）药学类专业

序号	书 名	主 编		主编所在单位	
131	药用高分子材料学	刘 文		贵州医科大学	
132	中成药学	张金莲	陈 军	江西中医药大学	南京中医药大学
133	制药工艺学	王 沛	赵 鹏	长春中医药大学	陕西中医药大学
134	生物药剂学与药物动力学	龚慕辛	贺福元	首都医科大学	湖南中医药大学
135	生药学	王喜军	陈随清	黑龙江中医药大学	河南中医药大学
136	药学文献检索	章新友	黄必胜	江西中医药大学	湖北中医药大学
137	天然药物化学	邱 峰	廖尚高	天津中医药大学	贵州医科大学
138	药物合成反应	李念光	方 方	南京中医药大学	安徽中医药大学

序号	书 名	主 编		主编所在单位	
139	分子生药学	刘春生	袁 媛	北京中医药大学	中国中医科学院
140	药用辅料学	王世宇	关志宇	成都中医药大学	江西中医药大学
141	物理药剂学	吴 清		北京中医药大学	
142	药剂学	李范珠	冯年平	浙江中医药大学	上海中医药大学
143	药物分析	俞 捷	姚卫峰	云南中医药大学	南京中医药大学

（六）护理学专业

序号	书 名	主 编		主编所在单位	
144	中医护理学基础	徐桂华	胡 慧	南京中医药大学	湖北中医药大学
145	护理学导论	穆 欣	马小琴	黑龙江中医药大学	浙江中医药大学
146	护理学基础	杨巧菊		河南中医药大学	
147	护理专业英语	刘红霞	刘 娅	北京中医药大学	湖北中医药大学
148	护理美学	余雨枫		成都中医药大学	
149	健康评估	阚丽君	张玉芳	黑龙江中医药大学	山东中医药大学
150	护理心理学	郝玉芳		北京中医药大学	
151	护理伦理学	崔瑞兰		山东中医药大学	
152	内科护理学	陈 燕	孙志岭	湖南中医药大学	南京中医药大学
153	外科护理学	陆静波	蔡恩丽	上海中医药大学	云南中医药大学
154	妇产科护理学	冯 进	王丽芹	湖南中医药大学	黑龙江中医药大学
155	儿科护理学	肖洪玲	陈偶英	安徽中医药大学	湖南中医药大学
156	五官科护理学	喻京生		湖南中医药大学	
157	老年护理学	王 燕	高 静	天津中医药大学	成都中医药大学
158	急救护理学	吕 静	卢根娣	长春中医药大学	上海中医药大学
159	康复护理学	陈锦秀	汤继芹	福建中医药大学	山东中医药大学
160	社区护理学	沈翠珍	王诗源	浙江中医药大学	山东中医药大学
161	中医临床护理学	裘秀月	刘建军	浙江中医药大学	江西中医药大学
162	护理管理学	全小明	柏亚妹	广州中医药大学	南京中医药大学
163	医学营养学	聂 宏	李艳玲	黑龙江中医药大学	天津中医药大学
164	安宁疗护	邸淑珍	陆静波	河北中医药大学	上海中医药大学
165	护理健康教育	王 芳		成都中医药大学	
166	护理教育学	聂 宏	杨巧菊	黑龙江中医药大学	河南中医药大学

（七）公共课

序号	书 名	主 编		主编所在单位	
167	中医学概论	储全根	胡志希	安徽中医药大学	湖南中医药大学
168	传统体育	吴志坤	邵玉萍	上海中医药大学	湖北中医药大学
169	科研思路与方法	刘 涛	商洪才	南京中医药大学	北京中医药大学
170	大学生职业发展规划	石作荣	李 玮	山东中医药大学	北京中医药大学
171	大学计算机基础教程	叶 青		江西中医药大学	
172	大学生就业指导	曹世奎	张光霁	长春中医药大学	浙江中医药大学

序号	书　名	主　编		主编所在单位	
173	医患沟通技能	王自润	殷　越	大同大学	黑龙江中医药大学
174	基础医学概论	刘黎青	朱大诚	山东中医药大学	江西中医药大学
175	国学经典导读	胡　真	王明强	湖北中医药大学	南京中医药大学
176	临床医学概论	潘　涛	付　滨	南京中医药大学	天津中医药大学
177	Visual Basic 程序设计教程	闫朝升	曹　慧	黑龙江中医药大学	山东中医药大学
178	SPSS 统计分析教程	刘仁权		北京中医药大学	
179	医学图形图像处理	章新友	孟昭鹏	江西中医药大学	天津中医药大学
180	医药数据库系统原理与应用	杜建强	胡孔法	江西中医药大学	南京中医药大学
181	医药数据管理与可视化分析	马星光		北京中医药大学	
182	中医药统计学与软件应用	史周华	何　雁	山东中医药大学	江西中医药大学

（八）中医骨伤科学专业

序号	书　名	主　编		主编所在单位	
183	中医骨伤科学基础	李　楠	李　刚	福建中医药大学	山东中医药大学
184	骨伤解剖学	侯德才	姜国华	辽宁中医药大学	黑龙江中医药大学
185	骨伤影像学	栾金红	郭会利	黑龙江中医药大学	河南中医药大学洛阳平乐正骨学院
186	中医正骨学	冷向阳	马　勇	长春中医药大学	南京中医药大学
187	中医筋伤学	周红海	于　栋	广西中医药大学	北京中医药大学
188	中医骨病学	徐展望	郑福增	山东中医药大学	河南中医药大学
189	创伤急救学	毕荣修	李无阴	山东中医药大学	河南中医药大学洛阳平乐正骨学院
190	骨伤手术学	童培建	曾意荣	浙江中医药大学	广州中医药大学

（九）中医养生学专业

序号	书　名	主　编		主编所在单位	
191	中医养生文献学	蒋力生	王　平	江西中医药大学	湖北中医药大学
192	中医治未病学概论	陈涤平		南京中医药大学	
193	中医饮食养生学	方　泓		上海中医药大学	
194	中医养生方法技术学	顾一煌	王金贵	南京中医药大学	天津中医药大学
195	中医养生学导论	马烈光	樊　旭	成都中医药大学	辽宁中医药大学
196	中医运动养生学	章文春	邬建卫	江西中医药大学	成都中医药大学

（十）管理学类专业

序号	书　名	主　编		主编所在单位	
197	卫生法学	田　侃	冯秀云	南京中医药大学	山东中医药大学
198	社会医学	王素珍	杨　义	江西中医药大学	成都中医药大学
199	管理学基础	徐爱军		南京中医药大学	
200	卫生经济学	陈永成	欧阳静	江西中医药大学	陕西中医药大学
201	医院管理学	王志伟	翟理祥	北京中医药大学	广东药科大学
202	医药人力资源管理	曹世奎		长春中医药大学	
203	公共关系学	关晓光		黑龙江中医药大学	

序号	书　名	主　编	主编所在单位	
204	卫生管理学	乔学斌　王长青	南京中医药大学	南京医科大学
205	管理心理学	刘鲁蓉　曾　智	成都中医药大学	南京中医药大学
206	医药商品学	徐　晶	辽宁中医药大学	

（十一）康复医学类专业

序号	书　名	主　编	主编所在单位	
207	中医康复学	王瑞辉　冯晓东	陕西中医药大学	河南中医药大学
208	康复评定学	张　泓　陶　静	湖南中医药大学	福建中医药大学
209	临床康复学	朱路文　公维军	黑龙江中医药大学	首都医科大学
210	康复医学导论	唐　强　严兴科	黑龙江中医药大学	甘肃中医药大学
211	言语治疗学	汤继芹	山东中医药大学	
212	康复医学	张　宏　苏友新	上海中医药大学	福建中医药大学
213	运动医学	潘华山　王　艳	广东潮州卫生健康职业学院	黑龙江中医药大学
214	作业治疗学	胡　军　艾　坤	上海中医药大学	湖南中医药大学
215	物理治疗学	金荣疆　王　磊	成都中医药大学	南京中医药大学